Manual of Clinical Laboratory Tests for Endocrine Diseases

内分泌臨床検査マニュアル

 編著 **肥塚直美**
東京女子医科大学 理事／名誉教授

序

　本書の前身の『最新内分泌検査マニュアル』は，東京女子医科大学 内分泌内科にローテートで回ってくる研修医のために医局員が分担して作成した内分泌検査マニュアルを，對馬敏夫先生のご退任記念として2002年に本にまとめたものです．その後，改訂・増補し，2010年に高野加寿恵先生，佐藤幹二先生のご退任時に第3版として改訂しました．この度，新たな知見を交え，新装版『内分泌臨床検査マニュアル』として刊行することになり，その分野でご活躍されている先生方に執筆をお願い致しました．

　本書は研修医や非専門医を対象とした内分泌機能検査のマニュアルで，「すぐ役立つもの」をめざしています．まず，書籍冒頭で内分泌診療における臨床検査の総論的な内容を提示し，検査各論では，最初のページにその疾患の診断に必要な検査項目を列挙，ついで検査の実際のやり方と解釈を，注意事項を交え図表を用いて解説しました．また，緊急時に役立つ内分泌疾患の治療マニュアルも取り入れました．内分泌疾患の診断時，検査スケジュールを立てる際に活用して頂くとともに，内分泌検査の最新の知識を整理し，日常臨床にお役立て頂ければ幸いです．

　最後に，本書の編集企画にご尽力頂いた磯崎収先生，福田いずみ先生，田辺晶代先生に，また，本書の企画に賛同して執筆してくださった諸先生方に感謝申し上げます．

2017年1月

東京女子医科大学 理事/名誉教授

肥塚直美

執筆者一覧

編著者

肥塚直美　　東京女子医科大学 理事/名誉教授

執筆者(執筆順)

岩﨑泰正　　高知大学臨床医学部門 教授
福田いずみ　日本医科大学大学院医学研究科内分泌糖尿病代謝内科学 准教授
杉原　仁　　日本医科大学大学院医学研究科内分泌糖尿病代謝内科学 教授
伊藤純子　　虎の門病院小児科 部長
森田　賢　　東京女子医科大学画像診断学・核医学講座 准講師
坂井修二　　東京女子医科大学画像診断学・核医学講座 教授・講座主任
阿部光一郎　東京女子医科大学画像診断学・核医学講座 教授
島津　章　　国立病院機構京都医療センター臨床研究センター 臨床研究センター長
小野昌美　　東京クリニック内分泌・代謝内科 間脳下垂体疾患部門 部長
三木伸泰　　東京クリニック内分泌・代謝内科 統合診療部門 主任部長
沖　　隆　　浜松医科大学医学部地域家庭医療学 特任教授
萩原大輔　　名古屋大学大学院医学系研究科糖尿病・内分泌内科学
有馬　寛　　名古屋大学大学院医学系研究科糖尿病・内分泌内科学 教授
椙村益久　　名古屋大学大学院医学系研究科糖尿病・内分泌内科学 講師
天野耕作　　東京女子医科大学脳神経外科 講師
磯崎　収　　東京女子医科大学内科学(第二) 准教授
吉原　愛　　伊藤病院内科
竹内靖博　　虎の門病院内分泌センター 部長
福本誠二　　徳島大学藤井節郎記念医科学センター 特任教授
山内美香　　島根大学医学部内科学講座内科学第一 准教授
田辺晶代　　国立国際医療研究センター病院糖尿病内分泌代謝科 医長
立木美香　　国立病院機構京都医療センター内分泌・代謝内科
五十嵐佳那　聖マリアンナ医科大学横浜市西部病院代謝・内分泌内科
方波見卓行　聖マリアンナ医科大学横浜市西部病院代謝・内分泌内科 教授
明比祐子　　福岡大学医学部内分泌・糖尿病内科 非常勤講師

柳瀬敏彦	福岡大学医学部内分泌・糖尿病内科 教授
田邉真紀人	福岡大学医学部内分泌・糖尿病内科 講師
榊原秀也	横浜市立大学附属市民総合医療センター婦人科 診療教授／診療部長
岩下光利	杏林大学医学部産科婦人科学教室 教授／杏林大学医学部付属病院 病院長
鈴木(堀田)眞理	政策研究大学院大学保健管理センター 教授
浅原哲子	国立病院機構京都医療センター臨床研究センター内分泌代謝高血圧研究部 部長
正木嗣人	北里大学医学部内分泌代謝内科学
七里眞義	北里大学医学部内分泌代謝内科学 教授
髙橋　裕	神戸大学大学院医学研究科糖尿病・内分泌内科学 准教授
佐藤哲郎	群馬大学大学院医学系研究科病態制御内科学 講師
川名部　新	聖マリアンナ医科大学横浜市西部病院代謝・内分泌内科
三浦晶子	洛和会音羽病院内分泌内科 部長
難波多挙	ミシガン大学医学部生理学教室 研究員
尾形真規子	東京女子医科大学糖尿病センター内科 講師
東　慶成	名古屋大学大学院医学系研究科糖尿病・内分泌内科学

目次

A ホルモン測定と機能検査（負荷試験） ……… 肥塚直美 …… 2

B 内分泌検査の注意事項 ……… 岩﨑泰正 …… 6

C 内分泌機能検査の注意 ……… 福田いずみ，杉原　仁，伊藤純子 …… 16

D 画像検査の一般的注意事項 …… 23
- ① CT，MRI，選択的静脈血サンプリング ……… 森田　賢，坂井修二 …… 24
- ② 核医学検査 ……… 阿部光一郎 …… 27

E 検査各論 …… 35
- ① 下垂体前葉機能低下症 ……… 福田いずみ，杉原　仁 …… 36
- ② 先端巨大症，巨人症 ……… 島津　章 …… 55
- ③ プロラクチノーマ ……… 小野昌美，三木伸泰 …… 61
- ④ クッシング病 ……… 沖　隆 …… 68
- ⑤ 中枢性尿崩症 ……… 萩原大輔，有馬　寛 …… 76
- ⑥ SIADH（バゾプレシン分泌過剰症） ……… 椙村益久 …… 81
- ⑦ すぐに役立つ実践的な下垂体のMRI画像診断 ……… 天野耕作 …… 87
- ⑧ 甲状腺疾患が疑われる場合 ……… 磯崎　収，吉原　愛 …… 97
- ⑨ 甲状腺機能亢進症（甲状腺中毒症） ……… 吉原　愛，磯崎　収 …… 106
- ⑩ 甲状腺機能抵下症，慢性甲状腺炎（橋本病） ……… 磯崎　収，吉原　愛 …… 116
- ⑪ 高カルシウム血症 ……… 竹内靖博 …… 121
- ⑫ 低カルシウム血症 ……… 福本誠二 …… 126
- ⑬ 骨粗鬆症 ……… 山内美香 …… 133
- ⑭ クッシング症候群（ACTH非依存性クッシング症候群） ……… 田辺晶代 …… 140
- ⑮ 原発性アルドステロン症 ……… 田辺晶代 …… 152

⑯ 褐色細胞腫 .... 田辺晶代 *159*

⑰ 腎血管性高血圧症 .... 立木美香 *164*

⑱ 副腎皮質機能低下症 .... 五十嵐佳那，方波見卓行 *169*

⑲ 先天性副腎皮質過形成 .... 明比祐子，柳瀬敏彦 *176*

⑳ 性腺機能低下症（男性） .... 田邉真紀人，柳瀬敏彦 *180*

㉑ 性腺機能低下症（女性） .... 榊原秀也 *186*

㉒ 多嚢胞性卵巣症候群 .... 岩下光利 *192*

㉓ 思春期早発症 .... 伊藤純子 *197*

㉔ 神経性やせ症 .... 鈴木（堀田）眞理 *203*

㉕ 糖尿病 .... 浅原哲子 *211*

㉖ 低血糖 .... 福田いずみ，杉原　仁 *219*

㉗ 特発性浮腫 .... 正木嗣人，七里眞義 *223*

F 内分泌疾患緊急マニュアル *231*

① 下垂体卒中 .... 髙橋　裕 *232*

② 甲状腺クリーゼ，粘液水腫昏睡 .... 磯崎　収，佐藤哲郎 *236*

③ 副腎クリーゼ .... 川名部　新，方波見卓行 *241*

④ 高カルシウム血症クリーゼ .... 三浦晶子 *246*

⑤ 低カルシウム血症によるテタニー .... 三浦晶子 *249*

⑥ 高血圧クリーゼ .... 難波多挙，田辺晶代 *251*

⑦ 低ナトリウム血症の治療 .... 椙村益久 *255*

⑧ 高血糖昏睡 .... 尾形真規子 *260*

⑨ 低血糖昏睡 .... 尾形真規子 *265*

⑩ 脱水症 .... 東　慶成，有馬　寛 *268*

索引 *271*

A ホルモン測定と機能検査(負荷試験)

A ホルモン測定と機能検査（負荷試験）

1 内分泌の臨床におけるホルモン測定

　内分泌疾患は，ホルモン欠乏症と過剰症をきたす病態に大別されるが，さらに，内分泌組織の病変であっても症状を示さない非機能性腫瘍などの非機能性内分泌疾患に分類される。分泌されたホルモンは標的細胞に到達すると特異的な受容体を介して作用し，情報を伝達するため，「産生」「分泌」「ホルモン運搬」「受容体」「受容体以降の情報伝達系」のどの異常によっても内分泌異常が生じる。

　これら内分泌疾患を診断するには，まず臨床症状や一般検査所見の異常から疑うことが重要で，そこでホルモンおよびその代謝産物の測定が行われる。さらに診断確定のため，機能検査としての内分泌機能検査〔ホルモン分泌刺激試験および抑制試験：負荷試験。「内分泌検査の注意事項」（6頁）参照〕が行われる。現在は，検査項目にチェックしオーダーすれば，短時間で高値・低値の印がついた結果が戻ってくるが，これをうのみにできない病態もある。検査データを判読する際には，ホルモンの分泌動態，分泌調節機構を理解しておくことが重要である。さらに，用いられている測定法や，測定に干渉を及ぼす因子についても考慮することが重要である。

　本項では，内分泌の臨床におけるホルモン測定に関しての注意点と機能検査の目的について概説する（一般的注意事項については「内分泌検査の注意事項」（6頁），「内分泌機能検査の注意」（16頁）を参照）。

2 ホルモン測定法

　ホルモンおよび関連因子の測定法には，生物活性測定法（bioassay；バイオアッセイ），受容体活性測定法（receptor assay；レセプターアッセイ），免疫活性測定法（immunoassay；イムノアッセイ）があり，主にイムノアッセイが行われている。イムノアッセイにはradioisotope（RI）を用いるものと，RIを用いないもの（non-RI）があるが，最近ではほとんどがnon-RIによる測定である。現在，臨床で広く用いられているバイオアッセイとしてcAMP（cyclic adenosine monophosphate）の増加を指標とした甲状腺刺激ホルモン（thyroid-stimulating hormone；TSH）受容体抗体（刺激抗体；TSAb）が挙げられる。

3 ホルモン測定値判読上の注意点

1）検体採取の時間，条件

　ホルモンの中には甲状腺ホルモンのように日内変動のないものもあるが，コルチゾールのように"朝高く，夜低い"という日内変動を有するもの，成長ホルモン（growth hormone；GH）のように脈動的に分泌されるものなどがある．日内変動のないものは検体をいつ採取しても測定値の変動はないが，日内変動を有するもの，脈動的分泌を認めるもの，食事，睡眠，運動，体位（立位，臥位）によって影響を受けるものについては，採取する条件が重要である．

たとえば，GHは測定感度未満の底値から10〜30ng/mLくらいの頂値をとる脈動的分泌を呈し，1回の測定値だけでGH分泌不全やGH分泌過剰の診断をすることはできず，GH分泌刺激試験または抑制試験が必要となる．

2）測定法および測定キット間の差

ホルモン測定上の問題点のひとつとして，測定法により同一検体で得られる測定値にかなりのばらつきがみられることが挙げられる．測定値が診断基準や治療適応に用いられる場合には大きな問題となる．よって，測定に用いる測定法の特徴を知ることは重要である．

測定値のばらつきの理由のひとつには用いられる抗体の特異性の問題もあるが，用いられる標準品の差も問題になる．GHについても測定キット間で測定値に差を認めていたが，リコンビナントGHを標準品として用いると，同一検体の測定値は各測定キットにおいてほぼ一致することが明らかにされた．そこで，わが国では2005年にGH測定キットの標準品をリコンビナントGHに統一し，標準化が行われた．他のホルモンについても標準化への試みが行われている．

免疫学的に高値でも生物学的に正常〜低値のこともあるので，測定値と臨床症状が合わない場合は生物学的指標を用いて検討することが重要である．

3）ホルモン測定系への干渉

イムノアッセイにおいて，ホルモンに対する自己抗体が存在すると測定系に干渉し，見かけ上高値を呈することがある．臨床的に説明できないホルモン測定値を示した場合，測定系に干渉する自己抗体〔ホルモン自己抗体，ヒト抗マウス抗体（human antimouse antibody；HAMA），ヘテロフィル抗体〕や物質（外因性の薬剤など）の存在を考慮することが重要である．

4 内分泌機能検査

1）検査実施の目的

ホルモンや関連因子の測定において，多くの機能検査が開発されている．機能検査の目的として，①ホルモン分泌低下症でのホルモン分泌刺激試験，②ホルモン分泌過剰症での抑制試験，③障害部位の判定，④治療薬剤の効果の有無の判定などが挙げられる．

測定法の進歩に伴いホルモンが精度よく高感度に測定できるようになり（低濃度域の測定が可能），軽微な甲状腺ホルモン過剰を検出する意味でのTRH（thyrotropin releasing hormone）試験は行われなくなるなど，実施する必要のなくなった検査もある．

機能検査を行う際にはホルモン分泌調節機構を理解した上で，検査の適応を考え，患者には検査の目的や副作用についても十分説明することが重要である．

2) 現状と展望

　　ホルモン測定は短時間で高感度の測定が可能となり，その多くが1時間以内に測定されて結果が出る時代になった．今後は，より微量の検体で，感度，特異度，測定時間に関してより優れた測定法の開発，そして患者への負担が少ない機能検査の開発が望まれる．

〔肥塚直美〕

B
内分泌検査の注意事項

B 内分泌検査の注意事項

1 内分泌検査とは

　内分泌疾患では多くの場合，何らかの原因によりホルモンが過剰ないし欠乏状態となり，結果的に多彩な徴候や機能障害を呈することから，検体（血液，尿，髄液など）中のホルモン量を測定することが，疾患を診断する際の決め手や手がかりとなる。しかし，疾患の本質がホルモン自体の多寡ではなくホルモン作用の異常（受容体，ないし下流のシグナル伝達系の異常）によることもある（例：肥満や糖尿病におけるインスリン抵抗性など）。さらに，病態によってはホルモンの異常が環境への適応現象の結果として生じることもある（例：飢餓状態における視床下部・下垂体機能障害など）。したがって，内分泌検査とは，「単にホルモンの量を測定すること」ではなく，「被検者の症状，基礎疾患，栄養状態，ストレスなど，多彩な因子を勘案しつつ，得られたホルモン測定の結果を解釈する行為」である。そのため，各種病態がホルモン分泌動態に及ぼす変化を熟知しておく必要がある。また，測定値や測定系に影響を及ぼす多彩な因子により，見かけ上，真の値と乖離した結果を得る可能性があることにも留意すべきである。

　検体中のホルモン量は一定ではなく，時間や状況に応じて常に変化する。また，ホルモン量の基礎値が基準範囲内にあることが，内分泌器官の機能が正常であることを意味するものではない。このため，何らかの負荷に対するホルモン応答の有無やパターンを同時に把握することにより，対象の内分泌器官におけるホルモン分泌機構の異常を，より詳細に把握することが可能である。多くの場合，ホルモン分泌を刺激ないし抑制する物質が用いられ，一般的に「内分泌負荷試験」と呼ばれている。しかし「負荷」という言葉は患者に負担を強いる印象を与えることがあるため，最近では単に「刺激試験」「抑制試験」，あるいはまとめて「機能検査」という呼称が用いられることが多い。

2 ホルモン測定法の種類

　ホルモンは主として血液中に存在する情報伝達物質で，ペプチド・蛋白，ステロイド，アミンなど多彩な物質からなる。一般に特定の臓器（内分泌器官）から必要に応じて分泌され，標的細胞の受容体に作用して特異的な効果を発揮する。しかし一般の生化学検査項目と異なり，ホルモンの血中濃度はきわめて低いものが多い。たとえば，空腹時血糖値（ブドウ糖濃度）はモル濃度で約5.6 mmol/Lであるのに対し，ペプチドホルモンである抗利尿ホルモン（バゾプレシン）血中濃度の基礎値は1～2 pmol/L程度で，ブドウ糖の10億分の1しかなく，生体試料中のホルモンを通常の生化学的測定法で評価することは，一部のホルモン（尿中カテコールアミンの比色法による測定など）を除いて，基本的に不可能である。このため，古くから微量の物質を測定するための多くの試みが行われてきた。

1) バイオアッセイ法

ホルモン測定法開発の初期段階で多く開発された，ホルモン作用を指標として濃度を評価する方法である．現在でも一部のホルモン関連検査項目に利用されている〔ブタ甲状腺細胞を用い，cAMP産生量を指標として甲状腺刺激ホルモン受容体刺激抗体（TSAb）量を測定する方法など〕．

2) イムノアッセイ法

測定するホルモンに対する特異的な抗体を用いる方法．最初に確立されたのはインスリン測定法で，開発したYalow博士はノーベル生理学・医学賞を受賞した．主としてポリクローナルを用い，サンプル内の標的物質と標準物質に対する抗体結合の競合の度合いで評価する方法と，一方を標識した2種類のモノクローナル抗体を用いて，標的物質を挟み込む方法がある．

いずれの方法も，放射性物質で標識する方法（radioimmunoassay；RIA）と，酵素で標識する方法（Enzyme-immunoassay；EIA）があり，最近では放射性物質を用いないEIA法が主流となりつつある．また，これをさらに改良した蛍光酵素免疫測定法（FEIA），化学発光酵素免疫測定法（CLEIA），化学発光免疫測定法（CLIA），電気化学発光免疫測定法（ECLIA）も開発され，種々の自動分析機に応用されている．

3) クロマトグラフィー法

高速液体クロマトグラフィーを用いて物質を化学的性質の違いにより分離し，かつ量的な評価を同時に行う方法である．カテコールアミンの測定などに用いられる．

4) 質量分析法

高電圧をかけた真空中で試料をイオン化し，静電力によって装置内を飛行しているイオンを電気的・磁気的な作用などにより質量電荷比に応じて分離，その後それぞれを検出する方法である．本法の開発に関わった田中耕一博士はノーベル化学賞を受賞した．手間やコストを要するが，検出機器の進歩とともに測定が迅速かつ簡略化され，臨床検査の現場でも徐々に用いられつつある．未知の物質が同時に検出可能なメリットもある．

3 | 検体採取時の注意点（表1）

1) 検体採取条件は適切か

ホルモン値は種々の要因で変動する．このため，測定するホルモンごとに適切な条件で検体を採取しないと，解釈不能な結果が得られたり，誤診の原因になったりすることもある．

①薬剤

薬剤は種々の要因でホルモン値に影響を与える．よく知られた例として，レニン・アンジオテンシン系阻害作用を有する降圧薬（ACE阻害薬，ARBなど）は血漿レニン活性やア

表1 ホルモン測定にあたって留意すべき点

被検者から得ておくべき情報	薬剤の内服歴	副腎皮質ステロイド：ACTH・コルチゾールの測定値や測定系への影響（交差反応の可能性も考慮） 女性ホルモン：甲状腺ホルモン結合蛋白（TBG）増加 ミトタン：ホルモン代謝酵素誘導，コルチゾール結合蛋白（CBG）増加 ACE阻害薬，ARB，MR拮抗薬，β-ブロッカー，利尿薬：レニン活性，アルドステロン値への影響 リファンピシン，抗痙攣薬：ホルモン代謝酵素の誘導 抗ドーパミン薬：プロラクチン上昇
	食品	バナナ，バニラ（アイスクリーム）：カテコールアミン測定系への干渉
	栄養状態	栄養不良：GH上昇，IGF-I低下，free T_4低下など
	脱水	レニン活性，アルドステロン，バゾプレシン上昇など
検体採取時の被検者の状態	日内変動（採取時刻）	ACTH，コルチゾール値の変動
	ストレス	ACTH，コルチゾール，GH，PRL，カテコールアミンの上昇
	睡眠	GH，PRLの上昇
	性差・性周期・妊娠	性ホルモン関連検査項目の変動（対応する基準値で判定）
	年齢	GH，IGF-I，性ホルモン関連検査の変動（対応する基準値で判定）
	体位	レニン活性，アルドステロン値の上昇
	運動	GH，カテコールアミン上昇
	食事	インスリン上昇
容器・採取・保存法	採血管*	プレーン管（血清）：大多数のホルモン プレーン管（血清）＋血清分離後凍結保存：遊離テストステロン，オステオカルシン EDTA-2Na（血漿）：小型ペプチドホルモン，カテコールアミンおよび関連物質，レニン活性，cAMPなど EDTA-2Na＋アプロチニン：グルカゴン，PTH-rP，BNPなど
	溶血	インスリン低下
	蓄尿法（原則として冷暗所で保存）	酸性蓄尿：尿中カテコールアミン 防腐剤：ペプチドホルモン（Cペプチド）など
保存法	血漿・血清・尿	血漿・血清は3,000回転10分間遠心後，上清を分離 血漿・血清・尿とも，直ちに測定しない場合は−20℃以下で凍結保存 凍結・融解の繰り返しを避ける

*：多くの場合，採血後は冷所保存し上清分離後は凍結保存。詳細は検査部・検査会社に確認することが望ましい

ルドステロン値に影響を与え，抗ドーパミン作用を有する薬剤（向精神薬，制吐薬など）はプロラクチン値を上昇させる。また，薬物代謝酵素を誘導する薬剤（リファンピシンなど）はホルモン代謝を促進して測定値を低下させることがある。一方，一部の薬物やホルモン薬はホルモン結合蛋白〔コルチゾール結合グロブリン（CBG），サイロキシン結合グロブリン（TBG）など〕の発現を誘導し，総ホルモンを測定する際に見かけ上の測定値を上昇させる。事前に被検者から薬剤服用歴を聴取し，可能であれば薬剤を中止ないし変更した条件下で検査を行うことが望ましい。ただし，内服中の薬剤がホルモン系に影響を及ぼしているか否かを調べる目的で検査を行う場合は，この限りでない。

②採取時の変動要因

ホルモンの種類によっては，採取時の体位，時間，安静状態・運動，食事時間との関連などによって大きく変化するものがある（表1）。また，ホルモンの種類により，短時間で大きく変動するもの（脈動性分泌を示すACTH，GHなど）と比較的変動しないもの（甲状腺ホルモンなど）があることも知っておく必要がある。

③測定法の選択

RIAやEIAなどの免疫学的測定法では，使用される抗体の種類によって値が変化したり，非特異的な異常値を呈したりすることがある。たとえばACTH測定系の中には，分子量が大きく生物活性のないbig ACTHを測り込むものがある。また，グルカゴンではN端，C端が正しくプロセスされたホルモン以外の分解産物も測定してしまうキットが存在する。使用する測定系の原理や特性を知っておくことは，特殊な病態下におけるホルモン異常を把握する上できわめて重要である。複数の測定系でダブルチェックを行うことが有用な場合もある。

2) 検体は適切に採取されているか（表1）

臨床検査において，特にホルモン検査では，検体が適切に採取されているか否かが重要な要素となる。この段階で問題があると，測定自体が適切に行われても正しい測定値を得ることができず，誤診の原因となる場合もあるため注意が必要である。以下に，サンプリング時のエラーとなる要素を例を挙げて解説する。

①検体の取り違え

他者の検体と取り違える過誤は本来論外であるが，複数の患者に同時に機能検査を行う場合，起こりうる可能性は否定できない。可能であれば，患者ごとに時間や日にちを変えて施行することが望ましい。

②不適切な検体採取部位・方法

手背や手首から持続点滴を行っている状態で，同側の腕の肘窩静脈から静脈血を採取すると，当然検査値に大きな影響が出る。点滴ルートを利用して採血する場合も，残存輸液製剤の混入が起こらないよう十分な注意を払う。

③溶血検体

　溶血検体では，血漿（または血清）中に混入したヘモグロビンなど種々の物質が測定系に干渉する結果，正確な測定値が得られない場合がある．また，インスリン測定の際には，赤血球中に含まれるインスリン分解酵素が採血後にインスリンを分解してしまうため，見かけ上低値を示す．

④不適切な検体採取容器および保存法

　一部のペプチドホルモンは，血液中のプロテアーゼにより採血後に試験管の中で分解されることがある．このため，項目によってはプロテアーゼ阻害作用を有するキレート剤やプロテアーゼ阻害薬〔アプロチニン（トラジロール®）など〕入りの容器を用いる．また，血液中で不安定な物質は，原則として採取後直ちに氷冷し，速やかに血漿分離して冷凍保存することが推奨される．

　尿中ホルモンには，中性ないしアルカリ性で不安定なもの（尿中カテコールアミンなど）が存在する．このような物質を測定する場合は，酸性蓄尿（蓄尿瓶に塩酸を添加）が必須である．尿は腐敗しやすいため，不安定な物質（尿中Cペプチドなど）を24時間蓄尿で測定する際に，原則として蓄尿瓶は冷暗所保存とし，必要に応じてトルエン（空気に触れるのを防ぐ）や防腐剤（アジ化Naなど．毒性が強いため，最近はあまり用いられない）を使用する．また，厳密に24時間の尿となるよう蓄尿は完全排尿後に開始し，終了時刻に再び完全排尿して検体に加える，などの配慮が必要である．尿量も正確に記録する．

4│測定用試料保存時の注意点（表1）

　ホルモンの種類によっては物質的に不安定で，検体採取後の保存期間中に分解されるものが少なくない（特に小分子ペプチドホルモンなど）．したがって，前述のように必要に応じて阻害薬入りの適切な容器を使用するとともに，原則として採取後は直ちに氷冷し，血液の場合は速やかに遠心分離したのち上清を冷凍保存（-20℃以下）する．ただし，同じ検体を用いて何度も測定する場合，検体の凍結・融解を繰り返すと分解が促進される場合があり，避けるべきである．

5│ホルモン測定系に影響を与える因子

　測定系自体に影響を及ぼす因子が異常値を示す機序について，以下に解説する．

1）結合蛋白の存在による異常値

　ホルモン結合蛋白の増減ないし出現により，検査値が異常値を呈する場合がある．血中コルチゾール，総T_4/T_3，テストステロン，IGF-Ⅰは，それぞれ特異的な結合蛋白（CBG, TBG, SHBH, IGFBP）の増減により血中総ホルモンの測定値が見かけ上変動する．また，生理的に存在しない抗ホルモン自己抗体が出現した場合，結合型ホルモンの増加や血中半減期の延長などの機序を介してホルモン値が変動する（抗インスリン抗体による高インス

リン血症，抗プロラクチン抗体によるマクロプロラクチン血症など）．

2）交差反応による異常値

　免疫学的測定法では，抗体が本来標的とするホルモン以外の物質とも交差反応してしまい，結果的に真の値を示さないリスクが常に存在する．たとえば血中コルチゾールを測定する場合，測定系によっては抗体が他のステロイドと交差反応し，特にステロイド薬を内服している状況下において，それら（プレドニゾロンなど）を一部測り込んでしまう場合がある（測り込む度合いは抗体の性能により異なる）．また，バゾプレシンなど一部のペプチドホルモンでは，内因性の交差反応物質が存在するため，検体の抽出操作が測定の前提条件として求められている場合もある．

3）干渉物質の存在による異常値

　測定したいホルモンや物質に対する自己抗体が存在すると，測定系に干渉して見かけ上の高値ないし低値を呈する場合がある．日常的に遭遇する例として，慢性甲状腺炎などで抗サイログロブリン抗体が高値の場合，血中サイログロブリンは通常低値を呈し真の値を反映しない．自己抗体の存在が既知の場合は，それを認識した上で検査および解釈を行う必要がある．甲状腺ホルモン（T_3）に対する自己抗体も稀に存在し，検査値の異常から逆に自己抗体の存在が判明する場合がある．

　一方，特に干渉物質や自己抗体が存在しない条件下でも臨床的に説明できない異常値が出た場合は，測定系自体に干渉する自己抗体（HAMA）やヘテロフィル抗体の存在を考慮する．マウスに咬まれた経験のある被検者では血中にマウスIgGに対する抗体が存在し，主としてマウスモノクローナル抗体を用いるイムノアッセイ系に干渉して異常高値ないし低値を示すことがある．マウス以外でも，動物飼育歴を有する被検者などで，異種動物（ウマなど）に対する抗体（ヘテロフィル抗体）が存在すると，同様に測定系に影響する場合がある[1]．

4）測定系自体の特性に起因する異常値

　免疫学的測定法（イムノアッセイ）では，抗原量と抗体量のバランスが最適となるよう反応条件の検討が行われ，最少測定感度を保ちつつ，ホルモンの種類ごとに生理的な血中濃度付近で信頼できる結果が出せるような測定条件が設定されている．しかしホルモン値が極端に高い場合は，抗原過剰となってバランスが崩れ，ホルモン値と測定値の本来の相関性が失われるどころか，ホルモン値の上昇とともにかえって測定値が低下する場合がある（プロゾーン現象または地帯現象と呼ばれる；図1）．ホルモン産生腫瘍（プロラクチノーマなど）で血中ホルモン値が著明に上昇した場合などに認められ，疑われる場合は試料を希釈して測定するなどの対応が必要となる．

6 | ホルモン測定結果を判定する際の注意点

　他の多くの臨床検査と異なり，ホルモンの測定値は単に「基準範囲内」「基準範囲外」の

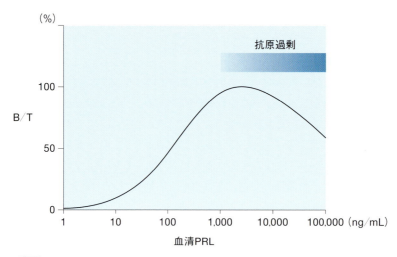

図1 プロゾーン現象の模式図

ホルモンの血中濃度が極端に高い場合，測定系における抗原量と抗体量のバランスが崩れて抗原抗体反応物の形成が低下し，図の曲線右側にみられるように，測定値が見かけ上低値となる。
B/T：bound/total

判定ではすまされない場合が多い．どのような条件下で，どのような病態を想定して検査が行われたのか，検体の扱いは適切か，測定系に影響を及ぼす因子は存在しないかなど，多くの因子を勘案しつつ結果を慎重に解釈することが重要である．

1）単独のホルモン測定値では解釈が困難な場合

　血中ホルモン基礎値が基準範囲内であっても，ホルモン分泌調節系全体が保たれているとは限らないことがしばしばある．日内変動を呈するホルモンでは，早朝の値が正常でも夜間の低下が認められない場合は自律性分泌をきたす基礎疾患の存在が疑われる．また，内分泌臓器に器質的な疾患が存在する場合は，機能検査を施行して初めて分泌予備力の異常の有無が明らかとなる場合もある．

　ホルモンは，測定値を単独で判断するだけでなく，他の測定値と関連させた解釈が必要になることが少なくない．遭遇する頻度の高い例として，血中アルドステロンが基準範囲上限でも，血漿レニン活性が抑制されていれば（すなわちアルドステロン・レニン比が高い場合），原発性アルドステロン症が疑われる．また，早朝血清コルチゾール値が基準範囲内でも，血漿ACTH値が低値の場合はサブクリニカルまたは軽症クッシング症候群が，逆に血漿ACTH値が高値の場合は部分型アジソン病が疑われる．下垂体の領域では，TSHが基準範囲内でもfree T_3，free T_4が高値の場合は，TSHは正常というより不適切分泌とみなされ（TSH不適切分泌症候群；SITSH），下垂体TSH産生腺腫や甲状腺ホルモン不応症が疑われることになる．血漿バゾプレシン値が基準範囲内でも，血漿浸透圧が著明に高値であれば分泌低下，低浸透圧血症下では分泌亢進（または不適切分泌．バゾプレシン分泌過剰症；SIADH）と解釈される．このように，複数のホルモンや調節因子をセットで採血し，フィードバック調節系の異常を念頭に置きつつ結果を解釈する必要のある場合

が少なくない。

2) 体内・体外環境に不釣り合いな値を呈する場合

　測定値が基準範囲外であることが逆に「正常」と判断される場合がある。低栄養や重症疾患患者では，TSHが基準範囲内でもfree T_3は異常低値を呈することが多く，生体の適応現象とみなされている（low T_3症候群）。飢餓時におけるGHの異常な高値とIGF-Ⅰの異常低値も同様である。すなわち，単に測定値の高い・低いのみで判断せず，被検者の置かれた状況や基礎疾患を勘案しながら，病態生理学的な知識に基づいた慎重な結果の解釈が求められる。

●文献

1) Bolstad N, et al: Heterophilic antibody interference in immunometric assays. Best Pract Res Clin Endocrinol Metab. 2013;27(5):647-61.

（岩﨑泰正）

C 内分泌機能検査の注意

C 内分泌機能検査の注意

内分泌機能検査は種々の内分泌疾患の診断・評価に不可欠である。本項では内分泌機能検査を実施する際の注意点について概説する。

1 ホルモン分泌に影響を与える因子

下垂体ホルモンの中には，日内変動や性周期に応じて生理的変動がみられるホルモン，食事，運動，睡眠，心理ストレスにより影響を受けるホルモンがある。下垂体ホルモンの分泌に影響を与える主な因子を表1[1]に示す。

食事の影響を受けるホルモンを測定する場合は朝食前に採血を行い，運動によって変動するホルモンを測定する場合は一定時間の安静後に採血を行う。たとえば，LHRH（黄体形成ホルモン放出ホルモン）試験で，LH（黄体形成ホルモン）とFSH（卵胞刺激ホルモン）のみを測定する場合は，LHとFSHは食事の影響を受けないので絶食の必要はなく，昼食後でも検査を施行できるが，先端巨大症の検査としてGHの奇異反応を検討する場合は，絶食，安静にして午前中に検査を行う必要がある。また，体位によって変化するレニンやアルドステロンを測定する場合にも，可能であれば30分以上の安静臥床後の採血が望ましい[2]。

2 採血時の注意

① 採血のために何度も針刺しをして被検者に苦痛やストレスを与えないよう，翼状針で

表1 下垂体ホルモンの分泌に影響を与える因子

	日内変動	食事	ストレス（精神的・肉体的）	運動	性周期
GH	あり（夜間入眠後増加）	増加	増加	増加	影響なし
TSH	日中は安定（夜間に軽度増加）	影響なし	影響なし	影響なし	影響なし
PRL	日中は安定（睡眠の後半期に増加）	一過性増加	疼痛刺激などで増加	一過性増加	排卵期に増加
ACTH	あり（早朝増加）	影響なし	強く影響あり（増加）	増加	影響なし
LH	なし	影響なし	影響なし	影響なし	排卵期に増加
FSH	なし	影響なし	影響なし	影響なし	影響あり

（文献1を基に作成）

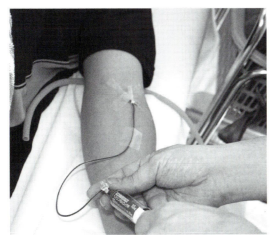

図1 採血前の血液吸引
ヘパリン加生食を詰めた注射器内まで血液を十分に吸引して，翼状針のラインの中に生食や生食で薄められた血液が残らないことを確かめた上で，採血用注射器を用いて採血する

静脈を確保する．静脈確保後，負荷前の採血の実施前に最低15分は安静を保つ．採血後は血液の凝固を防ぐため，ヘパリン加生理食塩水（生食）でフラッシュしてコッヘルで止めておく．

② 採血時にはヘパリン加生食を詰めた注射器内まで血液を十分に吸引して，翼状針のラインの中には生食や生食で薄められた血液が残らないことを確かめたあと（図1），採血用の新しい注射器を接続して採血する．

③ 採血後は再びヘパリン加生食でフラッシュしてコッヘルで止めておく．

3 機能検査に用いられる試薬の副作用

試験薬であるホルモン製剤の静脈注射は緩徐に注入する．注射速度が速いと副作用が現れやすい．ホルモン試薬の主な副作用を表2に示す．軽微なものはいずれも10〜15分以内に消失する．

下垂体腺腫において，TRH試験やLHRH試験を契機として下垂体卒中（出血）を起こした例が報告されている．30例を検討したYoshinoらの報告では，下垂体卒中をきたした例の87％が鞍上進展を伴うマクロ腺腫であり，83％は検査施行2時間以内に症状が出現していた[3]．TRH，LHRHとも添付文書上，下垂体卒中の発症頻度は0.1％未満であるが，頭痛，視野・視力障害を生じた場合は本症の併発を念頭に置き，適切に対応する．

表2 ホルモン試薬の主な副作用

TRH	悪心，頭痛，動悸，胸部圧迫感，のぼせ（熱感）
GRH	顔面紅潮，気分不快
CRH	頭頸部の熱感，動悸，胸部圧迫感

TRH：甲状腺刺激ホルモン放出ホルモン，GRH：成長ホルモン放出ホルモン，CRH：コルチコトロピン放出ホルモン

ブロモクリプチン：ブロモクリプチンには悪心・嘔吐の副作用があるので，ブロモクリプチン負荷試験を行う際，前値の採血後に軽い朝食と一緒にブロモクリプチンを内服するとよい。内服後4時間の採血後には軽く昼食をとり，さらに検査を続行する。また，時に著しい低血圧を惹起する場合があるため，負荷試験施行時にはバイタルサインにも注意が必要である。

4 インスリン低血糖試験の注意

内分泌機能検査の中で最も注意が必要な検査のひとつである。低血糖が重度の場合には適切な対応を行わなければ低血糖昏睡を起こす。

1) 禁忌
高齢者，虚血性心疾患やてんかんなどの既往がある症例。

2) 準備
① 静脈を確実に確保する。
② 簡易血糖測定器により，ベッドサイドですぐに血糖を測定できるようにする。
③ 20％ブドウ糖20mLを入れた注射器を2本，ラベルをつけてベッドサイドに準備する。

3) 静注するインスリンの種類と稀釈方法
100単位/1mLの速効型インスリン製剤を用いて，以下の方法で1mLの生食中に1単位のインスリンを含む溶液を作製する。
① インスリン製剤を100単位用インスリン注射器に10単位とる（0.1mLとなるため，ツベルクリン検査用の1mLの注射器で吸引してもよい）。
② ①を，針をつけていない10mL用注射器に注入したあと，生食を加えて全体を10mLとする。
③ 注射器にわずかな空気を入れ，数回注射筒を上下反転させてよく混和する。
たとえば体重60kgの成人に0.1U/kg体重で本試験を行う場合，投与するインスリンの容量は6Uなので，6mLのインスリン溶液（1単位/mL）を静注すればよいことになる。

4) インスリン量：0.1U/kg体重
通常は0.1U/kg体重の容量のインスリンを使用する。
たとえば，体重60kgの成人では6Uのインスリンを経静脈的に投与する，ということになる。

5) インスリン量を0.05U/kg体重に減じる場合
① 試験当日の空腹時血糖値が60mg/dL以下の場合
② 副腎皮質機能不全が疑われる場合（ACTHやコルチゾールの低下）
③ GH分泌不全が疑われる場合〔明らかな低身長やIGF（インスリン様成長因子)-Ⅰの低下〕

6) 有効な検査か否かの判定

インスリン静注後約15分より低血糖症状が出現し，20～30分で血糖値が最低になり，低血糖症状として発汗，動悸，顔面紅潮，傾眠がみられる。有効な低血糖刺激は，血糖値50mg/dL以下，あるいは前値の50％以下である。一般に静注後30分の血糖値で判定するが，静注後15～20分の血糖値を必ず迅速に測定して低血糖の程度を把握しておく。

低血糖は通常インスリン静注後45分程度続くので，試験施行者はインスリン静注後15～45分は被検者のそばを離れてはならない。被検者が眠るとGH値に影響を与えたり，低血糖による昏睡との鑑別ができなかったりするため，眠らせないよう頻回に声をかけるなどの工夫をする。低血糖は45～60分後より自然に回復する。インスリン静注後15～20分の血糖値が50mg/dL以下の場合は，既に有効な低血糖刺激が加わっているとみなされる。

7) ブドウ糖注射の判定

高度頻脈，痙攣（即座にブドウ糖注射をすること），呼びかけてもなかなか覚醒しないなどの重篤感のある意識障害の場合は，予定された採血時間を待たずに，速やかにホルモン測定用の血液を採取して検査を終了し，ブドウ糖注射液を静注する。

20％ブドウ糖20mLには4gのブドウ糖が含まれているので，成人ではまず20mL静注して，意識の回復が遅ければさらに20mL注射する。意識が回復すれば砂糖を経口的に与える。覚醒することと低血糖が遷延しないことを確認する。

5 ヒドロコルチゾン内服症例への対応

ヒドロコルチゾンの補充療法を行っている症例のACTH，副腎系の評価は，以下のように行う。

10mg以下のヒドロコルチゾン内服症例に関しては，ヒドロコルチゾンは血中半減期が短く，最終服用後24時間（5mg以下であれば12時間）以上休薬していれば血中から消失するため，試験前日の朝にヒドロコルチゾンを内服後，検査当日の内服前に検査を行えば，血中コルチゾール値への影響はないと考えられる。

従来ヒドロコルチゾンをデキサメタゾンに変更して検査を行っていた施設もあったが，少量のデキサメタゾン内服でも内因性ACTH-コルチゾール系に抑制的な影響を及ぼすことはあるので現在は用いられない。

6 小児の内分泌機能検査の注意点

小児において内分泌機能検査を行う場合，考慮すべき点がいくつか存在する。
1. その機能検査は本当に必要なのか？ 行うタイミングは適切なのか？ をまず考える
2. 機能検査の薬剤を体格に合わせて計算する
3. 採血量を少なくするよう工夫する
4. 結果は年齢・性別・思春期のステージに合わせて判定する
5. 検査結果を過大に評価せず，臨床所見と合致しているかを判断する

1）その機能検査は本当に必要なのか？ 行うタイミングは適切なのか？ をまず考える

機能検査を行うことは，成人と比べ小児にとって大きな負担となるため，施行前にその必要性と時期を十分検討しなければならない。ホルモン基礎値のみで判定できる場合に機能検査を行う必要はない。

また，各疾患の診断基準に記載されている主症状を満たさない患者に検査を行っても，直ちに治療には結びつかない。GH分泌刺激試験を例にとれば，身長が－2SD以下，あるいは2年以上にわたって成長率低下が認められている児でなければ，GH分泌が低下していたとしても成長ホルモン治療を行うことができない。

2）機能検査の薬剤を体格に合わせて計算する

成人では一定量の薬剤が使われる機能検査でも，小児の場合には体重あるいは体表面積当たりに換算した量が投与される。

体表面積（m^2）は，[体重（kg）]$^{0.425}$×[身長（cm）]$^{0.725}$×0.007184で計算されるが，$\sqrt{[身長（cm）×体重（kg）/3,600]}$の計算式も用いられる。

表3によく用いられる機能検査の投薬量を示す。このほかのホルモン検査の投与量については，各論あるいは文献5などを参照されたい。

3）採血量を少なくするよう工夫する

機能検査では全体の採血量が多くなりがちである。ホルモン測定に必要な検体量を知って，過不足なく採取することにより採血量を少なくすることができる。GHやコルチゾールは1mL程度の採血量で測定可能である。

表3 内分泌機能検査に用いられる小児投与量

検査	投与薬剤	小児投与量	最大投与量
インスリン負荷試験	速効型インスリン	0.05〜0.1単位/kg	同左
アルギニン負荷試験	L-アルギニン	0.5g/kg	30g
グルカゴン負荷試験	グルカゴン	0.03mg/kg	1mg
クロニジン負荷試験	塩酸クロニジン	0.1〜0.15mg/m^2	0.15mg
L-ドーパ負荷試験	L-ドーパ	10mg/kg	500mg
GHRP-2負荷試験	プラルモレリン塩酸塩	2μg/kg	100μg
GHRH(GRF)試験	ソマトレリン酢酸塩	1μg/kg	100μg
TRH試験	プロチレリン	5〜10μg/kg	500μg
LHRH試験	ゴナドレリン酢酸塩	100μg/m^{2}または2〜4μg/kg	100μg
CRH試験	コルチコレリン（ヒト）	1〜1.5μg/kg	100μg
経口ブドウ糖負荷試験	ブドウ糖	1.75g/kg（標準体重）	75g

（文献4の本文より作成）

4) 結果は年齢・性別・思春期の段階に合わせて判定する

　機能検査に限らず，小児のホルモン測定結果をみる場合，年齢・性別・思春期段階に影響されるかどうかを考えて判定する。ACTH・TSH・PRL系については成人と同様の基準を用いてよいが，採血のストレスで負荷前値が高くなっている場合もあり，「前値の〜倍」という判定基準ではなく，負荷頂値で判定したほうがよい。GH系の機能検査については「下垂体前葉機能低下症」(36頁)を，LHRH試験については「思春期早発症」(197頁)を参照されたい。

5) 検査結果を過大に評価せず，臨床所見と合致しているかを判断する

　疾患を100％の感度・特異度で鑑別できる検査は存在せず，どのような検査にも偽陰性・偽陽性が一定の割合でみられる。GH分泌刺激試験は特に偽陽性(実際のホルモン分泌能は正常であるのに，検査時には低反応を示す)が多く，どの検査を用いても20％前後みられると言われている。したがって，通常は2種類以上の機能検査を行いその両方で分泌低下が認められたときに分泌不全と判定するが，間脳下垂体腫瘍などホルモン分泌低下をきたす明らかな器質的疾患がある場合は1種類の機能検査で重症の基準をみたす分泌低下が認められればGH分泌不全と判定してよい，とされている。

　真のGH分泌性低身長症であれば，成長率の低下，骨年齢の遅延，IGF-Ⅰ低値などを伴ってくることが多いため，得られた機能検査結果のみで判断せず，臨床症状と合わせて総合的に診断を進めていくことが重要である。

●文献

1) 阿部好文, 他：内分泌代謝専門医ガイドブック. 診断と治療社, 1996.
2) 日本内分泌学会：原発性アルドステロン症の診断治療ガイドライン2009. 日本内分泌学会雑誌. 2010；86(Suppl1)：1-19.
3) Yoshino A, et al：Apoplexy accompanying pituitary adenoma as a complication of preoperative anterior pituitary function tests. Acta Neurochir(Wien). 2007；149(6)：557-65.
4) 市川　剛, 他：内分泌検査法. ビギナーのための小児内分泌診療ガイド. 有阪　治, 編. 中山書店, 2014, p222-9.
5) 稲田　浩：内分泌検査. 小児内分泌学. 日本小児内分泌学会, 編. 診断と治療社, 2009, p26-33.

（福田いずみ，杉原　仁，伊藤純子）

D
画像検査の一般的注意事項

画像検査の一般的注意事項

① CT，MRI，選択的静脈血サンプリング

　内分泌疾患の診断において画像検査は重要な役割を担う。詳細は検査各論を参照頂くこととし，本項では，画像検査を実施する際の一般的な注意事項について述べる。

1 CT検査の注意事項

　まず，CTは被曝を伴う検査であることに留意する必要がある。わが国は検査による医療被曝が世界でも突出して多いことが問題視されており，発癌などのリスクを考慮して，検査の必要性を十分に吟味する必要がある。特に，内分泌疾患を有する患者は若年者が多いため配慮が必要である。被曝以外の副作用としては，ヨード造影剤によるアレルギー，造影剤腎症，ビグアナイド系糖尿病薬との併用による乳酸アシドーシスなどがある。造影剤を使用する際は，これらの危険性と検査によって得られる利益を比較し，患者への十分な説明を行い，同意を得る必要がある。

1）ヨード造影剤アレルギー

　ヨード造影剤によるアレルギー反応として，急性副作用（投与後1時間以内に発症）と遅発性副作用（遅れて皮疹などが生じる）がある[1]。症状は軽度（悪心，嘔吐，じんま疹）なものから重度（喉頭浮腫，血圧低下，ショック，心肺停止）なものまであり，特に急性副作用で重篤となることがある。重篤な副作用発生の頻度は0.004〜0.04％と報告されている[2,3]。熱感，悪心，嘔吐などは，造影剤の浸透圧などによる作用であり，アレルギーとして扱うべきではないであろう。

①禁忌

　ヨード造影剤の禁忌は，ヨードやヨード造影剤過敏症の既往と重篤な甲状腺疾患である。ヨード造影剤による中等度以上のアレルギー歴がある場合は使用を避けるべきである。重篤な甲状腺機能亢進症患者で甲状腺クリーゼをきたす可能性があり，コントロール不良例では使用を避ける。原則禁忌は，一般状態が極度に悪い，気管支喘息，重篤な心障害・肝障害・腎障害，マクログロブリン血症，多発性骨髄腫，テタニー，褐色細胞腫　である。喘息は正常人に比べて副作用発生率が約10倍上昇すると言われており，治療中や最近発作があった場合は使用を避ける。褐色細胞腫では血圧上昇，頻脈，不整脈などの発作をきたすことがあるため，フェントラミンを準備しておく。薬剤前投与の有効性に関するエビデンスは限られているが，前投与を行う場合は，造影剤投与の12および2時間前にプレドニゾロン30mgの経口投与が推奨されている[1]。

　いずれにせよ，アレルギー発生の予測は困難であり，万が一の場合の処置が迅速にできるよう準備しておく必要がある。

2） 造影剤腎症

ヨード造影剤投与後72時間以内に血清クレアチニン値が前値より0.5mg/dL以上または25％以上増加した場合を造影剤腎症と呼ぶ[4]。慢性腎臓病（GFR＜60mL/分/1.73m^2）は造影剤腎症のリスクファクターであり、特に、GFRが45未満の患者に対する造影CTにおいては、造影剤腎症の発症に関する適切な説明を行った上で、造影CT前後に補液などの予防策を講じて必要最小限の造影剤量で実施されることが推奨されている[4]。

3） 乳酸アシドーシス

ビグアナイド系糖尿病薬を服用している患者へのヨード造影剤投与は、造影剤の投与により一過性に腎機能が低下した場合、乳酸アシドーシスを発症するリスクとなる[5]。欧米のガイドラインでは、腎機能障害がない患者では休薬の必要はないとされている[1]。しかし、わが国のメトホルミン塩酸塩添付文書では、緊急検査時を除き、検査前と造影剤投与後48時間は中止することと記載されている。「腎障害患者におけるヨード造影剤使用に関するガイドライン2012」[4] でも、緊急検査時を除き、ビグアナイド系糖尿病薬を一時的に休薬するなど適切な処置を行うことを推奨すると記載されており、わが国での併用は慎重になるべきであろう。

2 MRI検査の注意事項

MRIはCTと異なり被曝はないが、検査室内には常に高磁場が存在していることに留意する。金属類（ペースメーカー、除細動器、刺青、貼付物、酸素ボンベ、PHS、カード類など）の持ち込みは、吸引事故や機器の故障をきたすため、患者や医療従事者は体内外にこれらがないことを十分確認する必要がある。また、胎児への安全性が確立されていないため、妊娠13週までは避けるべきである。

MRI用造影剤であるガドリニウム製剤の副作用発生率は、ヨード造影剤の10分の1程度とされているが、アレルギーに関してはヨード造影剤と同様に留意する必要がある。腎機能への悪影響はヨード造影剤ほど高くないが、腎機能低下患者では腎性全身性線維症（nephrogenic systemic fibrosis；NSF）の報告があり、注意する必要がある。

腎性全身性線維症（NSF）：2006年頃より、重篤な腎障害患者へのガドリニウム造影剤使用によるNSF発症が報告されている[6]。NSFは投与数日から数カ月後、時に数年後に皮膚の腫脹や硬化、疼痛などにて発症する疾患であり、進行すると四肢関節の拘縮を生じて活動が著しく制限される。現時点での確立された治療法はなく、死亡例も報告されている。長期透析、慢性腎不全（GFR＜30）、急性腎不全の患者では使用を避ける。GFRが30以上60未満の場合は、利益と危険性とを慎重に検討した上で使用の可否を決定する必要がある。使用する場合は必要最小量を投与すべきで、NSF発症報告の多い製剤の使用を避けるのが望ましい。

3 | 選択的静脈血サンプリング

　ホルモン産生腫瘍の診断目的もしくは局在診断目的に，腫瘍の流出静脈に経皮的にカテーテルを挿入し，選択的に静脈血を採血してホルモン測定を行うことがある。特に近年，高血圧の原因として原発性アルドステロン症が注目されており，副腎静脈サンプリング（adrenal venous sampling；AVS）の重要性が見直されている[7]。原発性アルドステロン症の主な原因として，片側の腺腫（アルドステロン産生腺腫）と両側の過形成（特発性アルドステロン症）がある。前者は手術にて治療できる可能性があるが，CTやMRIで検出された腫瘤にホルモン産生能があるかどうかは画像のみでは評価不能であり，直接副腎静脈から採血して評価する必要がある。また，近年は副腎部分切除術が注目されており，片側の病変であってもアルドステロン産生腺腫が1つのみか，微小腺腫が多発しているかといった病態を術前に把握する必要があり，副腎静脈の分枝採血も行われつつある。

　その他の選択的静脈血サンプリングとして，インスリノーマなどの膵内分泌腫瘍に対する選択的動脈内カルシウム注入による膵静脈血サンプリング〔SACI（selective arterial calcium injection）テスト，arterial stimulation venous sampling；ASVS）〕，原発性副甲状腺機能亢進症に対する副甲状腺静脈サンプリング，クッシング病に対する海綿静脈洞サンプリングなどがある。いずれも術前にホルモン産生能を有する腫瘍の局在を正確に把握するために実施されることが多い。

　手技は侵襲を伴うため，血管損傷，出血，血栓形成などの危険性について，事前に十分に説明を行い，同意を得た上で実施する。

●文献

1) ESUR Contrast Media Safety Committee (CMSC). ESUR Guidelines on Contrast Media 9.0. 2014.
2) Katayama H, et al：Adverse reactions to ionic and nonionic contrast media. A report from the Japanese committee on the safety of contrast media. Radiology. 1990；175(3)：621-8.
3) 鳴海善文，他：非イオン性ヨード造影剤およびガドリニウム造影剤の重症副作用および死亡例の頻度調査．日本医学放射線学会雑誌．2005；65(3)：300-1.
4) 日本腎臓学会，日本医学放射線学会，日本循環器学会：腎障害患者におけるヨード造影剤使用に関するガイドライン2012．東京医学社，2012．
5) 日本医学放射線学会/日本放射線科専門医会・医会，合同造影剤安全性委員会：ヨード造影剤（尿路・血管用）とビグアナイド系糖尿病薬との併用注意について（第2報）．2012．
6) NSFとガドリニウム造影剤使用に関する合同委員会（日本医学放射線学会・日本腎臓学会）：腎障害患者におけるガドリニウム造影剤使用に関するガイドライン（第2版）．2009．
7) 日本内分泌学会：原発性アルドステロン症の診断治療ガイドライン2009．日本内分泌学会雑誌．2010；86(Suppl.1)：1-19.

（森田　賢，坂井修二）

D 画像検査の一般的注意事項

② 核医学検査

　内分泌疾患は，ホルモン合成やその原料となる物質の取り込みの異常など機能的異常が病態の主体となることが多い．核医学検査では形態診断のみならず機能評価も可能なため，内分泌疾患の病態評価に有用である．
　本項では，甲状腺，副甲状腺，副腎，および神経内分泌腫瘍の核医学検査について概説する．

1 甲状腺シンチグラフィ

1）原理

　甲状腺は能動輸送によりヨウ素イオン（I⁻）を取り込み，有機化して甲状腺ホルモン〔triiodothyronine（T_3），thyroxine（T_4）〕を合成する．同様に放射性ヨウ素（^{123}I, ^{131}I）も甲状腺に取り込まれるため，甲状腺の形状，位置，機能を評価することができる．
　一価の陰イオンである^{99m}TcO$_4^-$（^{99m}Tc-pertechnetate）も甲状腺に集積するが，有機化されないため再び血中に放出される．
　ヨウ素の取り込み，有機化，ホルモン合成を総合的に評価するためには放射性ヨウ素を使用することが望ましいが，^{99m}TcO$_4^-$は前処置としてのヨウ素制限が不要で安価，甲状腺の被曝が少ないなどの利点がある．

2）方法

　^{123}Iまたは^{131}Iを用いる場合は，検査前1～2週間のヨウ素制限（海藻類などヨウ素を含む食材の摂取禁止，ヨウ素を含む薬剤の使用禁止）が必要である．
　^{123}I-NaIカプセルは，3.7～7.4MBqを経口投与する．投与3～5時間後に頸部のシンチグラムを撮像し，3および24時間後に摂取率（基準値：3時間で20％以下，24時間で10～40％）を測定する．
　^{131}I-NaIカプセルは，主に甲状腺癌術後の転移検索やアブレーション治療の成否判定などに用いられ，甲状腺全摘後の患者が対象となる．37～370MBqを経口投与し3～7日後に全身シンチグラムの撮像を行う．病巣への^{131}I集積を促すため，前処置として検査前1～2週間のヨウ素制限に加えて，1カ月の甲状腺ホルモン剤中止または^{131}I-NaIカプセル服用前々日および前日にrecombinant human TSH（rhTSH）の筋肉内注射を行う．適時SPECT（single photon emission computed tomography）を追加撮像することにより転移巣の検出率が向上する．
　^{99m}TcO$_4^-$は，74-111MBqを静注する．投与20分後に頸部シンチグラムの撮像と摂取率（基準値：0.4～4％）測定を行う．

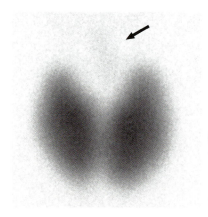

図1 バセドウ病（20歳代，女性）

^{123}I-NaIカプセル7.4MBq経口投与5時間後のシンチグラム。びまん性の甲状腺腫大を認めるとともに淡く錐体葉の描出もみられる（矢印）。ヨウ素摂取率は，5時間値71％，24時間値77.5％と亢進している。

表1 甲状腺結節の分類

hot	正常甲状腺よりも高集積
warm	正常甲状腺と同程度の集積
cold	正常甲状腺よりも低集積

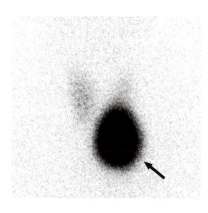

図2 プランマー病（20歳代，女性）

^{123}I-NaIカプセル7.4MBq経口投与5時間後のシンチグラム。甲状腺左葉下極に強いヨウ素集積を認める（矢印）。正常甲状腺の集積は相対的に減弱して見える。

3）臨床所見と意義

甲状腺の形状や集積程度，摂取率を評価することにより，甲状腺機能亢進症（図1），慢性甲状腺炎，亜急性甲状腺炎などの鑑別が可能である。

甲状腺結節はその集積程度により，表1のように分類され，結節が機能性か非機能性かの評価が可能である。hot noduleで甲状腺中毒症を呈するものはプランマー病と呼ばれ，結節への過剰集積により正常甲状腺の描出が相対的に減弱して見える（図2）。

甲状腺シンチグラムは異所性甲状腺の同定にも用いられる。異所性甲状腺は舌根部に位置することが最も多く，頸部，縦隔，心臓，卵巣にもみられることがある。

甲状腺機能亢進症に対する^{131}I放射性ヨウ素治療の至適線量決定のため，甲状腺シンチが用いられる。機能的甲状腺重量を求める計算式としてAllen-Goodwinの式，甲状腺吸収線量を求める計算式としてQuimbyの式が有名である。

分化型甲状腺癌の転移巣同定の目的で行われる^{123}Iまたは^{131}I全身シンチグラフィは，分化度の低い甲状腺癌では偽陰性になりやすい。その際はFDG-PETが有効な場合がある。

2 | 副甲状腺シンチグラフィ

1) 原理

^{99m}Tc-hexakis-2-methoxy isobutylisonitrile（^{99m}Tc-MIBI）は脂溶性錯体で一価の陽イオンである。拡散により細胞内に移行し、陰性に荷電したミトコンドリア内に蓄積する。ミトコンドリアの豊富な副甲状腺腺腫や心筋細胞に取り込まれる。

^{99m}TcO$_4^-$ が正常甲状腺に、^{201}TlCl が正常甲状腺および副甲状腺腺腫に取り込まれるため、^{201}TlCl の画像から ^{99m}TcO$_4^-$ の画像をサブトラクションすることにより過機能性副甲状腺結節をより明瞭に描出することができる。^{201}TlCl の副甲状腺腺腫への集積機序は不明である。

2) 方法

前処置は特に必要ない。^{99m}Tc-MIBI は、370〜555MBq を静注する。血管内の残存を防ぐため10mL程度の生理食塩水（生食）でフラッシュする。静注直後に異常味覚を感じることが多いが、すぐに消失する。10〜15分後の早期像および2〜3時間後の後期像を撮像する。早期像で甲状腺にも集積がみられるが、後期像では洗い出しが進むため副甲状腺腺腫の描出が明瞭化する。甲状腺の洗い出しが不完全な症例では副甲状腺腺腫の同定がしばしば困難であるが、SPECT や SPECT/CT が局在診断に有効なことがある。

^{201}TlCl、^{99m}TcO$_4^-$ サブトラクション法では、^{99m}TcO$_4^-$ 111〜185MBq を静注して20〜30分後に ^{201}TlCl 74〜111MBq を静注し、さらに10分後に撮像を開始する。^{201}TlCl は血管内に残留しやすいので、10mL程度の生食でフラッシュする。

3) 臨床所見と意義

副甲状腺腺腫の検出率は、^{201}TlCl、^{99m}TcO$_4^-$ サブトラクション法よりも ^{99m}Tc-MIBI のほうが高く88％程度とされている（図3）。ただし、副甲状腺重量に依存し、1g以上では

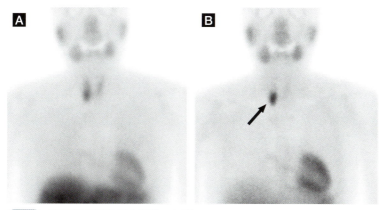

図3　副甲状腺腺腫（60歳代，女性）
^{99m}Tc-MIBI 555MBq 投与15分後（A）および120分後（B）の前面像。甲状腺右葉下極に重なり異常集積が認められる。120分後では甲状腺の集積が洗い出され、副甲状腺腺腫への集積がより明瞭化している（矢印）。

ほぼ全例で検出可能だが，0.5gでは^{201}TlCl，^{99m}TcO$_4^-$サブトラクション法で50％，^{99m}Tc-MIBIで70％前後の検出率とされている。また，腺腫と比べて過形成の検出率は低下する。
　^{99m}Tc-MIBIや^{201}TlClは甲状腺腺腫や転移リンパ節などにも集積するため，偽陽性となりやすい。
　縦隔内などの異所性副甲状腺腫の同定や，移植された副甲状腺の機能亢進の評価などにも用いられる。

3 副腎皮質シンチグラフィ

1) 原理

　副腎皮質ホルモンの大部分はコレステロールを原料として合成される。コレステロールのヨウ素標識化合物である^{131}I-アドステロールも同様に副腎皮質に取り込まれるため，副腎の形態評価や副腎皮質機能の評価が可能である。

2) 方法

　遊離した^{131}Iによる甲状腺被曝を避けるため，^{131}I-アドステロール静注2日前から検査終了までヨウ化カリウム錠150mg／日を内服する（甲状腺ブロック）。
　デキサメタゾン負荷シンチグラフィを施行する場合は，^{131}I-アドステロール静注5日前よりデキサメタゾン3mg／日を5日間，静注後より2mg／日を7日間経口投与する。
　^{131}I-アドステロール18.5MBq（0.5mL）を生食または注射用蒸留水で2倍以上に稀釈し，30秒以上かけてゆっくり静注する。含有するエタノールにより顔面紅潮，動悸などが一過性に起きることがある。アルコールに弱い患者には慎重投与，18歳未満またはヨウ素過敏症患者への投与は禁忌である。
　6，7日後に副腎部後面像を撮像する。撮像の1～2日前に緩下剤を投与すると，腸管に停滞する放射能の影響を減少させることができる。

3) 臨床所見と意義

　正常では対側に比べて右副腎がやや強く描出されることが多い。
　クッシング症候群を呈する皮質腺腫では，患側副腎の機能性腺腫への集積が亢進する。また，ネガティブフィードバックによりACTHの産生が抑制され健側副腎の集積が低下する（図4）。
　black adenomaは腺腫でも集積のないことが知られている。副腎癌は集積がないか不均一なことが多い。下垂体腺腫によるクッシング病では，副腎過形成を反映して両側副腎の集積が亢進する。
　原発性アルドステロン症をきたす原因はほとんどが皮質腺腫である。機能亢進を反映して^{131}I-アドステロールが集積する。ただし，アルドステロンはACTHを抑制しないため健側副腎も描出される。その際，デキサメタゾン負荷シンチグラフィを施行すると健側副腎の集積が低下し，患側副腎の集積がより明瞭となる。
　CTなどで偶然見つかる副腎結節では，^{131}I-アドステロールが集積すれば良性腫瘍であ

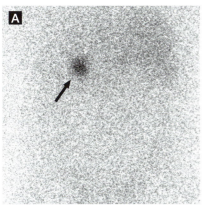
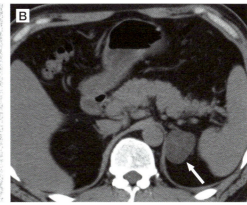

図4　副腎皮質腺腫（40歳代，男性）
^{131}I-アドステロール18.5MBq投与7日後の後面像（A）および単純腹部CT横断像（B）。左副腎の低吸収結節に一致して異常集積を認める。右副腎に有意なアドステロール集積を指摘できずクッシング症候群として矛盾しない。

る場合が多い。集積低下や欠損を呈した場合，良性か悪性かの鑑別はできない。

4 │ 副腎髄質シンチグラフィ

1) 原理

^{123}I-metaiodobenzylguanidine（^{123}I-MIBG）はノルエピネフリン類似物質であり，副腎髄質ではクロム親和性顆粒に，交感神経終末ではカテコールアミン貯留顆粒に貯えられ集積する。褐色細胞腫への取り込みは，ノルアドレナリンの神経終末への再取り込みと同じ機序によると考えられている。

2) 方法

前処置としてRI投与2日前から検査終了まで甲状腺ブロックを行い，^{123}I-MIBG 111MBq静注24時間後に撮像する。病変が副腎に存在する場合は同部後面像を撮像，傍神経節腫（paraganglioma）や神経芽細胞腫など全身性に病変が疑われる場合は全身像を撮像し，必要に応じてSPECT撮像を追加する。

3) 臨床所見と意義

画質の劣る^{131}I-MIBGと異なり，^{123}I-MIBGでは正常副腎が描出されることが多い。褐色細胞腫の80～90％に集積する。多くは副腎髄質に発生するが，10％程度は副腎外に発生し傍神経節腫と呼ばれる（図5）。また，両側性が10％，悪性も10％程度とされる。

多発性内分泌腫瘍症（multiple endocrine neoplasia；MEN）は遺伝子異常に由来する家族性疾患で，2型では多くが副腎褐色細胞腫と甲状腺髄様癌を合併する。甲状腺髄様癌にも集積がみられることがある。神経芽細胞腫は胎生期神経堤由来の細胞から発生する小児悪性腫瘍であり，MIBGは原発巣および転移巣に高い頻度で集積する。そのほか，カルチノイドまたは神経内分泌腫瘍にもMIBG集積が認められる。

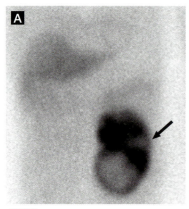 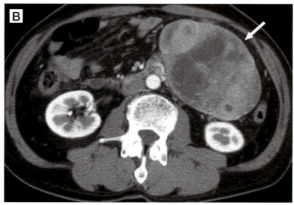

図5 傍神経節腫（60歳代，男性）

¹²³I-MIBG 111 MBq投与24時間後の前面像（A）および造影腹部CT横断像（B）。後腹膜腔左側に囊胞成分を含む巨大な腫瘤を認める。充実成分と思われる部分に一致してMIBG集積が認められる。

5 ソマトスタチン受容体シンチグラフィ

1）原理

¹¹¹In-オクトレオチドは8個のアミノ酸からなるオリゴペプチドで，神経内分泌腫瘍（neuroendocrine tumor；NET）に多く発現するソマトスタチン受容体（主にtype 2とtype 5）に結合する。

2）方法

ソマトスタチンアナログ製剤による治療を行っている患者では，¹¹¹In-オクトレオチドの集積が抑制される可能性がある。患者の状態が許せば休薬して検査を行うことが望ましい。

検査施行施設において標識作業を行う必要がある。塩化インジウム（¹¹¹In）をペンテトレオチドに加えて混和し，室温で30分静置して標識を完了する。標識された薬剤は6時間以内に使用する。

¹¹¹In-オクトレオチド111 MBqを静注し，4時間後と24時間後に全身像を撮像し，必要に応じて48時間像を追加する。適宜SPECTの追加も検討する。

消化管に排泄されたRIが異常集積と区別困難なことがあるため，撮像前日に緩下剤を投与することが望ましい。また尿中排泄も多いため，必ず撮像前に排尿を促す。

3）臨床所見と意義

膵・消化管神経内分泌腫瘍（gastroenteropancreatic neuroendocrine tumor；GEP-NET）はソマトスタチン受容体の発現が高く，原発巣や転移巣の同定に役立つ（図6）。インスリノーマはやや検出率が下がることが知られている。

GEP-NET以外にも下垂体腺腫，褐色細胞腫，神経芽細胞腫，傍神経節腫，甲状腺髄様癌，肺小細胞癌など多くの腫瘍でソマトスタチン受容体が発現しており，病変の同定に有

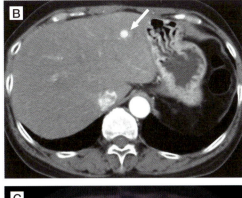
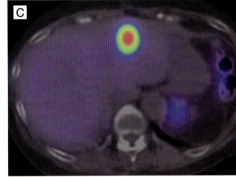

図6 MEN 1型，膵ガストリノーマ術後，肝転移（60歳代，女性）

¹¹¹In-オクトレオチド 111MBq投与24時間後の全身前面像（A），造影腹部CT横断像（B）およびSPECT/CT横断像（C）。CTで早期濃染される肝S3の転移結節（矢印）に一致して異常集積を認める。

用である。同様の目的で¹²³I-MIBGも使用されることがあるが，¹¹¹In-オクトレオチドと比べて検出率は同等かやや低いとされている。

NETの分化度が下がるにつれて，¹¹¹In-オクトレオチドの集積が減少することが知られている。分化度の低いNETやneuroendocrine carcinoma（NEC）の検出においてはFDG-PETが有効で，両者は相補的な関係にある。

●参考文献

1) 最新臨床核医学．久田欣一，他編．金原出版，1991．
2) 核医学検査技術学 第3版．佐々木雅之，他編．南山堂，2015．
3) 日本核医学会核医学イメージングガイドライン作成委員会：核医学診断ガイドライン2008．日本核医学会，2008．
4) 高橋 学，他：アドステロールシンチグラフィ陰性の副腎black adenomaによるCushing症候群の1例．自治医科大学紀要．2014；37：19-23．
5) Kjaer A, et al: Use of radioactive substances in diagnosis and treatment of neuroendocrine tumors. Scand J Gastroenterol. 2015; 50(6): 740-7.
6) Bleeker G, et al: ¹²³I-MIBG scintigraphy and 18F-FDG-PET imaging for diagnosing neuroblastoma. Cochrane Database of Syst Rev. 2015, (9) CD009263.

（阿部光一郎）

E 検査各論

E 検査各論

① 下垂体前葉機能低下症

下垂体前葉機能低下症が疑われる際の検査

A. 必須検査項目
1) 血液生化学（電解質，血糖，コレステロールを含む）
2) 下垂体前葉ホルモンおよび標的器官のホルモン基礎値：表2参照
   GH系：GH，IGF-I
   ゴナドトロピン（Gn）系：LH, FSH, 女性：エストロゲン，プロゲステロン，男性：テストステロン
   TSH系：TSH, free T_4, free T_3
   ACTH系：ACTH，コルチゾール
   PRL系：PRL

B. 診断確定に必要な項目
1) 下垂体前葉ホルモン分泌刺激試験（下記より選択）：表3参照
   GH系
      成人：インスリン低血糖，GHRP-2負荷，グルカゴン負荷，アルギニン負荷試験
      小児：上記に加えて，クロニジン負荷，L-ドーパ負荷試験
   Gn系：LHRH（GnRH）試験
   TSH系：TRH試験
   ACTH系：CRH試験，インスリン低血糖試験
2) 下垂体MRI

1 下垂体前葉機能低下症

表1に示す臨床症状より下垂体前葉機能低下症が疑われる場合，以下の検査を行う。一般的には，初発症状として無月経，性欲低下，易疲労感を訴える場合が多い。

1) 血液生化学所見（血中電解質，血糖，コレステロールを含む）

ACTH分泌不全症では，アジソン病と比較して顕著ではないが，Na, Clの低下，低血糖，高カリウム血症が認められる。また，TSH分泌不全症では甲状腺ホルモンの低下が著しいと，高コレステロール血症，CKやLDの上昇がみられる。ただし，TSH分泌不全にACTH分泌不全（副腎不全）が合併すると，コレステロール値はむしろ低くなる場合もある。

表1 下垂体前葉ホルモン欠落による臨床症状

ホルモン	欠落による症状
LH, FSH	無月経，性欲低下，腋毛・恥毛の脱落，性器や乳房の萎縮，二次性徴発来の遅延
ACTH	易疲労感，低血圧，低血糖
TSH	耐寒性の低下，便秘，むくみ，皮膚乾燥，脱毛，不活発
GH	小児における成長率の低下，低血糖，成人における内臓脂肪型肥満，不活発
PRL	産後の乳汁分泌低下

表2 下垂体前葉ホルモンとその標的ホルモン

下垂体前葉ホルモン	測定する標的ホルモン
LH, FSH	エストロゲン，プロゲステロン（女性），テストステロン（男性）
ACTH	コルチゾール，尿中遊離コルチゾール（24時間蓄尿）
TSH	free T_4，free T_3
GH	IGF-Ⅰ
PRL	

2) ホルモン基礎値の測定

下垂体前葉ホルモンの基礎値および標的器官より分泌されるホルモンの血中（尿中）レベルを測定する（表2）。

これらの標的器官のホルモン値が低値であるにもかかわらず，下垂体前葉ホルモンの基礎値が上昇しておらず低値あるいは"基準値内"である場合，視床下部または下垂体前葉機能低下症が疑われる（例：閉経期以降，血中エストロゲン値が低下しているにもかかわらずゴナドトロピン値の上昇を伴わないのは，続発性性腺機能低下症を疑う所見）。

PRLに限り，視床下部から分泌されるPRL分泌抑制因子（PIF；ドーパミン）による抑制的な調節を強く受けているため，視床下部障害では他の下垂体ホルモンがすべて低下するのに対し，基礎値が高値となることが多い。

また，視床下部性甲状腺機能低下症では糖鎖などの構造が異常で生物活性の低いTSHが分泌されることがあり，甲状腺系ホルモン基礎値を測定すると，甲状腺ホルモン値が低値，TSH値が正常範囲〜軽度高値というパターンをとることがある。

下垂体の障害の程度により種々の程度の下垂体機能低下をきたすが，1系統のみの分泌欠乏を呈する場合もある（ACTH単独欠損症など）。

3) 下垂体前葉ホルモン分泌刺激試験

臨床症状やホルモン基礎値より下垂体前葉機能低下症が疑われる場合，下垂体前葉ホルモンの分泌刺激試験を行い，分泌予備能が十分であるかを判定する（表3）。下垂体ホルモンが無〜低反応である場合には，下垂体機能低下症と診断する（表4）。

以下に分泌刺激試験の具体的な方法について解説する（図1）。実際には下記のTRH，LHRH，ITT（インスリン低血糖試験）の三者，あるいはTRH，LHRH，CRHの三者の負荷試験は同時に行ってよい。後者の三者負荷試験の場合，加えてGHRP-2負荷試験（別の日に施行）を行えば，下垂体前葉機能を一通り評価することができる。

表3 下垂体前葉ホルモンの分泌刺激試験

ホルモン	下垂体を直接刺激	視床下部を介する刺激
GH	GRH	インスリン低血糖，アルギニン，グルカゴン，L-ドーパ，クロニジン，GHRP-2
PRL	TRH	
ACTH	CRH	インスリン低血糖
TSH	TRH	
LH，FSH	LHRH	

表4 下垂体機能低下症の病変部の違いによる検査結果の相違

	下垂体性	視床下部性
GRHに対するGHの反応	無〜低反応	しばしば反応
PRL基礎値	低値	正常または高値
CRHに対するACTHの反応	無〜低反応	遅延反応
TSH基礎値	低値	低値〜正常，時に高値
TRHに対するTSHの反応	無〜低反応	正常または遅延反応
LHRH単回負荷に対するLH，FSHの反応	無〜低反応	無〜低反応
LHRH連続負荷に対するLH，FSHの反応	反応の改善は軽度	多くは反応正常化

①インスリン低血糖試験（ITT）

視床下部を介するGHおよびACTH，コルチゾール系の分泌刺激試験である。

検査の実際：一晩絶食後，安静臥床のもと，速効型インスリン0.1U/kgを生理食塩水（生食）に混入して静注する〔検査に用いるインスリン溶液のつくり方については「内分泌機能検査の注意」(16頁)を参照。インスリンの投与液量は複数の医師で確認する〕。下垂体機能低下症や副腎機能低下症が疑われる場合は，インスリン量を0.05U/kgに減じて行う。負荷前と負荷後30，60分に採血して血糖値，GH値を測定する。

副腎系の評価は，上記に加え，血漿ACTHを負荷前と負荷後30，60分，血清コルチゾールを負荷前と負荷後60，90分に採血して測定する。

30分値の血糖は，検体の一部を用いて迅速に測定する。血糖値が前値の50%以下，あるいは50mg/dL以下になったときに有効刺激とする。

禁忌：狭心症，痙攣疾患，高齢者では禁忌。甲状腺機能亢進症，低カリウム血症においても慎重に行う。

副作用：低血糖は負荷後30分くらいで起こり，頻脈，発汗などがみられる。低血糖のため傾眠となることがあるが，眠らせないこと。このような自覚症状は60分前後で自然におさまることが多い。被検者には事前に，起こりうる低血糖症状について具体的に説明する。被検者を検査終了まで注意深く観察し，意識障害やバイタルサインの変化を早期にとらえる。低血糖症状が強く生じたとき，特に昏睡や痙攣の危険があるときは，速やかに最終のホルモン採血を行って検査を中止し，ブドウ糖を静注する。そのため，20mLの20%ブドウ糖をあらかじめ準備し，すぐに注射できるようにしておく。

		30分前に採血ルート確保 ↓	前採血後，速効型インスリン0.1U/kgを生食に溶解し，緩徐に静注 ↓				
		−30	0	30	60	90	120 (分)
ITT	GH	◎	◎	◎	◎	△	△
	ACTH	◎	◎	◎	◎	△	
	コルチゾール	◎	△	◎	◎		
	血糖	◎	◎*	◎	△	△	

＊：病棟でも至急，血糖値を測定

			前採血後，TRH（ヒルトニン®）を緩徐に静注* ↓			
		0	30	60	90	120
TRH試験	TSH	◎	◎	◎	△	
	PRL	◎	◎	◎	△	
	(free) T$_3$	△				△

＊：ヒルトニン®は1アンペア0.5mg（1mL）であるが，0.2mg（0.4mL）の投与で評価を行うことも可能である

			前採血後，LHRH 0.1mg（ルタミン®1mL）を緩徐に静注 ↓			
		0	30	60	90	120
LHRH試験	LH	◎	◎	◎	△	△
	FSH	◎	△	◎	◎	△

		30分前に採血ルート確保 ↓	前採血後，CRH 100μgを緩徐に静注 ↓			
		−30	0	30	60	90
CRH試験	ACTH	◎	◎	◎	◎	△
	コルチゾール	◎	◎	△	◎	◎

		30分前に採血ルート確保 ↓	前採血後，GHRP-2 100μgを緩徐に静注 ↓				
		−30	0	15	30	45	60
GHRP-2 負荷試験	GH	◎	◎	◎	◎	◎	○

図1 下垂体前葉ホルモン分泌刺激試験の実際

【解釈】
● GH系
　成人における正常反応は30〜60分後のGH頂値が3ng/mLより高値であること。
GH分泌不全性低身長症(小児期)：後述。
成人GH分泌不全症：ITTでGH頂値が3ng/mL以下〔重症型：1.8ng/mL以下「3)成人GH分泌不全症」(49頁)も参照〕。
● ACTH系
　副腎機能が正常であれば、ACTHは30〜60分で頂値をとり、前値の1.5倍以上(あるいは頂値50pg/mL以上)となる[1]。コルチゾールはACTHにやや遅れて負荷後60分で頂値をとる。コルチゾールは頂値18μg/dL以上を正常反応とする[2]。

②GHRP-2(成長ホルモン放出ペプチド)負荷試験
　主として視床下部を介してGH分泌を強力に刺激する。重症成人GH分泌不全症を診断するために有用な負荷試験である。
検査の実際：GHRP-2(注射用GHRP科研100®)100μgを製剤に付属された生食10mLに溶かし、約30秒かけて緩徐に静注する(4〜18歳未満では2μg/kg体重を投与、体重が50kgを超える場合は100μgを投与)。負荷前と負荷後15, 30, 45, 60分に採血して、血清GHを測定する。
副作用：熱感、腹鳴、発汗など。
【解釈】
　GHは15〜30分で頂値となる。GH分泌刺激試験の中では最も強力な分泌刺激となる。
GH分泌不全性低身長症(小児期)：GH頂値が10ng/mL以下を重症、10〜16ng/mLを中等症と判定する。
成人GH分泌不全症：GH頂値が9ng/mL以下の場合は重症成人GH分泌不全症と判定される。中等症成人GH分泌不全症診断のためのGHカットオフ値は、2016年12月現在設定されていない。

③アルギニン負荷試験
　視床下部のソマトスタチン分泌抑制を介してGH分泌を促進する。
検査の実際：10％L-アルギニンHCL溶液5mL/kg体重(最高300mL)を30分間かけて点滴静注する。負荷前と負荷後30分(点滴終了時に相当)、60, 90分に採血して血清GHを測定する。
副作用：稀に点滴中に悪心を訴えることがあるが、点滴速度を落とせば軽減する。
【解釈】
　GHは60〜90分で頂値となる。欧米ではアルギニン単独では用いられず、アルギニンとGRH同時負荷試験が行われている(GRHとの同時投与でのGH頂値の基準はわが国では設定されていない)。
　正常成人では、GH頂値が3ng/mLより高値。
成人GH分泌不全症：GH頂値が3ng/mL以下。このうちGH頂値が1.8ng/mL以下の場合

は重症型成人GH分泌不全症と判定される。
GH分泌不全性低身長症（小児期）：後述。

④TRH試験

合成TRHは，下垂体細胞を直接刺激してTSHおよびPRLの分泌を促進する。

検査の実際：TRHを約2分かけて緩徐に静注する。ヒルトニン®1アンプルは0.5mg（1mL）であるが，0.2mg（0.4mL）の投与で機能評価を行うことも可能である[3,4]。負荷前と負荷後30，60分の採血を行い，TSHおよびPRLを測定する。

視床下部性甲状腺機能低下症を疑うときは，TRH負荷前と負荷後120分にfree T_3を同時に測定し，TSH増加に対するfree T_3の反応性を検討する[5]。生物活性の低いTSHが存在する場合，TSHが上昇しても甲状腺ホルモンの上昇はみられない。

禁忌：妊婦。

副作用：稀に頭痛，悪心，動悸，ほてり感。通常1〜2分で自然消失する。下垂体卒中〔「**内分泌機能検査の注意**」（**16頁**）参照〕。

【解釈】

● **TSH系**

正常であれば30分で頂値となる。0.2mg負荷の場合，負荷後のTSHの増加（前値との差）は女性で6.0〜30μU/mL，男性で3.5〜15μU/mLとなり[3]，free T_3はTRH投与により前値の平均130％以上に増加するとされる[5]。TSH頂値が60分以降にみられる場合を遅延反応という。

反応性低下：原発性（甲状腺性）甲状腺機能亢進症（無反応），下垂体機能低下症（無〜低反応）。コルチゾールはTSH分泌に抑制的に働くため，クッシング症候群では，TRHに対するTSH分泌が低反応を示すことが多い。

遅延反応：視床下部性甲状腺機能低下症，神経性やせ症。

過大反応：原発性甲状腺機能低下症（TSH前値は高値）。

● **PRL系**

正常では15〜30分で頂値となり，前値の2倍以上となる。プロラクチノーマではTRHに対する反応が不良（基礎値の2倍未満の増加）である一方，機能性高プロラクチン血症では良好に反応するとされているが，例外も多く，実際にはTRH試験のみでは両者を鑑別できないことも多い。

⑤LHRH試験

LHRH（GnRH）は，正常下垂体細胞を直接刺激して，LH，FSHの分泌を促進する。月経周期が正常の女性では視床下部−下垂体性腺系は正常に機能していると考えることができる。下垂体機能低下症の場合，ゴナドトロピンは早期に分泌が障害されるため，下垂体−性腺系ホルモンの検索はしばしば本症の発見の契機となる。

検査の実際：合成LHRH 0.1mg（ルタミン®1アンプル）を約2分かけて緩徐に静注する。負荷前と負荷後30，60，（90，120）分にLHを，負荷前と負荷後（30），60，90，（120）分にFSHを測定する。本試験は，食事，運動，ストレスの影響は受けにくいので，必ずし

も早朝空腹時に行う必要はない。
副作用：稀にのぼせ感。自然に消失する。
【解釈】
　正常では，LHは30分で頂値となり前値の5〜10倍に，FSHは60分で頂値となるが，LHに比較すると増加の程度は低く，前値の1.5〜2.5倍となる[6]。ホルモン投与を受けている場合は3週間以上の休薬期間をおいて検査を施行する[7]。
無〜低反応：下垂体性・視床下部性性腺機能低下症（特に，頂値が後ろにずれる遅延性反応は，視床下部障害を示唆する所見である。視床下部障害では，LHRH連続負荷試験によりLH，FSHの反応が回復する）。
過大反応：原発性性腺機能低下症。

⑥連続LHRH試験
　視床下部障害のため，下垂体のゴナドトロピン産生細胞がLHRHの刺激を受けない状態が持続すると，LHRHの単回刺激では，十分なLH，FSHの反応が得られない。このような場合に本試験を行い，ゴナドトロピンの反応性が回復するかを検討する。検査の詳細は，「性腺機能低下症（男性）」(180頁) および「性腺機能低下症（女性）」(186頁) を参照。

⑦CRH試験
　下垂体ACTH産生細胞を直接刺激してACTHの分泌能をみる検査である。
検査の実際：午前中（遅くとも午前10時まで）に朝食をとらずに施行（飲水は可）。検査中，採血の痛み刺激によるストレスを与えないように，まずヘパリン加生食で採血のルートを確保し，約30分安静臥床したあと，そのままの姿勢で検査を行う。ヒトCRH（ヒトCRH注ミツビシ®）100μgを溶解液1mLに溶かし，約30秒かけて緩徐に静注する。負荷前と負荷後30，60，(90)分の血漿ACTH，負荷前と負荷後(30)，60，90分の血清コルチゾールをそれぞれ測定する。
副作用：ほてり感，動悸など。通常，約30分程度で自然に消失する。
【解釈】
　血漿ACTHの前値は正常範囲内で，負荷後30〜60分で頂値（前値の2倍以上）となる。血漿コルチゾールは，負荷後ACTHの頂値にやや遅れて60分で頂値（18μg/dL以上）となる[1,2]。性，年齢による反応の差はない。

⑧GRH試験
　GRHが下垂体のGH産生細胞に直接作用してGHの分泌を促進する。本試験は，GH分泌不全症自体の診断的価値は低いが，GH分泌障害の責任病巣が主に視床下部なのか下垂体なのかの鑑別に用いられる。すなわち下垂体性GH分泌不全であれば，本試験と視床下部を介するGH分泌刺激試験の両者に対してGHは低反応であるが，視床下部性の場合，GHは視床下部を介するGH分泌刺激試験には反応せず，GRHに対して増加反応を示す。
検査の実際：早朝空腹時にGRH 100μg（GRF®）を緩徐に静注する。負荷前と負荷後30，60分に採血し，血清GHを測定する。

副作用：負荷後数分でほてり感。自然に消失する。

【解釈】

正常では60～90分にGH頂値が得られ，3 ng/mL以上。加齢により健常者でも低反応となる。本試験はGHの反応性に個人差が大きく，同一被検者での再現性もあまり高くはない。肥満者ではソマトスタチン分泌が相対的に高まり，GH分泌刺激試験に対しGHが低反応となることが多い。また，視床下部性GH分泌不全症（GRH分泌不全症）による低身長児の約70％以上では，GRH試験に対してGHが7 ng/mL以上に反応する。

本試験単独では，GH分泌不全症の診断は困難である（詳細は後述）。

4）画像診断

下垂体前葉機能低下症の病因診断のため，視床下部，下垂体近傍のMRI，CTを行う。

2　GH分泌不全症

本書では下垂体前葉機能低下症のうち，GH分泌不全症に関する項目がないので，本項で小児期（GH分泌不全性低身長症）と成人期（成人GH分泌不全症）に分けて診断のための検査法を概説する。

1）GHとIGF-Ⅰの基礎値

①GH

脈動的に分泌され，健常者でも採血のタイミングによって，血中濃度は測定感度以下（パルス間の底値）となる（図2）。したがって，1回のGH基礎値の測定のみでGH分泌不全症を診断することはできず，血中IGF-Ⅰ値やGH分泌刺激検査を用いて評価する。

②IGF-Ⅰ

GHの1日総分泌量に依存性に産生される。日内変動や食事，運動，ストレスによる影響はなく，血中濃度が安定しており，1回の測定値でGH分泌動態をよく反映する。

年齢・性差：乳幼児期は低いが，やがて増加し思春期に最大となる。以降，加齢とともに減少する。IGF-Ⅰの血中濃度の判定には，年齢・性別基準値を用いる（図3，表5）[8]。

分泌に影響する病態：血中IGF-Ⅰの主たる産生源は肝臓であり，肝疾患で低値となる。そのほか，血中IGF-Ⅰ値は栄養状態の影響も受け，低栄養状態（神経性やせ症を含む），慢性消耗性疾患で低値となる。

2）GH分泌不全性低身長症

低身長を主訴とする場合，まず，現在および今までの身長測定の記録および成長速度を成長曲線にプロットし，低身長の程度を評価する。身長が同性・同年齢の平均身長の－2SD以下の低身長であるか，最近の身長の伸び率に低下がみられる場合，GH分泌不全性低身長症を疑う。

若年者の低身長では，一度は甲状腺ホルモンを測定して甲状腺機能低下症を否定する。

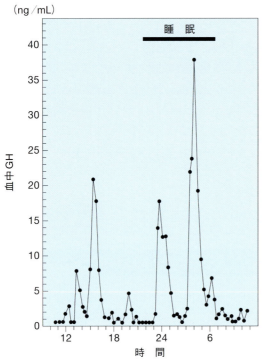

図2 GHの24時間分泌動態

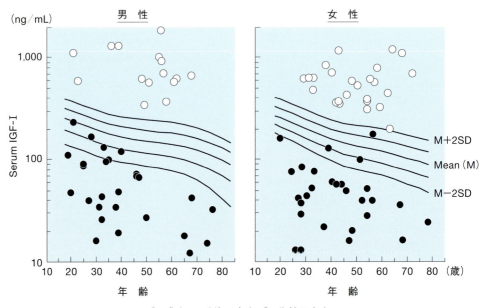

●：成人GH分泌不全症, ○：先端巨大症

図3 先端巨大症と成人GH分泌不全症の血中IGF-I値

表5 血中IGF-I基準値

男性					
年齢	−2SD〜+2SD	年齢	−2SD〜+2SD	年齢	−2SD〜+2SD
0	11〜149	26	119〜329	52	86〜242
1	14〜148	27	116〜322	53	85〜240
2	18〜154	28	114〜315	54	84〜239
3	24〜164	29	111〜309	55	84〜238
4	32〜176	30	109〜303	56	83〜237
5	44〜193	31	107〜297	57	82〜236
6	55〜215	32	105〜292	58	81〜235
7	63〜247	33	103〜287	59	80〜233
8	72〜292	34	102〜283	60	79〜232
9	84〜350	35	100〜279	61	77〜230
10	99〜423	36	99〜275	62	76〜228
11	113〜499	37	97〜272	63	75〜226
12	125〜557	38	96〜269	64	73〜224
13	133〜579	39	95〜266	65	72〜221
14	138〜570	40	94〜263	66	70〜219
15	141〜552	41	94〜261	67	68〜216
16	142〜543	42	93〜259	68	66〜213
17	142〜540	43	92〜257	69	65〜209
18	142〜526	44	92〜255	70	63〜206
19	143〜501	45	91〜253	71	61〜202
20	142〜470	46	90〜250	72	58〜198
21	139〜436	47	90〜250	73	56〜194
22	135〜405	48	89〜248	74	54〜190
23	131〜379	49	88〜246	75	52〜185
24	128〜356	50	87〜245	76	50〜181
25	125〜337	51	87〜243	77	48〜177

女性					
年齢	−2SD〜+2SD	年齢	−2SD〜+2SD	年齢	−2SD〜+2SD
0	15〜154	26	146〜336	52	78〜213
1	23〜186	27	141〜328	53	77〜212
2	32〜213	28	137〜320	54	76〜211
3	40〜227	29	133〜312	55	75〜210
4	48〜238	30	129〜304	56	74〜208
5	56〜252	31	126〜297	57	73〜207
6	69〜287	32	122〜290	58	72〜205
7	89〜357	33	119〜283	59	71〜203
8	111〜438	34	115〜277	60	70〜201
9	133〜517	35	112〜271	61	69〜198
10	155〜588	36	109〜265	62	68〜196
11	175〜638	37	106〜260	63	66〜194
12	188〜654	38	103〜254	64	65〜191
13	193〜643	39	100〜250	65	64〜188
14	193〜625	40	98〜245	66	62〜186
15	192〜614	41	95〜240	67	61〜183
16	192〜611	42	93〜236	68	60〜180
17	191〜599	43	90〜233	69	59〜177
18	188〜574	44	88〜299	70	57〜175
19	182〜539	45	87〜226	71	56〜172
20	175〜499	46	85〜224	72	55〜170
21	168〜459	47	83〜221	73	54〜167
22	161〜425	48	82〜219	74	53〜165
23	155〜397	49	81〜218	75	52〜163
24	151〜375	50	80〜216	76	50〜160
25	147〜358	51	79〜215	77	49〜158

（文献8より引用）

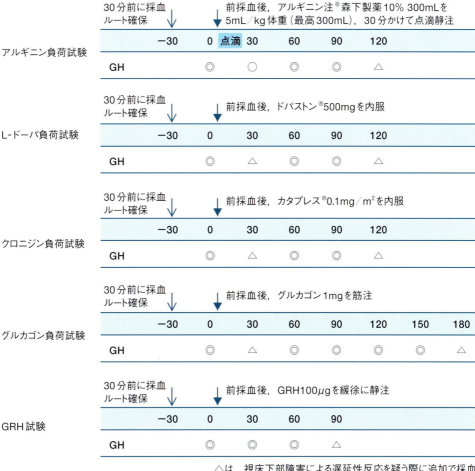

図4 GH分泌刺激試験の実際

ITT, GHRP-2負荷試験は図1を参照。

女性で身体所見からターナー症候群が疑われる場合には，染色体検査を行う．先天性にGHを含め複数の下垂体ホルモンの分泌不全を呈する例では，遺伝子異常がその病因と考えられる場合がある．GH，PRL，TSH複合分泌不全ではPit-1遺伝子，GH，PRL，TSH，LH，FSH複合分泌不全ではProp-1遺伝子の変異の関与が解明されており，このような症例では，インフォームドコンセントを得た上で遺伝子の解析を行うこともある．また，骨成熟の評価のため骨年齢の評価を行う．

GH分泌刺激試験（下記①～⑥の中から選択）を行い，GH分泌能を評価する．GH分泌刺激試験の実際を図4に示す．

①インスリン低血糖試験

検査の詳細は**38頁**参照．

②アルギニン負荷試験
　検査の詳細は**40頁**参照。

③L-ドーパ負荷試験
　L-ドーパを投与すると生体内でドーパミンに変換され視床下部(下垂体)のドーパミン受容体に結合し，GRHを介してGHを分泌促進する。GH分泌刺激は比較的弱く，健常者でも低反応のことがある。
検査の実際：L-ドーパ(ドパストン®)500mg(体重15kg未満は125mg，15～30kgは250mg)を経口投与し，負荷前と負荷後60，90分に採血して血清GHを測定する。
副作用：服用により時に悪心，めまい。安静により自然に回復する。
【解釈】
　GH頂値は60～90分値。

④クロニジン負荷試験
　中枢性のα_2-アドレナリン作動薬であるクロニジンがGRH分泌を介してGH分泌を刺激する。
検査の実際：クロニジン(カタプレス®)を0.1mg/m^2経口投与する。負荷前と負荷後60，90分に採血し，GHを測定する。
副作用：時に血圧低下，眠気。検査開始時に血圧測定をしておく。
【解釈】
　GH頂値は60～90分値。

⑤グルカゴン負荷試験
　グルカゴン投与により血糖値が一過性に上昇し，その後反応性の低血糖を呈する。これにより視床下部を介してGH分泌が刺激される。
検査の実際：グルカゴン1mg(あるいは30μg/kg体重)を筋注する。GHを負荷前と負荷後60，90，120，150分(180分にも行う場合がある)で測定。GHの頂値は負荷後120～180分に得られる。同時に血糖測定器で血糖値も測定する。
副作用：反応性に強い低血糖を起こし，遷延することがある(特に乳幼児や副腎不全合併例)ので，インスリン低血糖試験と同様の注意が必要である(**38頁**参照)。検査終了後まで被検者をよく観察し，重篤な低血糖を起こしたときのために，ブドウ糖注射液をあらかじめ用意しておく。

⑥GHRP-2負荷試験
　検査の詳細は**40頁**参照。
【解釈】
　上記①～⑥は視床下部を介する負荷試験である*。①～⑤ではGH頂値が6ng/mLより高ければ正常。⑥ではGH頂値が16ng/mLより高ければ正常。
　＊：⑥には下垂体を刺激する作用もある。

表6 成人GH分泌不全症

背景	小児期にGH療法歴あり[*] 下垂体疾患やその治療の既往 下垂体ホルモン補充療法を要する
臨床症状	体構成の異常（lean body massの減少，腹部を中心とした体脂肪の増加，ウエスト/ヒップ比の増加） 筋力，運動能力の低下 Well-beingの低下（エネルギー，バイタリティの低下，抑うつ，不安感など） 薄く乾燥した皮膚
検査所見	GH分泌刺激試験に対するGH頂値3μg/L以下 IGF-I値低値または正常下限 脂質異常症（特に高LDLコレステロール血症，高トリグリセライド血症） 耐糖能異常（インスリン抵抗性の増大），脂肪肝 骨密度低下，糸球体濾過率の減少

[*]：全例が成人GH分泌不全症に移行するわけではない

⑦画像診断

　GH分泌不全症の病因診断のため，下垂体とその近傍のMRI，CTを行う。

　上記症候，検査データをふまえ，成長ホルモン分泌不全性低身長症の診断の手引きに沿って診断する。

3) 成人GH分泌不全症

　成人GH分泌不全症の主な症状を表6に示す。本症では除脂肪体重・筋肉量・体液量・骨塩量の減少，体脂肪量（特に内臓脂肪）の増加，脂質異常症，耐糖能異常，脂肪肝が認められる。また，心筋の筋肉量が減少し，心係数（cardiac index）が低下する症例もみられる。

　診断にはGH分泌刺激試験を施行するが，他の下垂体ホルモンの十分な補充を行った上でGH分泌能を評価しないとGHの反応性が低下するため注意する。インスリン低血糖試験，アルギニン単独負荷試験やグルカゴン負荷試験にてGHの反応性頂値が3ng/mL以下であれば成人GH分泌不全症と診断するが，そのうち頂値が1.8ng/mL以下，またはGHRP-2負荷試験でGH頂値が9ng/mL以下の場合は重症成人GH分泌不全症と判定される。

　厚生労働省・間脳下垂体機能障害に関する調査研究班による小児期と成人期のGH分泌不全症の診断の手引きを示す（表7〜9）。

　　[*] 2005年4月以降，GH測定キットはリコンビナントGHに準拠した標準品が用いられているが，測定に用いるキットによっては補正式（成長科学協会ホームページ参照　http://www.fgs.or.jp）による補正を要する。

表7 成長ホルモン分泌不全性低身長症の診断の手引き

Ⅰ. 主症候

1. 成長障害があること
    ① 通常は，身体のつりあいはとれていて，身長は標準身長（注1）の−2.0SD以下，あるいは身長が正常範囲であっても，成長速度が2年以上にわたって標準値（注2）の−1.5SD以下であること。
    ② 通常は，身体のつりあいはとれていて，身長は標準身長（注1）の−2.0SD以下，あるいは身長が正常範囲であっても，成長速度が2年以上にわたるか否かを問わず標準値（注2）の−1.5SD以下で経過していること。
2. 乳幼児で，低身長を認めない場合であっても，成長ホルモン分泌不全が原因と考えられる症候性低血糖がある場合
3. 頭蓋内器質性疾患（注3）や他の下垂体ホルモン分泌不全がある場合

Ⅱ. 検査所見

成長ホルモン（GH）分泌刺激試験（注4）として，インスリン負荷，アルギニン負荷，L-ドーパ負荷，クロニジン負荷，グルカゴン負荷，またはGHRP-2負荷試験を行い，下記の値が得られること（注5，注6）：インスリン負荷，アルギニン負荷，L-ドーパ負荷，クロニジン負荷，またはグルカゴン負荷試験において，原則として負荷前および負荷後120分間（グルカゴン負荷では180分間）にわたり，30分ごとに測定した血清（血漿）中GH濃度の頂値が6ng/mL以下であること。GHRP-2負荷試験で，負荷前および負荷後60分にわたり，15分ごとに測定した血清（血漿）GH頂値が16ng/mL以下であること。

Ⅲ. 参考所見

1. 明らかな周産期障害がある。
2. 24時間あるいは夜間入眠後3〜4時間にわたって20分ごとに測定した血清（血漿）GH濃度の平均値が正常値に比べ低値である。
3. 血清（血漿）IGF-Ⅰ値が正常値に比べ低値である。
4. 骨年齢（注7）が暦年齢の80％以下である。

【判定基準】

成長ホルモン分泌不全性低身長症

1. 主症候がⅠの1①を満たし，かつⅡの2種類以上の分泌刺激試験において，検査所見を満たすもの。
2. 主症候がⅠの2あるいは，Ⅰの1②と3を満たし，Ⅱの1種類の分泌刺激試験において検査所見を満たすもの。

成長ホルモン分泌不全性低身長症の疑い

1. 主症候がⅠの1①または2を満たし，かつⅢの参考所見の4項目のうち3項目以上を満たすもの。
2. 主症候がⅠの1①を満たし，Ⅱの1種類の分泌刺激試験において検査所見を満たし，かつⅢの参考所見のうち2項目を満たすもの。
3. 主症候がⅠの1②と3を満たし，かつⅢの参考所見のうち2項目以上を満たすもの。

【病型分類】

成長ホルモン分泌不全性低身長症は，分泌不全の程度により次のように分類する。

重症成長ホルモン分泌不全性低身長症

1. 主症候がⅠの1①を満たし，かつⅡの2種類以上の分泌刺激試験におけるGH頂値がすべて3ng/mL以下（GHRP-2負荷試験では10ng/mL以下）のもの。
2. 主症候がⅠの2または，Ⅰの1②と3を満たし，かつⅡの1種類の分泌刺激試験におけるGH頂値が3ng/mL以下（GHRP-2負荷試験では10ng/mL以下）のもの。

中等症成長ホルモン分泌不全性低身長症

「重症成長ホルモン分泌不全性低身長症」を除く成長ホルモン分泌不全性低身長症のうち、すべてのGH頂値が6ng/mL以下（GHRP-2負荷試験では16ng/mL以下）のもの。

軽症成長ホルモン分泌不全性低身長症（注8）

成長ホルモン分泌不全性低身長症のうち、「重症成長ホルモン分泌不全性低身長症」と「中等症成長ホルモン分泌不全性低身長症」を除いたもの。

【注意事項】

（注1）横断的資料に基づく日本人小児の性別・年齢別平均身長と標準偏差値を用いること。

（注2）縦断的資料に基づく日本人小児の性別・年齢別標準成長率と標準偏差値を用いること。ただし、男児11歳以上、女児9歳以上では暦年齢を骨年齢に置き換えて判読すること。

（注3）頭蓋部の照射治療歴、頭蓋内の器質的障害、あるいは画像検査の異常所見（下垂体低形成、細かい見えない下垂体柄、偽後葉）が認められ、それらにより視床下部下垂体機能障害の合併が強く示唆された場合。

（注4）正常者でも偽性低反応を示すことがあるので、確診のためには通常2種類以上の分泌刺激試験を必要とする。ただし、乳幼児で頻回の症候性低血糖発作のため、早急に成長ホルモン治療が必要と判断される場合などでは、この限りでない。

（注5）次のような状態においては、成長ホルモン分泌が低反応を示すことがあるので、注意すること。

☆甲状腺機能低下症：甲状腺ホルモンによる適切な補充療法中に検査する。

☆中枢性尿崩症：DDAVPによる治療中に検査する。

☆成長ホルモン分泌に影響を与える薬物（副腎皮質ホルモンなど）投与中：可能な限り投薬を中止して検査する。

☆慢性的精神抑圧状態（愛情遮断症候群など）：精神環境改善などの原因除去後に検査する。

☆肥満：体重コントロール後に検査する。

（注6）現在のGH測定キットはリコンビナントGHに準拠した標準品を用いている。キットによりGH値が異なるため、成長科学協会のキットごとの補正式で補正したGH値で判定する。

（注7）Tanner-Whitehouse-2（TW2）に基づいた日本人標準骨年齢を用いることが望ましいが、Greulich & Pyle法、TW2原法またはCASMAS（Computer Aided Skeletal Maturity Assessment System）法でもよい。

（注8）諸外国では、非GH分泌不全性低身長症として扱う場合もある。

附1）診断名は、1993年改訂前は下垂体性小人症。ICD-10では、下垂体性低身長または成長ホルモン欠損症となっている。

附2）遺伝性成長ホルモン分泌不全症（typeⅠA、ⅠB、typeⅡなど）は、家族歴あり、早期からの著明な低身長（-3SD以下）、GHRH負荷試験を含むGH分泌刺激試験で、GH値の著明な低反応、血中IGF-Ⅰ、IGFBP-3値の著明な低値などを示す。遺伝子診断により確定診断される。

附3）新生児・乳児早期には、分泌刺激試験の頂値が6ng/mL（GHRP-2負荷試験では16ng/mL）を超えていても、成長ホルモン分泌不全を否定できない。

附4）成長ホルモン分泌不全性低身長症のうちで、特に主症候が3を満たす重症例を中心にして、そのあとに成人成長ホルモン分泌不全症と診断される場合があるので、思春期以降の適切な時期に成長ホルモン分泌能および臨床所見を再評価することが望ましい。

（平成26年度改訂；島津　章、他：厚生労働科学研究費補助金難治性疾患克服研究事業　間脳下垂体機能障害に関する調査研究班より）

表8 成人成長ホルモン分泌不全症の診断の手引き

Ⅰ．主症候および既往歴
1. 小児期発症では成長障害を伴う（注1）。
2. 易疲労感，スタミナ低下，集中力低下，気力低下，うつ状態，性欲低下などの自覚症状を伴い，QOLが低下していることがある。
3. 身体所見として皮膚の乾燥と菲薄化，体毛の柔軟化，ウエスト／ヒップ比の増加などがある。
4. 検査所見として体脂肪（内臓脂肪）の増加，除脂肪体重の減少，骨塩量減少，筋肉量減少，脂質代謝異常，耐糖能異常，脂肪肝（注2）の増加などがある。
5. 頭蓋内器質性疾患（注3）の合併ないし既往歴，治療歴または周産期異常の既往がある。

Ⅱ．内分泌検査所見
1. 成長ホルモン（GH）分泌刺激試験として，インスリン負荷，アルギニン負荷，グルカゴン負荷，またはGHRP-2負荷試験を行い（注4），下記の値が得られること（注5）：インスリン負荷，アルギニン負荷またはグルカゴン負荷試験において，負荷前および負荷後120分間（グルカゴン負荷では180分間）にわたり，30分ごとに測定した血清（血漿）GHの頂値が3ng/mL以下である（注5，6）。GHRP-2負荷試験で，負荷前および負荷後60分にわたり，15分ごとに測定した血清（血漿）GH頂値が9ng/mL以下であるとき，インスリン負荷におけるGH頂値1.8ng/mL以下に相当する低GH分泌反応であるとみなす（注6）。
2. GHを含めて複数の下垂体ホルモンの分泌低下がある。

Ⅲ．参考所見
1. 血清（血漿）IGF-Ⅰ値が年齢および性を考慮した基準値に比べ低値である（注7）。

【判定基準】
成人成長ホルモン分泌不全症
1. Ⅰの1あるいはⅠの2と3を満たし，かつⅡの1で2種類以上のGH分泌刺激試験において基準を満たすもの。
2. Ⅰの5とⅡの2を満たし，Ⅱの1で1種類のGH分泌刺激試験において基準を満たすもの。
GHRP-2負荷試験の成績は，重症型の成人GH分泌不全症の判定に用いられる（注8）。

成人成長ホルモン分泌不全症の疑い
1. Ⅰの1項目以上を満たし，かつⅢの1を満たすもの。

【病型分類】
重症成人成長ホルモン分泌不全症
1. Ⅰの1あるいはⅠの2と3を満たし，かつⅡの1で2種類以上のGH分泌刺激試験における血清（血漿）GHの頂値がすべて1.8ng/mL以下（GHRP-2負荷試験では9ng/mL以下）のもの。
2. Ⅰの4とⅡの2を満たし，Ⅱの1で1種類のGH分泌刺激試験における血清（血漿）GHの頂値が1.8ng/mL以下（GHRP-2負荷試験では9ng/mL以下）のもの。

中等度成人成長ホルモン分泌不全症
成人GH分泌不全症の判定基準に適合するもので，重症成人GH分泌不全症以外のもの。

【注意事項】
（注1）性腺機能低下症を合併しているときや適切なGH補充療法後では成長障害を認めないことがある。
（注2）単純性脂肪肝だけではなく，非アルコール性脂肪性肝炎，肝硬変の合併にも注意が必要である。
（注3）頭蓋内の器質的障害，頭蓋部の外傷歴，手術および照射治療歴，あるいは画像検査において視床下部－下垂体の異常所見が認められ，それらにより視床下部下垂体機能障害の合併が強く示唆された場合。
（注4）重症成人GH分泌不全症が疑われる場合は，インスリン負荷試験またはGHRP-2負荷試験をまず試みる。インスリン負荷試験は虚血性心疾患や痙攣発作を持つ患者では禁忌である。追加の検査としてアルギニン負荷あるいはグルカゴン負荷試験を行う。クロニジン負荷，L-ドーパ負荷とGHRH負荷試験は偽性低反応を示すことがあるので使用しない。

(注5) 次のような状態においては，GH分泌刺激試験において低反応を示すことがあるので注意を必要とする．
　　　☆甲状腺機能低下症：甲状腺ホルモンによる適切な補充療法中に検査する．
　　　☆中枢性尿崩症：DDAVPによる治療中に検査する．
　　　☆成長ホルモン分泌に影響を与える下記のような薬剤投与中：可能な限り投薬中止して検査する．
　　　　・薬理量の糖質コルチコイド，α-ブロッカー，β-刺激薬，抗ドーパミン作動薬，抗うつ薬，抗精神病薬，抗コリン作動薬，抗セロトニン作動薬，抗エストロゲン薬
　　　　・高齢者，肥満者，中枢神経疾患やうつ病に罹患した患者
(注6) 現在のGH測定キットはリコンビナントGHに準拠した標準品を用いている．キットによりGH値が異なるため，成長科学協会のキットごとの補正式で補正したGH値で判定する．
(注7) 栄養障害，肝障害，コントロール不良な糖尿病，甲状腺機能低下症など他の原因による血中濃度の低下がありうる．
(注8) 重症型以外の成人GH分泌不全症を診断できるGHRP-2負荷試験の血清(血漿)GH基準値はまだ定まっていない．
附1) GH分泌不全性低身長症と診断されてGH投与による治療歴があるものでも，成人においてGH分泌刺激試験に正常な反応を示すことがあるので再度検査が必要である．
附2) 成人においてGH単独欠損症を診断する場合には，2種類以上のGH分泌刺激試験において，基準を満たす必要がある．
附3) 本手引きは原則として18歳以上で用いるが，18歳未満であっても骨成熟が完了して成人身長に到達している場合に本手引きの診断基準に適合する症例では，本疾患の病態はすでに始まっている可能性が考えられる．

(平成26年度改訂；島津　章，他：厚生労働科学研究費補助金難治性疾患克服研究事業 間脳下垂体機能障害に関する調査研究班より)

表9　小児期と成人期におけるGH分泌不全症の診断基準

	GH分泌不全性低身長症(小児期)	成人GH分泌不全症
選択するGH分泌刺激試験	ITT, アルギニン, L-ドーパ, クロニジン, グルカゴン, GHRP-2	ITT (禁忌の場合，アルギニン，グルカゴンから1種類) 　重症型の判定にはGHRP-2負荷試験
診断基準	GH頂値6ng/mL以下 　重症型　：GH頂値3ng/mL以下 　　　　　(GHRP-2負荷試験では10ng/mL以下) 　中等症型：GH頂値3〜6ng/mL 　　　　　(GHRP-2負荷試験では10〜16ng/mL)	GH頂値3ng/mL以下 　重症型　：GH頂値1.8ng/mL以下 　　　　　(GHRP-2負荷試験では9ng/mL以下) 　中等症型：GH頂値1.8〜3ng/mL

● 文献

1) 須田俊宏:ACTH・糖質ステロイド.ホルモンと臨床.2002;50(春季増刊):29-37.
2) 副腎クリーゼを含む副腎皮質機能低下症の診断と治療に関する指針. 日本内分泌学会雑誌. 2015;91(Suppl):1-4.
3) 紫芝良昌:TRH・TSH・甲状腺ホルモン系.ホルモンと臨床.2002;50(春季増刊):39-47.
4) Cohen R, et al:Pituitary stimulation by combined administration of four hypothalamic releasing hormones in normal men and patients. J Clin Endocrinol Metab. 1986;62(5):892-8.
5) 山田正信,他:中枢性甲状腺機能低下症.日本内科学会雑誌.2010;99(4):720-5.
6) 岡部泰二郎:ゴナドトロピン系.ホルモンと臨床.2002;50(春季増刊):23-7.
7) 安部由美子,他:ゴナドトロピン・エストロジェン.ホルモンと臨床.2014;62(4):291-6.
8) Isojima T, et al:Standardized centile curves and reference intervals of serum insulin-growth factor-I (IGF-I)levels in a normal Japanese population using the LMS method. Endocr J. 2012;59(9):771-80.

(福田いずみ,杉原　仁)

E 検査各論

②先端巨大症，巨人症

先端巨大症が疑われる際の検査

A. 必須検査項目
  1) 血中GH基礎値
  2) 血中IGF-I値
B. 診断および治療方針決定のための検査項目
  1) 経口ブドウ糖負荷試験
  2) 画像検査〔下垂体MRI，頭蓋単純X線，足底部軟部組織厚（ヒール・パッド）測定〕
  3) 視力・視野検査
  4) 下垂体前葉機能検査（下垂体ホルモンと標的内分泌臓器のホルモン基礎値，TRH試験，GnRH試験，CRH試験）
  5) オクトレオチド負荷試験およびドーパミン作動薬負荷試験
C. 合併症の検査
  1) 心血管系合併症（心電図検査，心エコー，血圧モニター，頸動脈エコーなど）
  2) 糖・脂質代謝異常（空腹時血糖，グリコヘモグロビン，経口ブドウ糖負荷試験，血中脂質測定など）
  3) 呼吸器疾患（睡眠時無呼吸症候群に対する睡眠時ポリソムノグラフィ）
  4) 腫瘍性疾患（消化管内視鏡検査，甲状腺エコー，副甲状腺機能検査など）
  5) 神経関節障害（変形性関節症や脊柱管狭窄症の検査，手根管症候群の検査など）

1 必須検査

1) 血中GH基礎値[1]

　　血中GHは運動，ストレスなどにより上昇するため，基礎値は早朝空腹時30分間安静後に採血することが望ましい。健常者では血中GHに脈動的分泌があり，睡眠中（特に入眠の初期）に分泌の波が認められる。しかし昼間は，健常成人では2ng/mL以下の値をとることが多い。一方，先端巨大症では夜間に高値となる場合があるが，健常者にみるような脈動的分泌はみられず，多くの例で10ng/mLを超える。しかし0.4～5ng/mLと低値になる場合もあり，随時採血した単回のGH濃度のみから健常者と先端巨大症を鑑別することは困難である。

　　GH分泌過剰症では，GHとともに血中IGF-Iも高値を呈する。神経性やせ症などの低栄養状態やコントロール不良の糖尿病，肝硬変などの肝機能障害でも血中GHは高値を示すが，血中IGF-Iはむしろ低値を呈する。

2）血中IGF-I値

　IGF-IはGH動態において信頼される指標であり，GHの総分泌量を反映する。GHと異なり日内変動がなく，先端巨大症の診断および臨床的活動性のマーカーとして最適である。血中IGF-I値は思春期に最高となり，加齢とともに減少する。したがってIGF-I値の評価は，年齢，性別基準値[2]（☞**45**頁）をもとにして行う必要がある。GHが過剰分泌する思春期や妊娠中では，IGF-Iによる先端巨大症の生化学的診断は困難である。

　IGF-I値は栄養状態によっても調節されている。糖尿病や肝疾患を合併する先端巨大症では，GH分泌過剰に比較して血中IGF-I値の増加が軽度のことがある。低栄養，肝疾患，腎疾患，甲状腺機能低下症，コントロール不良の糖尿病，摂食障害などが合併すると，血中IGF-I値が正常ないし低値で高値を示さないことがあるため，注意を要する。血中GH値が20ng/mLを超えるとIGF-I値は頭打ちとなる関係にある[3]（**図1**）。

①先端巨大症患者の生化学的評価

　先端巨大症患者の生化学的評価として，血中GHおよびIGF-I濃度の測定が行われる。**表1**に示すように，GHは下垂体腺腫の直接産物であるが，臨床症状とは弱い相関しかみられない。脈動的分泌と著明な日内変動のため，単回の測定値の解釈には注意が必要である。

　一方，IGF-IはGHの生物作用を示し，臨床症状と強い相関がみられる。結合蛋白と結合しており，日内変動がみられないため単回測定に意義がある。判定は，年齢，性別基準値と照らし合わせて行う。

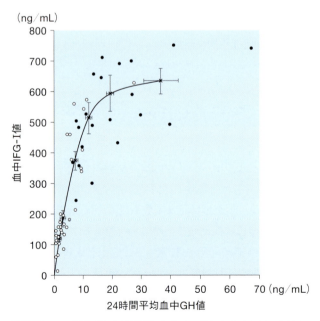

図1 GH分泌（24時間平均血中GH値）と血中IGF-I値との関係

（文献3より引用）

表1 先端巨大症患者の生化学的評価（GH vs. IGF-I）

GHとIGF-Iの値の乖離例（15～30％）が存在する

GH	IGF-I
下垂体腺腫の直接産物	GHの生物作用を示す
臨床症状と弱い相関	臨床症状と強い相関
日内変動がある 　ランダムGH 　平均GH（1日4～5回） 　日内リズム（研究目的） 　糖負荷後のGH	日内変動はない→単回測定に意義 年齢・性別による変動 栄養状態，肝機能，甲状腺ホルモン，妊娠などの影響

2 診断および治療方針決定のための検査

1）経口ブドウ糖負荷試験

方法：ブドウ糖（トレーラン®G）を75g経口投与する。

検体と採血時間：GHと血糖を，投与前，投与後30，60，(90)，120分に測定する。耐糖能異常をチェックするため，併せてインスリン（投与前，30分後）を測定する。空腹時血糖が200mg/dLを超えるような糖尿病を合併した症例では原則行わない。

判定：健常者では，投与前のGH値がたまたま高値であっても，投与後低下して120分以内の高感度測定では1ng/mL未満（ほとんど0.4ng/mL未満）となる。活動性先端巨大症では有意の変化がみられないか，逆説的なGHの増加反応を示す。低下例もあるが1ng/mL未満までは低下しない。このため，GH分泌抑制試験として用いられる。糖負荷によるGH抑制値と日内リズムにおけるGH底値はよく一致する[4]ことから，糖負荷後の短時間内に非パルス状GHの基礎分泌を類推できる（図2）。

非常に感度が高いため，疑わしい場合には必須の検査である。確定診断のほか，手術前後の糖代謝の評価にも有用であり，糖負荷後のGH抑制値は治療後の活動性評価に有用である。慢性腎不全，肝不全，栄養障害，コントロール不良の糖尿病，青年期などにおいて，GHの抑制が不十分なことがある。

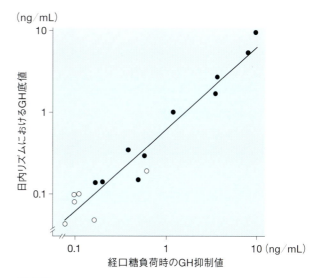

図2 経口糖負荷時のGH抑制値と日内リズムにおけるGH底値の関係　　（文献4より引用）

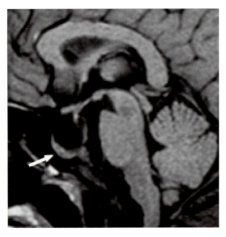

図3 トルコ鞍空洞症候群を呈した先端巨大症の MRI画像（T1強調矢状断像）

2) 画像検査

①下垂体MRI

　GH産生腺腫の局在診断には下垂体MRIが最も有用である。腫瘍は，通常T1強調画像で正常下垂体より低信号，ガドリニウム造影MRIでは正常下垂体に比し造影の程度は弱い。T2強調画像で低信号を示す場合，病理学的にdensely granulated GH産生腺腫と対応する。腫瘍内出血を経てトルコ鞍空洞症候群を呈する場合がある（図3）。GH産生腺腫では約半数が下方伸展を示す。

②頭蓋単純X線

　腫瘍の増大によりトルコ鞍底の二重化や風船状拡大（バルーニング）がみられる。前頭洞拡大，下顎突出，頭蓋骨肥厚もみられる。

③足底部軟部組織厚（ヒール・パッド）測定

　踵部の軟線撮影による踵骨下端と皮膚面の最短距離であり，正常値は22mm未満である。骨，軟部組織の増大を示す所見として，手指末節骨のカリフラワー様変形やヒール・パッドの肥厚がみられる。

3) 視力・視野検査

　腫瘍の鞍上部伸展により，視交叉を圧迫して視野障害をきたすことがあり，ゴールドマン視野検査が行われる。両上耳側4分の1盲から両耳側半盲を呈する。

4) その他の下垂体前葉機能検査（ホルモン基礎値，TRH試験，GnRH試験，CRH試験）

　GH以外の下垂体前葉ホルモンの分泌予備能を評価するため，TSH，free T_4，free T_3，ACTH，コルチゾール，PRL，LH，FSH，エストラジオール・プロゲステロン（女性），テストステロン（男性）の基礎値を測定する。また，TRH，GnRH，CRH試験により予備能を検索することがある。
　高プロラクチン血症は約30％の症例にみられ，GHと同時産生例が多いが，下垂体茎の

圧迫によるものもある．ドーパミン作動薬の適応決定に参考となる．

先端巨大症例において，健常者ではみられないGHの奇異的増加反応がしばしばみられる．TRH試験では先端巨大症の50〜80％の症例で，GnRH試験では10〜20％の症例で陽性となる．TRH試験の判定は，GH反応が前値の200％以上に増加，GH増加量5ng/mL以上が一般に基準として用いられている．必ずしも必要ではないが，ボーダーラインのGH分泌異常症の診断に有用である．また，治療効果の判定にも用いられる．

画像検査にて下垂体腺腫が見つからない場合や下垂体過形成が疑われる場合は，異所性GHRH産生腫瘍による先端巨大症の可能性を考え，末梢血GHRH濃度の測定が必要となる．

5) オクトレオチド負荷試験およびドーパミン作動薬（ブロモクリプチン）負荷試験

オクトレオチド負荷試験は，診断のためではなく治療を前提にした試験である．オクトレオチド（サンドスタチン®）50（または100）μgを単回皮下注射し，投与前，投与後2，4，6，8時間にGHを測定する．先端巨大症の大多数で，GHは前値の2分の1以下に減少する．投与2時間後に最低となり，6時間以後増加する例が多い．薬剤の効果，持続時間からソマトスタチンアナログ製剤への感受性を知ることができる．

ドーパミン作動薬負荷試験では，ブロモクリプチン（パーロデル®）2.5mgを内服し，6時間まで（1〜）2時間ごとにGHを測定する．健常者ではGHを増加させるが，先端巨大症の約半数でGHを低下させる．悪心や嘔吐などの消化器症状，起立性低血圧などの副作用に注意する．両試験ともGH・PRL同時産生が疑われる場合は，GHと同時にPRLを測定する．

3 | 合併症に関する検査[5]

1) 心血管系合併症

左室肥大や拡張，弁膜症，心不全，虚血性心疾患，不整脈がみられ，心エコー，安静時および運動時の心電図検査，24時間ホルター心電図モニタリングを行う．心機能障害とGH分泌との相関は弱く，活動性が軽微でも心機能障害がみられることに注意する．高血圧症合併例において24時間血圧モニターや動脈硬化性血管病変の検査を行う．

2) 糖・脂質代謝異常

耐糖能異常や糖尿病を合併するため，空腹時血糖，インスリン値およびグリコヘモグロビンA1cの測定を行う．脂質異常症としては，リポ蛋白リパーゼ活性の低下による続発性高脂血症がみられ，脂質プロファイルを検索する．

3) 呼吸器疾患

睡眠時無呼吸症候群のチェックのため，睡眠時ポリソムノグラフィによる検査を行う．閉塞性が多いが，中枢性，混合性もみられる．

4) 腫瘍性疾患

腫瘍全体の発生リスクは，一般人口と比べ1.4倍程度とされている。

①消化管内視鏡検査

先端巨大症では大腸ポリープおよび大腸癌の発生頻度が高いため，下部消化管内視鏡による検査は必要であり，先端巨大症と診断された時点で一度実施しておく。上部消化管内視鏡検査も必要に応じて行う。

②甲状腺エコー

先端巨大症の多くで，腺腫様甲状腺腫を合併することが知られている。また甲状腺癌の発生頻度も高いと報告されており，甲状腺エコーによる精査を行う。

③Ca代謝と副甲状腺機能検査

高カルシウム血症，高カルシウム尿症がみられることがあり，血中・尿中Ca値，副甲状腺ホルモン値，骨塩量などを測定する。Ca値が基準範囲内でも相対的に副甲状腺ホルモンが高値を示す場合，原発性副甲状腺機能亢進症や多発性内分泌腺腫症1型の合併を考慮する必要がある。

5) 神経関節障害

膝関節や股関節の変形性関節症，脊柱管狭窄症などのチェックおよび神経伝導速度測定による手根管症候群に関連する検査を行う。

●文献

1) Katznelson L, et al: Acromegaly: an endocrine society clinical practice guideline. J Clin Endocrinol Metab. 2014;99(11):3933-51.
2) Isojima T, et al: Standardized centile curves and reference intervals of serum insulin-like growth factor-I (IGF-I) levels in a normal Japanese population using the LMS method. Endocr J. 2012;59(9):771-80.
3) Barkan AL, et al: Plasma insulin-like growth factor-I/somatomedin-C in acromegaly: correlation with the degree of growth hormone hypersecretion. J Clin Endocrinol Metab. 1988;67(1):69-73.
4) Hattori N, et al: Evaluation of activity in postoperative acromegalics -- plasma growth hormone levels during oral glucose tolerance test, daytime blood sampling and urinary GH excretion. Endocr J. 1990;37(5):629-37.
5) Growth Hormone Research Society; Pituitary Society: Biochemical assessment and long-term monitoring in patients with acromegaly: statment from a joint consensus conference of the Growth Hormone Research Society and the Pituitary Society. J Clin Endocrinol Metab. 2004;89(7):3099-102.

〔島津　章〕

E 検査各論

③ プロラクチノーマ

高プロラクチン（PRL）血症が疑われる際の検査

診断のための必須項目
1) 血中PRL基礎値（2～3回測定）
2) 高PRL血症の鑑別診断
3) 下垂体MRI

1 病態

　プロラクチン（PRL）は，他の下垂体ホルモンと異なって，視床下部から抑制的に制御を受けている唯一の下垂体ホルモンであり，この抑制因子はPRL-inhibiting factor（PIF）と呼ばれるドーパミンである。

　高PRL血症を起こす病態・疾患（表1）は多彩であるが，主要メカニズムはドーパミンの合成，分泌，搬送，作用の阻害を含む抗ドーパミン作用である。プロラクチンPRL産生腫瘍，すなわちプロラクチノーマは下垂体前葉のPRL産生細胞が腫瘍化した病態で，ホルモン産生下垂体腫瘍の最多疾患であり約50％を占める。プロラクチノーマの腫瘍発症機構は依然として不明であるが，個人差はあるものの腫瘍のドーパミン応答性は保持されている。

2 臨床徴候

　臨床徴候は，ホルモン過剰症状と局所圧迫症状に大別される。腫瘍が小さいミクロ腺腫（microadenoma）では高PRL血症によるホルモン過剰症状が現れ，腫瘍が増殖してマクロ腺腫（macroadenoma）になると局所圧迫症状が加わる。高PRL血症による症状は，性腺機能低下症（女性では月経不順，無月経，男性では性欲低下，インポテンス）と乳汁漏出症（乳汁分泌，女性に多い）として現れる。性腺機能低下症は，高PRL血症が視床下部からのキスペプチン分泌を抑制し，その結果，周期的なGnRHとゴナドトロピン分泌が阻害され惹起される。

　長期になると骨粗鬆症を併発する。局所圧迫症状とは下垂体腫瘍塊による機械的圧迫症状であり，鞍隔膜の圧排による頭痛，上方伸展による視神経圧迫で視力低下・視野狭窄が起こる。稀に，巨大マクロ腺腫では正常下垂体が圧迫され下垂体機能低下症に陥る。

表1 高プロラクチン血症の病因

Ⅰ．下垂体疾患
　　1) PRL産生腺腫(プロラクチノーマ)
　　2) GH産生腺腫(先端巨大症)
　　3) 非機能性下垂体腫瘍(鞍上部伸展例)
　　4) ラトケ嚢胞
　　5) トルコ鞍空洞症候群(empty sella syndrome)

Ⅱ．視床下部・下垂体茎の病変
　　1) 視床下部腫瘍：頭蓋咽頭腫，胚細胞腫，髄膜腫，神経膠芽腫など
　　2) 下垂体茎離断：頭蓋底骨折(交通事故など)
　　3) 炎症，肉芽腫：下垂体炎，サルコイドーシス

Ⅲ．薬　物
　　表2参照

Ⅳ．神経原性刺激：胸壁疾患，脊髄疾患，乳頭刺激

Ⅴ．生理的刺激：妊娠，哺乳，ストレス

Ⅵ．その他の疾患
　　1) 甲状腺機能低下症
　　2) 慢性腎不全
　　3) 肝硬変
　　4) 副腎皮質不全

Ⅶ．特発性高PRL血症(原因不明)

ワンポイントアドバイス

乳汁漏出：本人が自覚する程度のものから，手指で乳頭部を圧迫して初めて少量の乳汁分泌が起こる程度のものまである。乳房の触診は，乳房外縁の外側を片方の手のⅡ～Ⅴ指で胸壁に固定し，他方の手指で乳房の外縁から乳頭に向かって圧迫しつつ移動させる。これを乳房の全周で行い，最後に乳輪と乳頭を両手のⅠ指，Ⅱ指で圧迫する。高PRL血症では白色の乳汁分泌を認めることが多いが，透明のこともある。乳汁漏出症の程度と血中PRL値とは相関しない。

正PRL血症性乳汁漏出症：高PRL血症を伴わない正PRL血症性乳汁漏出症も存在する。乳腺のプロラクチン受容体の感受性が亢進した病態で，病的意義は小さい。患者のほとんどは月経が正常である。

下垂体腫瘍と頭痛：一般的には下垂体腫瘍によるトルコ鞍隔膜の圧迫徴候と考えられているが，最新の国際頭痛学会分類第3版beta版では，腫瘍の分泌するホルモンによる二次性頭痛に分類されている。

3 | 診断

プロラクチノーマの診断は必ずしも容易でない。その理由は，第一に，非腫瘍性高PRL血症（表1）と原因不明の特発性高PRL血症という病態，すなわちきわめて多彩な高PRL血症を起こす病態が共存することである。第二は，本症を確定診断する特異的な負荷試験がないことである。TRH試験におけるPRLの低反応性は感度・特異度ともに不十分である。第三は，本症の第一義的治療が内科的治療であるため，他の下垂体腫瘍のように手術標本を用いた病理組織診断が行えないことである。

臨床の現場では，診断は経験的かつ診断的治療により行われている。すなわち，①まず持続する高PRL血症を1週間以上あけた2～3回の測定で確認し，②高PRL血症をきたす他の疾患（表1）を1つ1つ慎重に除外し，③MRI画像で下垂体腫瘍を確認し，その腫瘍サイズが血中PRL値と矛盾しない大きさであることにより診断する。最終的な確定診断には，カベルゴリン治療による明確な腫瘍縮小を証明することが要求される。

1）血中PRL基礎値（2～3回測定）

持続する高PRL血症を2～3回別日に測定し確認する。PRL基礎値だけでプロラクチノーマを診断することはできないが，PRL基礎値が200ng/mL以上で，かつ持続性（3～7日間後の別日の測定でも同程度の高PRL値が再現）であれば，診断はほぼ確実である。

未治療プロラクチノーマでは，腫瘍サイズとPRL基礎値は正相関するため，PRL値が高ければ画像で腫瘍サイズが大きく検出される確率が高くなる。腫瘍径10mm大ならPRL値は200～250ng/mLくらいである。それ以下でも，PRL値が2～3回連続して100ng/mL前後であればプロラクチノーマの可能性がきわめて高い。

なお，月経不順，無月経を主訴に来院した患者では，必ず初診時にPRLとLH，FSHの基礎値を同時測定する。LH，FSHが上昇していれば病変は卵巣にあり，LH，FSHが正常あるいは低下していれば病変は中枢にある。

ワンポイントアドバイス

PRL測定：PRL濃度は測定キットにより最大2倍程度異なるので注意を要する。これは，各社のキットが異なる標準品を用いているためである。また，食事はPRL分泌に影響することがあるので，空腹時に採血するのが望ましい。

PRL偽低値とPRL偽高値：PRL著明高値を伴う巨大プロラクチノーマでは，抗原過剰により抗原抗体反応物の形成が低下するプロゾーン現象，いわゆるhook effectによりPRL値が偽低値を示すことがある。巨大腫瘍でPRLがあまり高くない場合には，必ず希釈（1：100）して測定する。一方，高PRL血症の中には大分子PRL（マクロプロラクチン）の存在による偽高値症例が10～20％存在し，軽度の高PRL血症を呈する。これは，PRL分子と自己抗体様の免疫グロブリンG（IgG）の複合体で，生物活性がほとんどないため性腺機能は多くの症例で保たれている。鑑別診断は，25％のポリエチレングリコール前処理でこの複合体を沈殿除去したあとにPRLを測定して確定する。

> **PRL値と腫瘍サイズ**：腫瘍内出血や囊胞形成を伴うプロラクチノーマではPRL値は低めとなり腫瘍サイズと相関しないので，高PRL血症性のラトケ囊胞や非機能性下垂体腫瘍と誤診しないよう注意する。

2) 高PRL血症の鑑別診断

　高PRL血症を起こす病態・疾患（表1）の鑑別診断は，プロラクチノーマの内分泌学的診断の重要な第一段階である．詳細な病歴聴取により，高PRL血症を起こす可能性のある病態・疾患を1つ1つ確実に除外しなければならない．

　視床下部－下垂体系の器質的な疾患を疑う前に，まず視床下部－下垂体系以外の病因や疾患を検索する．すなわち，表1のⅢ〜Ⅵに示す薬物，神経原性刺激，生理的刺激，その他の疾患を検索する．Ⅰ〜Ⅵのすべてに該当しない場合は，最終的に原因不明の特発性高PRL血症（Ⅶ）と診断する．

①薬剤性高PRL血症

　高PRL血症の病因で最も頻度が高いのが薬剤性高PRL血症（表1-Ⅲ）である．表2に原因薬剤を示す．疑わしい薬物が確認された場合は3日間休薬して再検査する．特に抗ドーパミン薬が多用される消化器，精神科領域の患者に多い．

表2 薬剤性高PRL血症の原因薬剤

薬剤（製品名）		
消化器系薬[*1]	制吐薬	メトクロプラミド（プリンペラン®） ドンペリドン（ナウゼリン®）
	抗潰瘍薬	スルピリド（ドグマチール®）
	ヒスタミンH$_2$-受容体拮抗薬	シメチジン（タガメット®） ラニチジン（ザンタック®）
抗精神病薬[*2]	メジャー・トランキライザー	ハロペリドール（セレネース®） クロルプロマジン（コントミン®）
	三環系抗うつ薬	アミトリプチリン（トリプタノール®） イミプラミン（トフラニール®）
	セロトニン・ドーパミン遮断薬（SDA）	リスペリドン（リスパダール®） パリペリドン（インヴェガ®）
	多元受容体作用抗精神病薬（MARTA）	オランザピン（ジプレキサ®） クロザピン（クロザリル®）
	選択的セロトニン再取り込み阻害薬（SSRI）	パロキセチン（パキシル®）
循環器系薬	降圧薬	ベラパミル（ワソラン®） メチルドパ（アルドメット®） レセルピン（アポプロン®）
エストロゲン製剤	経口避妊薬（ピル）	

*1：プロトンポンプ阻害薬PPIはPRLを増加しない
*2：ドーパミン受容体部分作動薬であるアリピプラゾール（エビリファイ®）とMARTAのクエチアピン（セロクエル®）はPRLを増加しない

②原発性甲状腺機能低下症，慢性腎不全

次に除外すべき疾患（表1-Ⅵ）は，原発性甲状腺機能低下症と慢性腎不全である。甲状腺機能低下症は罹病期間が長いほど，発症年齢が若いほど，PRLの上昇を随伴する。機序として，甲状腺ホルモン欠乏下では，負のフィードバック抑制の解除により増加するTRHに対する下垂体PRLの分泌反応性が亢進したためと考えられている。腎不全はPRLのクリアランス低下に加えて，中枢の調節機構の異常により高PRL血症を起こす。

③腫瘍性疾患

視床下部－下垂体系の疾患（表1-Ⅰ，Ⅱ），特に腫瘍性疾患で高PRL血症を随伴することがあるので注意が必要である。鞍上伸展する下垂体腫瘍，視床下部の腫瘍・肉芽腫性病変では，PIFであるドーパミンの輸送障害で高PRL血症を伴う。これを下垂体茎圧迫性の高PRL血症（stalk-compression hyperprolactinemia）と呼ぶ。この場合は，PRLの値が腫瘍サイズと比例して上昇していないのが鑑別のポイントで，腫瘍がマクロ腺腫であるにもかかわらずPRLの増加は100ng/mL以下にとどまることが多い。

頭蓋底骨折では下垂体茎の離断によりPRLは増加し，他の下垂体ホルモンは低下する。重症例では，外耳道出血，そして尿崩症による多尿が出現するので診断は困難ではない。

下垂体疾患では先端巨大症の約30％にGHとPRLの同時産生腫瘍が存在するので注意を要する。血中IGF-Iの増加を証明することが診断のポイントで，経口ブドウ糖負荷試験で先端巨大症の診断を確定できる。

④その他の疾患

胸壁疾患（表1-Ⅳ）は感覚神経路を介してPRLを上昇させることがあり，胸痛の有無を問診するとともに，視診で帯状疱疹などの皮膚疾患をチェックする。また，近年急増しているストレス性の疾患（表1-Ⅴ）において，ストレスはPRLの分泌を増加する。妊娠や哺乳（授乳）に伴うPRLの上昇（表1-Ⅴ）は最初に除外しておく必要がある。

3) 下垂体MRI

プロラクチノーマの診断には，血中PRLの測定に加えて腫瘍の局在診断が必須であり，日頃から下垂体MRI画像の読影力を鍛えておくことが求められる。画像診断ではMRIが有用である。MRIは，CTと異なり骨からのアーチファクトを受けず，下垂体前後葉，視床下部とともに，その周辺組織である視神経，海綿静脈洞，および蝶形骨洞，鞍上槽が明瞭に描出できる。下垂体腫瘍の検出率が高く，腫瘍の海綿静脈洞への浸潤，視神経の圧迫も容易に判定できるという利点がある。

①ミクロ腺腫

下垂体のミクロ腺腫のMRI画像検出率は，非造影では81％，造影後では85％にすぎないが，両者を併せて行うと100％となる。ミクロ腺腫は，造影剤注射後のT1強調像で正常下垂体組織より低い低信号領域として描出される。したがって，造影後T1強調像の信号強度は，海綿静脈洞，正常下垂体，ミクロ腺腫の順に強く濃染される。

②マクロ腺腫

　マクロ腺腫は，T1強調像で高信号になる出血や，造影剤で増強されない嚢胞性変化や壊死を伴っていることがあり，造影剤注射後には周囲の正常組織や海綿静脈洞と比較して不均一に増強されるため，診断は容易である。マクロ腺腫では腫瘍の上方伸展とともに，海綿静脈洞への側方浸潤に注意する必要がある。このような造影前後のMRI所見は，プロラクチノーマを含む下垂体腺腫に共通の画像所見である。

4 治療

　下垂体腫瘍はほとんどが良性の腫瘍であり，一般的には根治的な腫瘍摘出手術が適応となる。しかし，プロラクチノーマは例外で，ミクロ・マクロ腺腫にかかわらずドーパミン作動薬による内科的薬物療法が第一義的治療となり，薬物療法ではカベルゴリンが第一選択薬である。主な理由として，第一に，ドーパミン作動薬によるPRLの正常化率が手術成績を凌駕し，腫瘍縮小のみでなく腫瘍消失も高率にみられること，第二に，PRL産生腺腫の自然歴よりミクロ腺腫が大型腺腫に移行する危険性はわずか7％にすぎず，妊娠・分娩を経て自然縮小，寛解する症例が多いこと，第三に，手術症例の再発率が高く，手術直後のPRL正常化率から再発率を引いた最終的な治癒率は，ミクロ腺腫でも50％，マクロ腺腫で10％程度と推定されており，外科的治癒症例においては，正常な排卵性月経周期の回復率，挙児希望症例の妊娠達成率が報告されていないことが挙げられる。

　外科的手術や放射線療法の適応は，薬物療法でPRLが抑制されない抵抗症例，副作用で服薬ができない不耐容症例であるが，日常臨床で遭遇する機会はきわめて稀である。

　2011年に米国内分泌学会は，筆者らのカベルゴリン治療成績の論文[1, 2]を引用し，最新の高プロラクチン血症の診療ガイドラインを策定した[3]。この指針の重要ポイントは，カベルゴリンを高プロラクチン血症の内科的治療薬の第一選択に決定したこと，カベルゴリンを高PRL性不妊症でも治療薬の主座に位置づけたことの2つである。

ワンポイントアドバイス

- 無月経症例に対して，原因検索をせずにピルを投与するのは厳に慎むべきである。エストロゲンは腫瘍を増大する危険性がある。
- 他の下垂体腫瘍とは異なり，プロラクチノーマの場合は「腫瘍＝手術」ではない。不十分な用量のカベルゴリンで治療し，効果が不十分な治療抵抗性腫瘍として手術を勧めることは厳に慎まなければならない。
- 挙児を希望しない場合でもカベルゴリン治療は行わなくてはならない。性ホルモン分泌低下による骨粗鬆症を防止するためである。

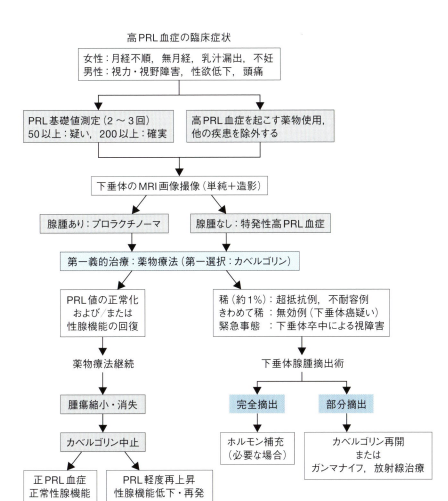

図1 プロラクチノーマの診断と治療のアルゴリズム

●文献

1) Ono M, et al: Prospective study of high-dose cabergoline treatment of prolactinomas in 150 patients. J Clin Endocrinol Metab. 2008; 93(12): 4721-7.

2) Ono M, et al: Individualized high-dose cabergoline therapy for hyperprolactinemic infertility in women with micro- and macroprolactinomas. J Clin Endocrinol Metab. 2010; 95(6): 2672-9.

3) Melmed S, et al: Diagnosis and treatment of hyperprolactinemia: an Endocrine Society clinical practice guideline. J Clin Endocrinol Metab. 2011; 96(2): 273-88.

（小野昌美，三木伸泰）

E 検査各論

④ クッシング病

クッシング病が疑われる際の検査

A. 検査の適応
   1) 臨床症状
   2) 画像異常
   3) 検査値異常
B. スクリーニング検査
   1) 血漿ACTH・コルチゾールおよび夜間血漿コルチゾール測定
   2) 尿中遊離コルチゾール測定
   3) 低用量デキサメタゾン抑制試験
   4) (補足) 夜間唾液中コルチゾール測定
C. 確定診断および鑑別診断のための検査
   1) 高用量デキサメタゾン抑制試験
   2) DDAVP試験
   3) CRH試験
   4) 下垂体MRI
   5) 下錐体静脈洞・海綿静脈洞サンプリング
   6) ^{111}In オクトレオチドスキャン
D. 薬物療法選択のための検査
   1) ブロモクリプチン負荷試験
   2) オクトレオチド負荷試験
E. クッシング病手術後の評価とステロイド補充療法離脱のための検査

  自律性高コルチゾール血症によって惹起され，特徴的臨床所見を呈する疾患をクッシング症候群と言う。高コルチゾール血症は副腎からの自律性コルチゾール分泌によるもので，結果として下垂体からのACTH分泌が抑制されるものをACTH非依存性クッシング症候群と称する。一方，下垂体などにACTH産生腫瘍が発生し，ACTH過剰に引き続いて高コルチゾール血症となるのがACTH依存性クッシング症候群である。ACTH依存性クッシング症候群のほとんどはACTH産生下垂体腺腫であり，この場合のみクッシング病と診断する。下垂体以外の臓器に，癌腫やカルチノイドなどによりACTH産生能を獲得して発症するものを異所性ACTH症候群と言う (表1)。

表1 クッシング症候群の分類

ACTH依存性		クッシング病 異所性ACTH症候群 異所性CRH症候群
ACTH非依存性	片側性	副腎腺腫 副腎皮質癌
	両側性	ACTH非依存性大結節性副腎過形成（AIMAH） 原発性色素性結節性副腎異形成（PPNAD）

AIMAH：ACTH-independent macro nodular adrenal hyperplasia
PPNAD：primary pigmented nodular adrenocortical disease

1 検査の適応

1) 臨床的特徴

①満月様顔貌，②中心性肥満または水牛様脂肪沈着，③皮膚の伸展性赤紫色皮膚線条（幅1cm以上），④皮膚の菲薄化および皮下溢血，⑤近位筋萎縮による筋力低下，⑥小児における肥満を伴った成長遅延などがクッシング病の特徴的症状とされている。しかし，これらの所見が軽微な場合などは見逃しやすくなる。

一方，クッシング病患者には高血圧，月経異常，痤瘡（にきび），多毛，浮腫，耐糖能異常，骨粗鬆症，色素沈着，精神異常など非特異的ではあるが，高率に副症状や合併症を認める。これらの症候を認めたらクッシング症候群を疑い，全身を診察する。

毛細血管の発達による頬部の紅潮はよくみられる症状である。近位筋萎縮による筋力低下を検出するため，患者にスクワット（しゃがみ立ち）を施行してもらうと，一見筋萎縮が不明確でも筋力低下を検出しやすくなる。これらクッシング症候群を疑わせる症候を認めたら，スクリーニング検査を施行する。

2) 画像異常

検診や他の疾患を疑って施行した頭部MRIあるいはCTにおいてトルコ鞍部に腫瘍を認めた場合は，下垂体機能のスクリーニングを行う。前述の特徴的所見を認めなくても，軽微なACTH自律分泌にとどまるサブクリニカルクッシング病があるため，可能であれば低用量デキサメタゾン抑制試験を施行する。

3) 検査異常

高血圧症は高頻度の病態であるが，クッシング症候群をはじめ続発性高血圧のスクリーニングを考慮する。低カリウム血症は，原発性アルドステロン症のみならずクッシング症候群でも認められることがある。年齢に比し骨粗鬆症が進行している場合もクッシング症候群を考慮する。耐糖能異常，多血症，白血球（好中球）増多，好酸球減少がみられたらクッシング症候群を鑑別する。クッシング症候群では，肺炎など炎症の程度に比してCRPは上昇しない。

臨床所見や各種検査所見においてクッシング症候群が疑われたら，スクリーニングを進

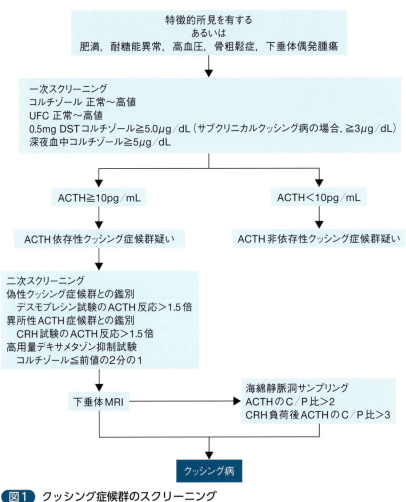

図1 クッシング症候群のスクリーニング

める（図1）。

2 スクリーニング検査

1）血漿ACTH・コルチゾールおよび夜間血症コルチゾール測定

①手順

　早朝空腹時に30分以上の安静臥床下で採血を行う．ACTH測定のための採血には，EDTA・2Na入り採血管に定められた量を採取する．不適切な量では溶血などの原因となり，測定結果の信頼性に影響する．

　採血後に血漿分離するまで，採血管を氷水中で冷却する．コルチゾール測定用には通常の血清採取用採血管を用いて行い，室温保存でかまわない．

②判定

　正常〜高コルチゾール血症（＞10μg/dL）を認めるにもかかわらず血漿ACTH濃度が

きわめて低値（10pg/mL）であれば，ACTH非依存性クッシング症候群を疑う．血漿ACTH濃度が正常〜高値であった場合は，ACTH依存性クッシング症候群を疑い，高コルチゾール血症をきたしやすい病態（偽性クッシング症候群：アルコール中毒，うつ病，過度のストレスなど）との鑑別を行う．

③ポイント

いずれの型のクッシング症候群でも深夜血中コルチゾールは高値（≧5μg/dL）となる．深夜血中コルチゾール測定には，深夜（23〜24時）の睡眠中が望ましい．入眠前に採血のためのルートを確保し，採血時に患者を覚醒させないよう細心の注意を払う．

2) 尿中遊離コルチゾール測定

24時間完全蓄尿を行い，尿中遊離コルチゾール排泄量を測定する．同時にクレアチンを測定し，蓄尿の程度を確認する．ヒドロコルチゾンなど内服しているステロイドによってはコルチゾール測定系に交差することがある．

蓄尿中はACTH試験，CRH試験，デキサメタゾン抑制試験などコルチゾール分泌に影響する試験を行わない．

3) 低用量デキサメタゾン抑制試験

血漿ACTH・コルチゾール濃度や臨床所見からクッシング症候群を疑った場合には，まず低用量デキサメタゾン抑制試験を行う．わが国では，デキサメタゾンの用量として，ACTH依存性クッシング症候群を疑った場合に0.5mg，ACTH非依存性クッシング症候群を疑った場合に1mgが用いられている．いずれも23時頃に内服し，翌朝8〜9時に，空腹時安静臥床30分後に採血を行う．

0.5mgの場合，血中コルチゾール5μg/dL以上でACTH依存性クッシング症候群を疑う．臨床症状が明らかでなくとも，コルチゾール3μg/dL以上でサブクリニカルクッシング病を疑う．

なお，欧米で用いられている1mgデキサメタゾン抑制試験におけるコルチゾールのカットオフ値は1.8μg/dLである．

4)（補足）夜間唾液中コルチゾール測定

わが国では保険適用ではないが，海外では深夜の唾液中コルチゾール測定も採用されている．

唾液中コルチゾールは遊離型であり血中濃度によく相関するため，有用と考えられている．145ng/dL以上でクッシング症候群を疑う．わが国では，複数回検査し各施設平均値の1.5倍以上でクッシング症候群を疑う．

3 | 確定診断および鑑別診断のための検査

スクリーニング検査において高コルチゾール血症が疑われたら，アルコール依存症患者

やうつ病患者など偽性クッシング症候群との鑑別，異所性ACTH症候群との鑑別を行う。前者にDDAVP試験は比較的有用である。後者には高用量デキサメタゾン抑制試験，CRH試験，下垂体MRI，下錐体静脈洞サンプリングが行われる。

1) DDAVP試験
①原理
正常下垂体細胞において，V_2受容体アゴニストであるDDAVPはACTH増加作用を有しない。一方，ACTH産生下垂体腺腫（クッシング病）ではV_1b受容体を介して，あるいはV_2受容体の異所性発現のため，DDAVPによってACTH分泌促進作用を認める。

②方法
DDAVP 4μgを静注し，投与前，投与後(15), 30, 60, 90, 120分に採血してACTH・コルチゾールを測定する。欧米ではDDAVP 10μgが用いられている。静注用DDAVPは保険適用外である。

③判定
健常者や偽性クッシング症候群患者ではACTHの増加反応を認めないが，クッシング病患者では1.5倍以上の増加反応を認めることが多い。
異所性ACTH症候群では増加反応を認めないことが多いが，カルチノイドなどでクッシング病と同様にACTH増加反応を認める場合があるため，特異度は高くない。

2) 高用量デキサメタゾン抑制試験
①原理
ACTH産生下垂体腺腫は自律性ACTH産生ではあるが，軽度ながら糖質コルチコイドに対して抑制性を有する。
一方，異所性ACTH産生症候群では糖質コルチコイドに対して抑制性がない。さらに，ACTH非依存性クッシング症候群では既にACTHが抑制されており，外因性の糖質コルチコイドによるさらなる抑制はみられない。

②方法
早朝空腹時安静臥床下で血中（ACTH）・コルチゾールを測定する。同日23時にデキサメタゾン8mgを内服させ，翌朝，空腹時安静臥床下で同様に血中（ACTH）・コルチゾールを測定し，前値と比較する。

③判定
多くのクッシング病患者では血中コルチゾールが50％以下に抑制される。一方，異所性ACTH症候群患者では抑制されないことが多い。
ただし，巨大腺腫やACTH・コルチゾールが著明高値のクッシング病患者でコルチゾール抑制を認めない例や，一部の異所性ACTH症候群でコルチゾール抑制を認める例があ

るため，他の診断法と合わせて総合的に判断する。

3) CRH試験
①原理
ACTH産生下垂体腺腫ではCRH受容体が過剰発現し，異所性ACTH産生腫瘍の多くではCRH受容体の発現を認めない。そのためCRH試験を行うと，クッシング病ではACTH増加反応を認め，異所性ACTH症候群ではACTHの反応性に乏しい。

②方法
ヒトCRH 100μgを静注し，投与前，投与後(15)，30，60，90，120分に採血してACTH・コルチゾールを測定する。

③判定
クッシング病では1.5倍以上のACTH増加反応を認めることが多い。一方，異所性ACTH症候群ではACTHの増加反応を認めない例が多い。

著しい高コルチゾール血症を呈するクッシング病において，ACTH反応が弱い例を認めることがある。

また，カルチノイドなど一部の異所性ACTH症候群においてACTHの増加反応を認めることがあり，他の所見と合わせて注意深く判定する。

4) 下垂体MRI
下垂体腺腫を直接証明する最も有効な手段である。冠状断および矢状断のT1強調画像とT2強調画像を撮影し，加えてガドリニウム造影画像を撮影する。

クッシング病では，ミクロ腺腫が多いためdynamic studyが推奨されてきたが，各画像の解像度が低下するため，必ずしもミクロ腺腫の検出率が高いとは言えない。ミクロ腺腫の描出には1～2mmスライス幅のT1強調あるいはFLASH法による造影MRI冠状断撮影が最も有用である。ただしその場合，稀ではあるが小さな偶発腫瘍（非責任病巣）が描出される可能性を念頭に置く必要がある。

5) 下錐体静脈洞・海綿静脈洞サンプリング
下垂体MRIにて下垂体腺腫を同定できなかった例については，下錐体静脈洞サンプリングがクッシング病と異所性ACTH症候群との鑑別に有用である。

①方法
左右下錐体静脈洞・海綿静脈洞にカテーテルを挿入し，末梢と同時に採血を同時に行い，血漿ACTHとプロラクチンを測定する。その後，CRH 100μgを末梢から静注し，5，15分後に同3箇所から採血を行う。

血漿ACTH濃度による比較とともに，プロラクチンを内部補正（ACTH値をプロラクチン値で除する）として用い，比較検討する。

②判定

下錐体静脈洞サンプリングにおいて，中枢側のACTHが末梢に比して(C/P比)2倍以上(海綿静脈洞の場合:3倍以上)，CRH負荷後のC/P比が3倍以上(海綿静脈洞の場合:5倍以上)で，下垂体からのACTH分泌(クッシング病)と診断する。

下錐体静脈洞あるいは海綿静脈洞内ACTHの左右比が1.4倍以上で，腺腫が高値側に偏在する可能性を考える。ただし，左右下錐体静脈洞血流の差異などによって影響されるため，左右偏在の推測には限界がある。

6) ^{111}In オクトレオチドスキャン

ソマトスタチン受容体を発現する異所性ACTH産生腫瘍(症候群)を鑑別する場合に有用な例を認める。

4 | 薬物療法選択のための検査

クッシング病の根治的治療は，下垂体腺腫摘出術である。しかし，下垂体腺腫が極微小のため同定できない例や巨大腺腫のため完全摘出に至らなかった例では，薬物療法が行われる。

下垂体レベルに直接作用し，ACTH分泌を抑制するものとして，ドーパミン作動薬とソマトスタチンアナログ製剤が有効な例もあるため，あらかじめ単回投与を行い，有効性を推測することができる。

1) ブロモクリプチン負荷試験

ブロモクリプチン2.5mgの内服前および内服後1, 2, 3, 4, 6, 8, 12時間に採血を行い，血中ACTHとコルチゾールを測定する。各採血時には20分程度の安静を指示し，食事のタイミングと重なる場合は採血後に食事とする。

2) オクトレオチド負荷試験

オクトレオチド50μg(100μgでも可)を皮下投与し，投与前および投与後1, 2, 3, 4, 6, 8, 12時間に採血を行い，血中ACTHとコルチゾールを測定する。各採血時には20分程度の安静を指示し，食事のタイミングと重なる場合は，採血後に食事とする。

5 | 術後の評価と対応

1) クッシング病手術後の評価

手術治療によって完全にACTH産生下垂体腺腫が摘出された場合には，血中ACTHとコルチゾール濃度はきわめて低値になり測定感度以下となることが多く，CRH試験でACTH・コルチゾールの増加反応を認めない。術後1～4週間で，CRH試験にACTH・コルチゾールの増加反応を認める場合は，残存下垂体腺腫の存在を疑う。

2) ステロイド補充療法離脱のための検査

　術後，血中ACTH・コルチゾールが低下している時期には，ヒドロコルチゾンを補充し，副腎不全を予防する。ヒドロコルチゾンを漸減しながら，ACTH・コルチゾール分泌の回復を待つ。先にACTHの回復（術後6カ月頃），その後2～3カ月をおいてコルチゾールの回復を認める。完全なヒドロコルチゾン補充療法離脱までに2年を要する例もある。離脱前にCRH試験での正常化を確認する。

（沖　隆）

E 検査各論

⑤ 中枢性尿崩症

> **中枢性尿崩症が疑われる際の検査**
> A. 一般検査
> 　1) 尿検査
> 　2) 血液生化学検査
> B. 内分泌機能検査
> 　1) 高張食塩水負荷試験
> 　2) 水制限試験, バゾプレシン負荷試験
> 　3) デスモプレシン試験
> C. 画像検査
> 　1) 下垂体MRI

1 一般検査

1) 尿検査

　1日尿量が3,000mL以上となる場合を多尿と定義するが, 尿崩症では1日尿量が10,000mLに達することもある. 尿崩症では尿濃縮力障害を反映して尿比重および尿浸透圧は低値となり, 低張性多尿を呈する. 高血糖では尿糖の排泄増加によって尿浸透圧は高値となり, 浸透圧利尿により高張性多尿となる.

2) 血液生化学検査

　多尿の原因で最も多いものは高血糖である. 尿崩症では多尿に伴う脱水傾向を反映して, 血清Na濃度および血漿浸透圧は正常上限〜軽度高値を呈し, ヘマトクリットや血清尿酸値も上昇傾向となる. 高カルシウム血症や低カリウム血症は腎性尿崩症の原因となる. 心因性多飲症は水分の過剰摂取が原因で多尿を呈する病態であり, 血清Na濃度および血漿浸透圧は正常〜やや低値となる.

2 内分泌機能検査 (表1)

　低張性多尿を呈する疾患には中枢性尿崩症, 腎性尿崩症, 心因性多飲症があり, これらの鑑別のために内分泌機能検査を行う. 欧米ではバゾプレシン (arginine vasopressin; AVP) 分泌刺激試験として尿浸透圧を指標とする水制限試験が行われるが, わが国では血漿AVP濃度を安定して測定できることからAVPの分泌反応を指標とする高張食塩水負荷

表1 低張性多尿の鑑別診断における内分泌機能検査

	中枢性尿崩症	腎性尿崩症	心因性多飲症
高張食塩水負荷試験	AVP分泌反応 消失および減弱	AVP分泌反応 正常および過大反応	AVP分泌反応 正常
水制限試験 ＋ バゾプレシン負荷試験	尿浸透圧 ＜300mOsm/kg 負荷後上昇	尿浸透圧 ＜300mOsm/kg 負荷後不変	尿浸透圧 ＞300mOsm/kg 負荷後軽度上昇
デスモプレシン試験 （診断的治療）	尿量低下 尿浸透圧増加 口渇改善	反応なし	尿量低下 口渇不変 低ナトリウム血症

表2 高張食塩水負荷試験

5％食塩水（0.05mL/kg/分）

時間(分)	検査前	30	60	90	120
血漿AVP	○	○	○	○	○
血清Na	○	○	○	○	○

試験が一般に行われている。

1）高張食塩水負荷試験

5％食塩水投与による血清Na濃度の上昇に対するAVPの分泌反応を調べる検査である。

【検査法】（表2）

(1) 検査当日の朝食は中止，水分摂取を最小限にし，検査開始の30分前からベッド上安静とする。
(2) 10％食塩水と生理食塩水を9：11の割合（あるいは10％食塩水と蒸留水を1：1の割合）で混合して5％食塩水を調製する。0.05mL/kg/分で120分間投与するので，5％食塩水を6mL/kgの量で準備する。
(3) 5％食塩水を0.05mL/kg/分の速度で120分間点滴静注する。投与前と投与後30分ごとに採血を行い，血漿AVP濃度と血清Na濃度を測定する。

【判定基準】（図1）

健常者では血清Na濃度の上昇に反応して血漿AVP濃度は増加する。中枢性尿崩症では血清Na濃度に対して血漿AVP濃度は相対的低値を示し，血清Na濃度の上昇に対するAVP分泌反応の消失（完全型）または減弱（部分型）を認める。腎性尿崩症ではAVP分泌反応は正常もしくは過剰反応を呈し，心因性多飲症では正常反応を示す。

【検査上の注意】

著明な脱水時や全身状態が不良の場合は，高張食塩水負荷試験の実施を控える。5％食塩水投与によって浸透圧刺激による血管痛を生じることがあるが，冷却などで対応可能なことが多い。また，高ナトリウム血症による頭痛，悪心などの症状が出現した場合は検査の中止を検討する。

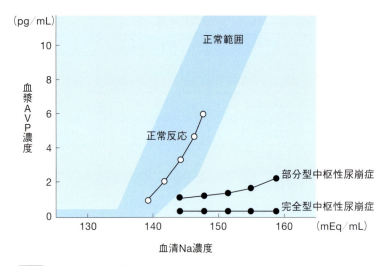

図1 高張食塩水負荷試験における血漿AVP濃度

2) 水制限試験,バゾプレシン負荷試験

　水制限試験は,絶水による血漿浸透圧の上昇と循環血漿量の低下に対する尿濃縮力を調べる検査である。中枢性尿崩症ではAVP分泌の障害により,腎性尿崩症では腎臓におけるAVP作用の障害により尿濃縮力障害を呈する。水制限試験に引き続いて行われるバゾプレシン負荷試験は,腎臓におけるAVP作用の有無を調べる検査である。

【検査法】(表3)
(1) 検査前までは自由飲水とする。早朝空腹時から検査を開始し,検査終了まで飲水,摂食を禁止する。
(2) 検査開始前に採尿,体重測定を行い,検査開始後は採尿と体重測定を30分ごとに行う。採尿では尿量と尿浸透圧を測定する。体重が3%減少するまで,もしくは最大6時間30分後までで検査を終了する。
(3) 水制限試験終了後に,引き続いてバゾプレシン負荷試験を行う。ピトレシン®5単位を皮下注射し,30,60分後に尿量と尿浸透圧を測定する。

【判定基準】
①水制限試験
　健常者では尿浸透圧は増加し,中枢性尿崩症および腎性尿崩症では尿浸透圧の低下(300 mOsm/kg以下)が持続する。心因性多飲症では腎髄質の浸透圧勾配が低下しているため軽度の尿濃縮力障害があり,尿浸透圧の増加は中等度にとどまる。

②バゾプレシン負荷試験
　中枢性尿崩症では尿浸透圧は300mOsm/kg以上に上昇するが,腎性尿崩症では尿浸透圧の変化は認められない。心因性多飲症では,水制限試験における反応と同様に尿浸透圧の上昇は軽度にとどまる。

【検査上の注意】
　尿崩症では検査中に高度の脱水を引き起こす危険性があるため,担当医師が付き添い血

表3 水制限試験，バゾプレシン負荷試験

時間(時間)	検査前	0.5	1	1.5	2	2.5	3	3.5	4	4.5	5	5.5	6	6.5	0.5	1
体重	○	○	○	○	○	○	○	○	○	○	○	○	○	○		
尿量	○	○	○	○	○	○	○	○	○	○	○	○	○	○	○	○
尿浸透圧	○	○	○	○	○	○	○	○	○	○	○	○	○	○	○	○

←─────────────── 水制限* ───────────────→ ピトレシン®5単位皮下注

＊：体重減少が前値の3％に達したところで水制限試験を終了とする

圧や脈拍数の変化を観察する．また，本試験は尿崩症患者に長期間の飲水制限という強い苦痛を与えるものであり，適応を慎重に検討する必要がある．

3) デスモプレシン試験

診断的治療として，中枢性尿崩症の治療薬であるデスモプレシンの最小用量（点鼻薬2.5μg，口腔内崩壊錠60μg）を投与する．原則入院下で行い，1日の尿量や飲水量，口渇の変化，血清Na濃度の推移などを観察する．中枢性尿崩症では尿量の減少に伴って口渇，多飲は改善するが，尿量が減少するにもかかわらず口渇，多飲は改善せず低ナトリウム血症をきたす場合には，心因性多飲症の可能性を再考する必要がある．腎性尿崩症では尿量および尿浸透圧の変化は認められない．

3 画像検査

健常者では下垂体MRIのT1強調画像にて下垂体後葉は高信号を示すが，中枢性尿崩症では後葉の高信号は消失する（図2）．T1強調画像における下垂体後葉の高信号は貯蔵さ

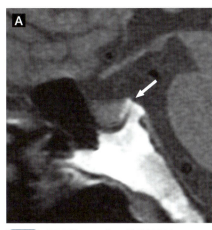 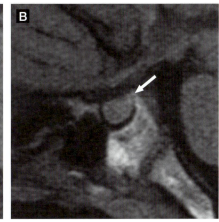

図2 下垂体MRI（T1強調画像）
A：健常者（矢印：後葉高信号），B：中枢性尿崩症（矢印：後葉高信号の消失）

れているAVPを反映していると考えられているが，脱水などによりAVP分泌が持続的に亢進した場合や高齢者においては，下垂体後葉の高信号が消失することがあるので注意が必要である。また，中枢性尿崩症の大部分は何らかの器質的疾患を背景に発症する続発性中枢性尿崩症であり，下垂体MRIにて視床下部および下垂体における器質的異常の有無を確認する必要がある。

〔萩原大輔，有馬　寛〕

E 検査各論

⑥ SIADH（バゾプレシン分泌過剰症）

低ナトリウム血症が疑われる際の検査

A. 必須検査項目
1) 血清Na濃度，尿中Na濃度
2) 血漿浸透圧，尿浸透圧
3) 血漿ADH濃度
4) 血清尿素窒素，クレアチニン，尿酸濃度
5) 血漿レニン活性，アルドステロン濃度，血漿ACTH，コルチゾール濃度，血清TSH，free T_4
6) 血清総蛋白，血清総コレステロール，血清中性脂肪，血糖

B. 確定診断および鑑別診断のための検査
1) 中枢性疾患の検索：頭部MRI，CT
2) 胸腔内病変の検索：胸部X線，胸部CT
3) その他の悪性腫瘍の検索：腹部CTなど各種画像検査

1 診断

厚生労働省の診断の手引きを表1に示す。

下垂体後葉より分泌される抗利尿ホルモン（ADH）であるバゾプレシン（AVP）の過剰分泌に基づく抗利尿効果により体内水分量が増加し，稀釈性低ナトリウム血症，低浸透圧血症を呈する疾患である。通常，体内水分量が増加し血漿浸透圧が低下すると，AVPの分泌が抑制され，水利尿が増加し，血漿浸透圧は回復する。しかし，SIADHでは低浸透圧血症の状態であるにもかかわらずAVP分泌が十分に抑制されない。通常，AVP分泌が抑制されていれば尿浸透圧は100mOsm/kg以下となる。したがって，それ以上の尿浸透圧はAVPの不適切な過剰分泌を反映していることになる。表1に示したように，尿浸透圧が血漿浸透圧を上回ることが多いが，尿浸透圧が100mOsm/kgを超えていれば不適切にAVPが分泌されていることを示し，SIADHの診断と矛盾するものではないことに留意する。低ナトリウム血症，低浸透圧血症にもかかわらず，Na利尿は持続する。また，尿酸，レニン活性の低下傾向が診断の参考となる。

SIADHでも体液量低下，また浮腫を伴うような体液量増加の状態になることもあるため，SIADHの診断は体液量が正常と考えられる状態で行う必要があることに留意する。たとえば，継続した食欲低下時，または利尿薬投与時などは体液量が低下している可能性があり，逆に生理食塩水（生食）輸液などは体液量を増加させる可能性がある。そのよう

な場合は，体液量が正常になるまでSIADHの診断をすることはできない。

また，原因疾患の確定が診断の参考になる。基本的には，他の低浸透圧性低ナトリウム血症をきたす疾患の除外診断が重要である。

2 病因

主な原因を表2に示す。

各種炎症疾患，中枢神経系疾患，薬剤，およびAVPを異所性に産生する肺小細胞癌な

表1 バゾプレシン分泌過剰症（SIADH）の診断の手引き

Ⅰ．主症候
1. 脱水の所見を認めない
2. 倦怠感，食欲低下，意識障害などの低ナトリウム血症の症状を呈することがある

Ⅱ．検査所見
1. 低ナトリウム血症：血清Na濃度は135mEq/Lを下回る
2. 血漿バゾプレシン値：低ナトリウム血症，低浸透圧血症にもかかわらず，血漿バゾプレシン濃度が抑制されていない
3. 低浸透圧血症：血漿浸透圧は280mOsm/kgを下回る
4. 高張尿：尿浸透圧は300mOsm/kgを上回る
5. Na利尿の持続：尿中Na濃度は20mEq/L以上である
6. 腎機能正常
7. 副腎皮質機能正常

Ⅲ．参考所見
1. 原疾患（表2）の診断が確定していることが診断上の参考となる
2. 血漿レニン活性は5ng/mL/時以下であることが多い
3. 血清尿酸値は5mg/dL以下であることが多い
4. 水分摂取を制限すると脱水が進行することなく低ナトリウム血症が改善する

[診断基準]
確実例：Ⅰの1およびⅡの1～7を満たすもの

（平成26年度改訂；島津　章，他：厚生労働科学研究費補助金難治性疾患克服研究事業　間脳下垂体機能障害に関する調査研究班より）

表2 バゾプレシン分泌過剰症（SIADH）の原因

1. 中枢神経系疾患
   髄膜炎，外傷，クモ膜下出血，脳腫瘍，脳梗塞・脳出血，Guillain-Barré症候群，脳炎

2. 肺疾患
   肺炎，肺腫瘍（異所性バゾプレシン産生腫瘍を除く），肺結核，肺アスペルギルス症，気管支喘息，陽圧呼吸

3. 異所性バゾプレシン産生腫瘍
   肺小細胞癌，膵癌

4. 薬剤
   ビンクリスチン，クロフィブラート，カルバマゼピン，アミトリプチン，イミプラミン，SSRI（選択的セロトニン再取り込み阻害薬）

SSRI：selective serotonin reuptake inhibitors

どの悪性腫瘍などによってAVPが過剰に分泌される。また，表2には記載されていないが重篤な疼痛や悪心，HIV感染症などもSIADHの原因となる。

3 臨床症状

臨床症状は低ナトリウム血症に由来する。低ナトリウム血症は脳浮腫を引き起こすため，中枢神経症状が主体であり，症状は低ナトリウム血症の程度とその進行速度による。主な症状として，頭痛，食欲不振，悪心・嘔吐，記銘力低下，昏迷，さらに重症になると痙攣，昏睡に至る。

4 鑑別診断

低ナトリウム血症をきたすその他の病態との鑑別が必要である。図1に低ナトリウム血症の鑑別診断のチャート，および代表的な原因疾患を示す。

通常低ナトリウム血症は低浸透圧血症を伴うが，以下の2つの病態のときは低ナトリウム血症でも低浸透圧血症とはならず，低ナトリウム血症の治療は必要ない。

著明な脂質異常症，高蛋白血症：血清中の大部分が脂質，蛋白で占められるため，血清Na濃度が見かけ上低値となる（偽性低ナトリウム血症）。

著明な高血糖やマンニトール投与時：ブドウ糖や高張性物質のため細胞内から細胞外へ水

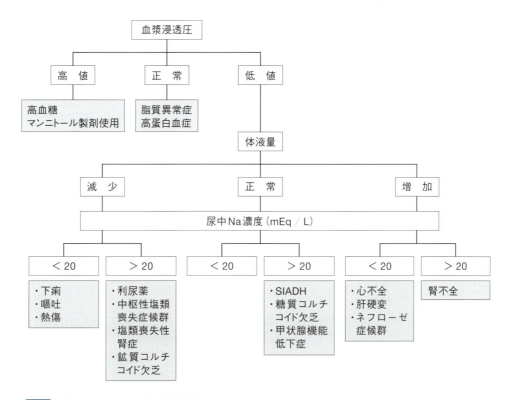

図1 低ナトリウム血症の鑑別診断フローチャート

表3　バゾプレシン分泌過剰症（SIADH）診断における除外疾患

低ナトリウム血症をきたす次のものを除外する

1. 細胞外液量の過剰な低ナトリウム血症
　心不全，肝硬変の腹水貯留時，ネフローゼ症候群
2. Na漏出が著明な細胞外液量の減少する低ナトリウム血症
　下痢，嘔吐，利尿薬，中枢性塩類喪失症候群，塩類喪失性腎症
3. 細胞外液量のほぼ正常な低ナトリウム血症
　続発性副腎皮質機能低下症（下垂体前葉機能低下症）

（平成26年度改訂；島津　章，他：厚生労働科学研究費補助金難治性疾患克服研究事業　間脳下垂体機能障害に関する調査研究班より一部変更）

が移動し，稀釈性の低ナトリウム血症となる。このような場合は低浸透圧にはならない。また，著しい高血糖が継続する場合，浸透圧利尿に伴い脱水となり，高浸透圧性となることもある。特に低浸透圧性低ナトリウム血症を呈する他の疾患の除外が重要である（表3）。

1）体液量の評価（図1参照）

　鑑別診断において，体液量の評価は重要である。皮膚の張り（ツルゴール）の低下，皮膚・口腔粘膜・舌の乾燥，腋窩乾燥，バイタルサインでは頻脈，起立性低血圧などが体液量減少の所見である。また，下腿前脛部・足背部の浮腫，腹水，頸静脈の怒張などは体液量増加の所見である。血液所見では，ヘマトクリット，総蛋白，BUN，クレアチニンの推移は参考になる。体液量減少ではレニン活性の上昇，体液量増大ではBNPの上昇が認められる。エコーでの下大静脈径の測定が体液量の評価に有用である。

2）尿中Na濃度の評価（図1参照）

　鑑別診断において，尿中Na濃度の評価は有用である。通常，体液量減少の低ナトリウム血症では，尿中Na濃度が20mEq/L以下である。それより尿中Na濃度が高いときは腎臓でのNa喪失が原因である。体液量正常の低ナトリウム血症では，原因としてSIADHが多いためほとんどの例で尿中Na濃度が20mEq/L以上である。しかし，低ナトリウム血症のため食欲不振などで塩分摂取が低下しているときは，SIADHでも尿中Na濃度が低下することがあるので注意する。心不全，肝硬変，ネフローゼ症候群で体液量が増加している場合は，体液量増加にかかわらずレニン−アンジオテンシン−アルドステロン系が亢進するため腎Na排泄が低下し，尿中Na濃度が20mEq/L以下である。尿中Na濃度が高いときは腎臓でのNa喪失が原因である。

5　体液量評価別の診断

1）体液量減少の低ナトリウム血症

　体液量が正常か減少しているかの判断が困難なことがある。その場合は生食の投与が診断に有効である。体液量欠乏が低ナトリウム血症の原因になっている場合，生食投与は低

ナトリウム血症を改善し，有効な治療法になる。一方，SIADHの患者では，生食投与によって尿中Na排泄は増加し，血清Na濃度は不変または低下する。

利尿薬は低ナトリウム血症の原因としてよく知られている。サイアザイド系が圧倒的に原因として多く，次にフロセミドである。

2) 体液量正常の低ナトリウム血症

体液量正常の低ナトリウム血症の原因としてSIADHが最も多い。SIADH以外の疾患について概説する。

① nephrogenic syndrome of inappropriate antidiuresis（NSIAD）

本疾患は，AVP濃度がRIAで感度以下になる以外はSIADHの診断基準を満たす。V2R遺伝子の異常によって，AVP分泌非依存性にV2Rの活性化が起こり，SIADHと同様の症状を示す。

② 糖質コルチコイド欠乏

糖質コルチコイド欠乏ではAVP分泌の抑制が減弱されるため，鉱質コルチコイド欠乏が伴わなければ，アジソン病よりSIADHに類似した検査結果となる。糖質コルチコイド欠乏の診断はコルチゾール測定などによって行われる。

③ 甲状腺機能低下症

甲状腺機能低下症に伴う低ナトリウム血症は従来よく知られているが，実際は稀であり，その因果関係については疑問も多い。しかし，粘液水腫のような重度の甲状腺機能低下症の場合は，有効循環血液量が低下し圧受容体を介したAVP分泌が起こり，低ナトリウム血症に関与すると考えられる。甲状腺機能低下症の診断は血清TSHの測定などによって行われる。

④ 心因性多飲症

心因性多飲症では，体液量は正常〜増加，尿浸透圧は通常100mOsm/kg以下であることが，SIADHとの鑑別のポイントである。

3) 体液量軽度減少の低ナトリウム血症

以下の2疾患は，体液量正常の低ナトリウム血症に分類されることも多いが，実際は体液量が軽度減少していると考えられる。

① 中枢性塩類喪失症候群（cerebral salt wasting syndrome；CSWS）

CSWSではクモ膜下出血，頭部外傷などの中枢神経疾患に伴い，尿中Na排泄亢進が増加し低ナトリウム血症となる。

SIADHとの鑑別は，尿中Na排泄亢進と循環血漿量の低下が起こったのが，低ナトリウム血症発症前か発症後かによる。つまりCSWSでは，最初に尿中Na排泄亢進があり，そ

の結果循環血漿量が減少して二次的にAVPの分泌亢進が生じる．一方，SIADHでは最初にAVPの分泌亢進がある水貯留が起こり，その結果尿中Na排泄亢進が起こる．すなわち，SIADHとCSWSは病態が進行した段階ではともに尿中Na排泄亢進とAVPの分泌亢進を生じた低ナトリウム血症という類似の病像を呈しており，鑑別は困難である．

CSWSにおいては，体液量は本来やや減少しているが，点滴治療の影響，また体液量の評価が困難なこともあり，前述した低ナトリウム血症発症時の状態の把握が鑑別に重要である．

②高齢者における鉱質コルチコイド反応性低ナトリウム血症
（mineralo-corticoid responsive hyponatremia of the elderly；MRHE）

高齢者ではレニン−アンジオテンシン−アルドステロン系の反応性が低下するため，腎でのNa保持能が低下し低ナトリウム血症を呈する，わが国で提唱された疾患である．軽度の脱水所見がある点を除くと，検査結果はSIADHにほぼ一致する．本症をSIADHと考え水分制限を行うと病態が悪化するため，鑑別が重要である．

●文献

1) Verbalis JG, et al：Diagnosis, evaluation, and treatment of hyponatremia：expert panel recommendations. Am J Med. 2013；126(10 Suppl 1)：S1-42.
2) Robinson AG, et al：Posterior Pituitary Gland. Williams Textbook of Endocrinology. 11th ed. Larson PR, et al, ed. Saunders, 2008, p263-95.
3) Hannon MJ, et al：Hyponatremia and Hypernatremia. Endocrinology：Adult and Pediatric. 7th ed. Jameson JL, et al, ed. 2015, p1953-62.
4) 厚生労働省 間脳下垂体機能障害における診療ガイドライン作成に関する研究班：バゾプレシン分泌過剰症（SIADH）の診断と治療の手引き（平成26年度改訂）．

〈椙村益久〉

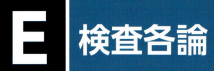

⑦ すぐに役立つ実践的な下垂体のMRI画像診断

　前頭蓋底の最深部に位置する下垂体・傍鞍部腫瘍はその解剖学的、発生学的特殊性から多種多様なものがあり、さらにその周囲には重要構造物が密集している。腫瘍によりその内分泌機能状態、治療方針、手術適応・方法は異なり、また様々な構造物が密接していることにより症状も多彩であるため、治療戦略を検討する上で画像診断の重要性はきわめて高い。ひいては腫瘍の種類、進展状況が内分泌機能予後、ホルモン補充療法のあり方にも大きく影響してくるので、内分泌内科医と言えども下垂体のMRI画像に関する知識は必須であると考えられる。

　本項では、一下垂体外科医が下垂体・傍鞍部腫瘍のMRI画像を術前術後に検討する際の留意点について、臨床に役立つ実践的な事柄を中心に概説する。

1. 下垂体条件MRIの撮影方法

　一般的に脳梗塞、脳出血、脳腫瘍などに対するスクリーニングや脳ドックで行われる頭部MRIでは、水平断のみで頭部全体が撮像されることが多い。この撮像条件では大きな下垂体腫瘍でない限り病変をとらえることは難しく、微細な周囲構造物との位置関係を把握することは困難である。下垂体病変の有無、大きさ、進展方向、浸潤度、性状、周囲構造物との位置関係などを正確に評価するためには、下垂体に的を絞ったthin sliceの下垂体条件MRIを依頼する必要がある。当院で行われている通常の下垂体条件MRIの撮影方法を表1に示した。これを基本として、造影剤が禁忌の場合はT1WI、T2WIの冠状断も行うなど適宜条件を追加・修正する。

　通常、T1WIは実質性の腫瘍をとらえるのに適しており、T2WIは水成分がhigh intensityとなるので嚢胞性腫瘍の描出や血管のflow voidをとらえるのに適している。Gd-T1WIは造影剤の染まり方によって腫瘍の種類を鑑別し、周囲構造物との境界を識別するのに有用である。また、炎症の有無や正常下垂体・下垂体柄の位置判定にも用いられる。

　dynamic studyは画像の解像度は低いが、ミクロ腺腫の同定や大型腺腫における正常下垂体の識別を行う際に役立つ。

表1　下垂体条件MRIの撮影方法

単純T1強調画像（T1WI）：矢状断
単純T2強調画像（T2WI）：矢状断
造影T1強調画像（Gd-T1WI）：矢状断，冠状断，水平断
dynamic study：冠状断

2 | 下垂体およびその周囲の正常構造

　下垂体は前頭蓋底の正中，蝶形骨洞上面のトルコ鞍内に位置する。両側方には内頸動脈，海綿静脈洞があり，海綿静脈洞内には動眼神経（Ⅲ），滑車神経（Ⅳ），三叉神経（Ⅴ），外転神経（Ⅵ）が走行している。上方には鞍隔膜，下垂体柄から連なる視交叉と両側視神経，さらに上方には前大脳動脈，前交通動脈，視床下部などが存在する。

　これらの構造物は腫瘍が増大して圧排されると通常の位置から偏在し，その所在をとらえることは難しくなる。また，腫瘍により巻き込まれてしまうとその識別はさらに困難になる。その際，各構造物の位置関係をMRI画像から読み取るには正常構造物の解剖学的位置関係を正常な状態であらかじめ頭に入れておくことが肝要である。図1に冠状断，矢状断の正常構造物の基本的解剖学的位置関係を示した。

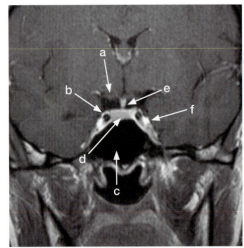 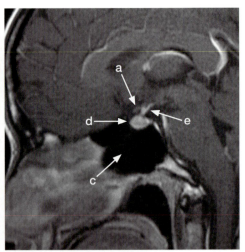

冠状断　　　　　　　　　　　　　　　　　　　矢状断

図1 下垂体と周囲正常構造物の位置関係（Gd-T1WI）
a：視神経，b：内頸動脈，c：蝶形骨洞，d：下垂体，e：下垂体柄，f：海綿静脈洞

　下垂体前葉はT1WIで脳実質とほぼ同信号，後葉は著明な高信号を示すため識別は容易である[1]。後葉の高信号はバゾプレシンの貯留を意味しており，尿崩症では消失する。前葉は思春期～生殖年齢の女性，妊娠後期の女性，甲状腺機能低下症などでは過形成をきたし上方に凸に腫大する（図2）。稀に視野障害を呈するまでに腫大することもあるが，若年者の下垂体腫瘍として紹介される患者は下垂体過形成であることが多い。

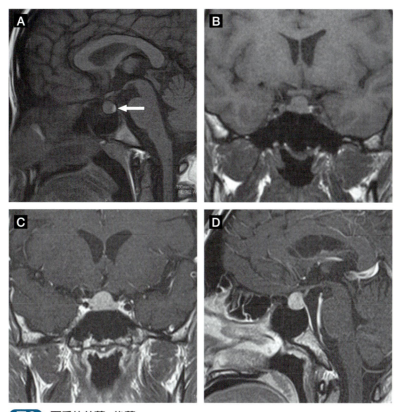

図2 下垂体前葉・後葉
A：下垂体後葉（→）（T1WI矢状断）
B：若年女性の下垂体過形成（T1WI冠状断）
C, D：甲状腺機能低下症による下垂体過形成（Gd-T1WI）

3 | 腫瘍別読影診断のポイント

下垂体・傍鞍部に発生する代表的腫瘍の読影ポイントを以下に提示する。

1）機能性下垂体腺腫

　GH，PRL，ACTH，TSHなどの機能性下垂体腺腫がホルモン過剰症状で発症した場合，その多くは10mm未満のミクロ腺腫であるため，腫瘍の有無，サイズ，局在，境界，進展度などを見きわめるにはdynamic study[2]は必須である。通常のGd-T1WIで腫瘍の判別が難しい場合でも明瞭に描出が可能となる（図3）。

　一般的に，下垂体腺腫が下垂体の正中部分から発生することはめずらしく，大部分が左右どちらかより発生するので腫瘍は偏向して進展する。その結果，正常下垂体は腫瘍に圧排されて反対側に偏在するので，正常下垂体に付着する下垂体柄がどちらに偏向しているかを見きわめ，その反対側に腫瘍があると考えると見つけやすい（図3）。

　また，腫瘍は正常下垂体が偏在する反対側で海綿静脈洞へ浸潤することが多い。海綿静脈洞内には内頸動脈やⅢ～Ⅵの脳神経が走行していて腫瘍摘出の妨げとなっており，腫瘍

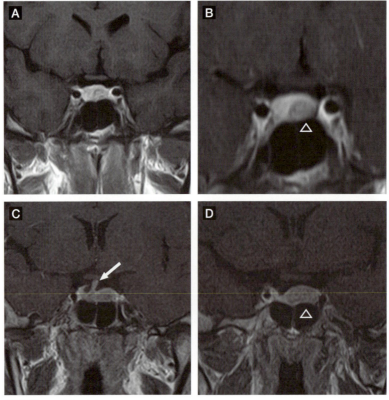

図3 下垂体腫瘍
A：PRL産生下垂体腺腫（Gd-T1WI冠状断）
B：境界明瞭な腫瘍（△）（dynamic study）
C，D：GH産生下垂体腺腫（Gd-T1WI冠状断） 腫瘍により偏向した下垂体柄（→），腫瘍（△）

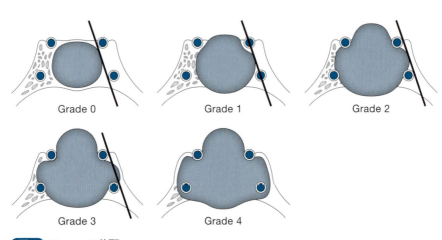

図4 Knospの分類
Grade 0：腫瘍が内頸動脈の内側の接線を超えないもの
Grade 1：腫瘍が内側の接線は超えるが，中心線は超えないもの
Grade 2：腫瘍が中心線は超えるが，外側の接線は超えないもの
Grade 3：腫瘍が外側の接線をも超えるもの
Grade 4：腫瘍が内頸動脈を巻き込んだもの

の浸潤度が増せば増すほど腫瘍の摘出は困難になる。内頸動脈と腫瘍の側方浸潤度との位置関係を示したKnosp分類[3]（図4）は，腫瘍の海綿静脈洞浸潤度を示す1つの指標となるので術前に必ず判定を行っておく。

術前に薬物投与（ソマトスタチンのアナログ製剤，カベルゴリンなど）を行っても腫瘍の縮小効果が得られるのは上下方向のみで，側方に進展した海綿静脈洞部の腫瘍は縮小されにくい。

ACTH産生下垂体腺腫では，内分泌学的にクッシング病の診断がついてもMRIで腫瘍の局在がはっきりしない場合がある。3テスラのMRIを行っても腫瘍の存在が証明できない場合は，海綿静脈洞サンプリングが必要となる。

腫瘍内で出血を繰り返している機能性下垂体腺腫は，腫瘍が出血の影響で変化し，内分泌学的に偽陰性となり，MRI画像上も嚢胞性腫瘍の像を呈することがあるので注意が必要である。

2）非機能性下垂体腺腫

非機能性下垂体腺腫は大型腺腫として見つかることが多く，主症状は視力・視野障害なので，まずは腫瘍と視交叉の位置関係を確認する。視力・視野障害の程度は腫瘍の視神経に対する圧排度と相関関係にあるので，腫瘍が左右上方のどちらに大きく進展しているかを確認し，実際の視力・視野検査と比較する（図5）。視交叉の位置が後方（postfixed type）の場合，視神経そのものが長く，腫瘍に圧排されてもたわむことができるので眼症状は軽微であることが多いが，前方（prefixed type）の場合は腫瘍に圧排された視神経の逃げる余地がないため視力・視野障害が早期にかつ高度に出現することが多い。

ついで，下垂体機能低下症も視神経と同様に正常下垂体が腫瘍に圧排された結果起きるため，正常下垂体がどの位置にどのように菲薄化しているかを確認しておく必要がある。ミクロ腺腫と同様に大型腺腫であっても，dynamic studyを施行すると正常下垂体を確認できる（図6）ことが多く，手術戦略を立てる上で重要である。また，術前術後の下垂体機能を評価する際の目安となる。

腫瘍内で繰り返し出血を起こした大型腺腫の場合，嚢胞性腫瘍の像を呈し，頭蓋咽頭腫やラトケ嚢胞との鑑別が困難になる。この際は，海綿静脈洞への腫瘍浸潤，正常下垂体の偏在，嚢胞内の鏡面形成，嚢胞外壁の腫瘍の存在などが下垂体腺腫であることの指標となる（図7）。

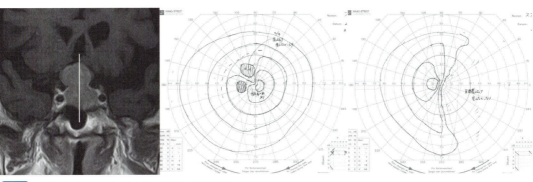

図5 非機能性下垂体腺腫（Gd-T1WI冠状断）
腫瘍は右側に進展し，ゴールドマン視野検査でも右側で視野障害が強い

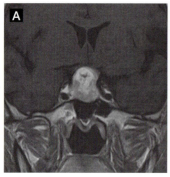
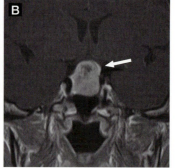

図6 非機能性下垂体腺腫
正常下垂体（→）
A：Gd-T1WI冠状断
B：dynamic study

●多発囊胞性：海綿静脈洞へ腫瘍が浸潤（→）

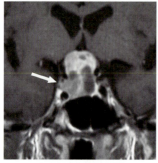
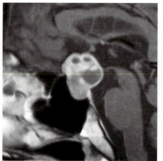
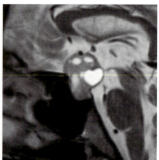

A：Gd-T1WI冠状断　　B：Gd-T1WI矢状断　　C：T2WI矢状断

●単囊胞性：正常下垂体の偏在（→），囊胞内の鏡面形成（△）

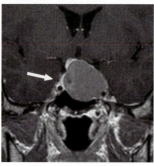
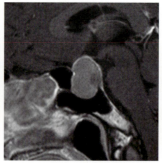
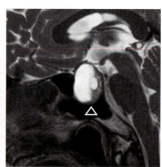

D：Gd-T1WI冠状断　　E：Gd-T1WI矢状断　　F：T2WI矢状断

●単囊胞性：囊胞外壁に実質性腫瘍の存在

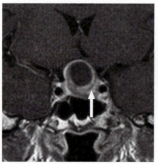
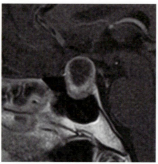
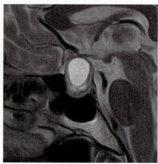

G：Gd-T1WI冠状断　　H：Gd-T1WI矢状断　　I：T2WI矢状断

図7 下垂体腺腫

3) ラトケ嚢胞

　胎生期の遺残物であるラトケ嚢胞は，発生学的には下垂体前葉の後方に位置するため，正常下垂体が前方に偏在するのが特徴的で85％の症例にみられる．しかし，9％では嚢胞が正常下垂体の上方に位置し（entirely supra sellae type），6％で左右後方などに偏在する（図8）ため注意を要する．

　嚢胞内容の信号は千差万別である．嚢胞内容が漿液様のものから膿様のものまで様々であり，時に嚢胞内部で出血や炎症を起こしていることを反映していると考えられる．

　T1で高信号，T2で低信号のwaxy nodule[4]はラトケ嚢胞に特異的な所見であり，これ

● 正常下垂体（→）

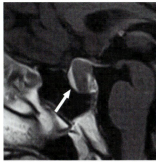
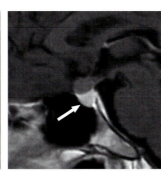

A：前方に偏在した正常下垂体　　B：entirely supra sellae type
（Gd-T1WI矢状断）　　　　　　　（Gd-T1WI矢状断）

● 左右後方に偏在した正常下垂体

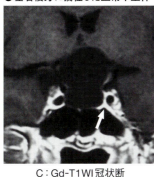
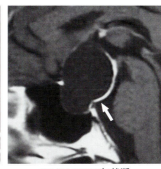
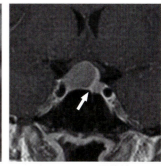

C：Gd-T1WI冠状断　　　D：Gd-T1WI矢状断　　　E：Gd-T1WI冠状断

● waxy nodule（△）　　　● 強く造影される被膜

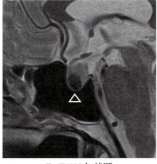
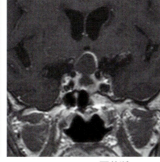
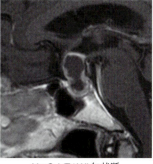

F：T2WI矢状断　　　　G：Gd-T1WI冠状断　　　H：Gd-T1WI矢状断

図8 ラトケ嚢胞

を囊胞内に確認できればラトケ囊胞と診断してよいが，実際にMRIで確認できるのは41％である。10％の症例では囊胞皮膜が全周にわたってGdで強く造影される。このような症例は頭蓋咽頭腫，黄色肉芽腫[5]との鑑別を要するが，これは炎症性変化をとらえているものと考えられ，下垂体機能は大幅に低下していることが多い。

4) 頭蓋咽頭腫

下垂体柄を発生母地とする頭蓋咽頭腫の主座は鞍上部であることが多いが，鞍内に限局するもの，第三脳室に大きく進展するものもある。腫瘍の87％が囊胞成分を有し，13％が充実性実質成分のみの腫瘍である。

囊胞はT1で低信号，T2で高信号を示し，囊胞壁はGdで強く造影される。充実性腫瘍はGdで不均一に造影される。腫瘍の90％に認める石灰化はエナメル上皮腫型に特徴的で，乳頭型には少ないが，その描出にはCTが有用である（図9）。

5) 髄膜腫

いわゆる鞍上部髄膜腫の付着（発生）部位は，鞍結節部，蝶形骨平面，蝶形骨縁内側部などである。いずれも正常下垂体は腫瘍の下方に圧排され境界明瞭であることが多く，術前に下垂体機能低下症をきたすことは少ない。ほぼ一様な造影効果を示し，dural tail sign（腫瘍辺縁の硬膜付着部で尾がついたように見える部位）を認めれば診断は容易である（図10）。

6) 囊胞性下垂体腫瘍

下垂体・傍鞍部腫瘍の半数近くが囊胞成分を有する。囊胞性下垂体・傍鞍部腫瘍の術前画像診断は難しく，出血を繰り返した下垂体腺腫，頭蓋咽頭腫，ラトケ囊胞の鑑別には特に苦慮する。

画像診断のポイントとしては，正常下垂体・海綿静脈洞・下垂体柄との位置関係，囊胞内容のdensity，石灰化の有無などが挙げられるが，そのほかに内分泌評価，腫瘍マーカー，臨床経過などを参考にした多角的診断が必要となる。

4　MRI画像診断の意義

下垂体腫瘍に対する治療を効果的に行う上で，脳外科医と内分泌内科医の密接な連携は必要不可欠である。下垂体腫瘍の画像診断は，その両者が共通の認識，理解のもとに検討を行う上で橋渡し的な役割を果たす重要なものと考えられる。一般的な脳外科医は下垂体病変のMRI画像診断が意外に不得手である。下垂体を専門にする内分泌内科医が十分な知識を獲得することによって，診断・治療上で得られるメリットは非常に大きいと思われる。

本項はMRI画像診断の専門家である放射線科医ではなく，一下垂体外科医が1,000例を超える手術症例を経験し実見する中で会得した実践的なものであることをふまえ，日常の臨床に役立てて頂きたい。

● 囊胞性

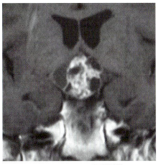 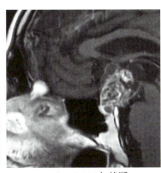 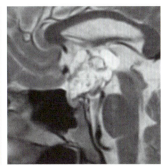

A：Gd-T1WI冠状断　　B：Gd-T1WI矢状断　　C：T2WI矢状断

● 充実性

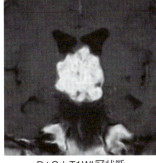 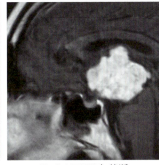 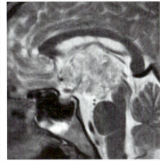

D：Gd-T1WI冠状断　　E：Gd-T1WI矢状断　　F：T2WI矢状断

● CTで著明な石灰化

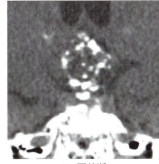 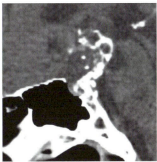 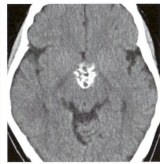

G：冠状断　　H：矢状断　　I：水平断

図9 頭蓋咽頭腫

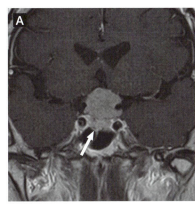 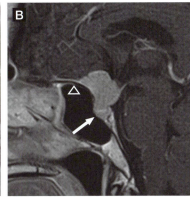

図10 鞍上部髄膜腫
正常下垂体（→），dural tail sign（△）
A：Gd-T1WI冠状断，B：同矢状断

●文献

1) Amano K, et al：Clinicopathological features of sellar region xanthogranuloma：correlation with Rathke's cleft cyst. Brain Tumor Pathol. 2013；30(4)：233-41.
2) Fujisawa I, et al：Hyperintense signal of the posterior pituitary on T1-weighted MR images：an experimental study. J Comput Assist Tomogr. 1989；13(3)：371-7.
3) Knosp E, et al：Pituitary adenomas with invasion of the cavernous sinus space：a magnetic resonance imaging classification compared with surgical findings. Neurosurgery. 1993；33(4)：610-7；discussion 617-8.
4) Miki Y, et al：Pituitary adenomas and normal pituitary tissue：enhancement patterns on gadopentetate-enhanced MR imaging. Radiology. 1990；177(1)：35-8.
5) Nemoto Y, et al：MR appearance of Rathke's cleft cysts. Neuroradiology. 1988；30(2)：155-9.

（天野耕作）

E 検査各論

⑧ 甲状腺疾患が疑われる場合

甲状腺疾患が疑われる際の検査

A. 必須検査（スクリーニング）
TSH，遊離サイロキシン（free T_4），遊離トリヨードサイロニン（free T_3），（甲状腺超音波検査）

B. 確定診断および鑑別診断のための検査
1) バセドウ病が疑われる場合：TSH receptor antibody（TRAb），thyroid stimulating antibody（TSAb），甲状腺超音波検査（血流測定を含む），放射性ヨウ素（テクネシウム）摂取率，血算（白血球分画），生化学検査
2) 甲状腺機能低下症，橋本病が疑われる場合：抗甲状腺ペルオキシダーゼ（TPO）抗体，抗サイログロブリン（Tg）抗体，甲状腺超音波検査，阻害型TSH受容体抗体（TSBAb）
3) 亜急性甲状腺炎が疑われる場合：血算（白血球分画），生化学検査，CRP，血沈，Tg
4) 甲状腺癌が疑われる場合：Tg，抗Tg抗体，甲状腺超音波検査，吸引細胞診（ABC）
5) TSH不適切分泌症候群（SITSH）を呈する場合：total（T）T_4，total（T）T_3，下垂体MRI

　甲状腺疾患は，典型例では特徴的な症状や身体所見により容易に診断することが可能な場合もあるが，非典型例では甲状腺疾患としての症状が軽く非特異的であるため不定愁訴と解釈され，見逃されてしまうことがある．しかし，このような非特異的な症状や身体所見および一般検査の軽度の異常により，甲状腺中毒症や甲状腺機能低下症が発見されることもある．表1に示す臨床症状や検査所見に常に注意して見逃さないことが重要である．

　また，潜在性を含めて甲状腺機能亢進症・低下症の頻度は高く，脂質代謝，骨代謝，心房細動，心血管イベントに影響を与えるため，近年では検診にてTSHをはじめとして甲状腺ホルモンのスクリーニングを行うことが多くなっている．他の検査結果を参照し，正しく評価して，その病態や疾患を正しく診断することが重要である．

表1 甲状腺機能異常による自覚症状，身体所見，一般検査所見

	甲状腺中毒症	甲状腺機能低下症
自覚症状	集中力低下，無気力，易疲労感，イライラ感，不安感，成績不良 体重減少，手指振戦 動悸，パニック発作	無気力，易疲労感 記憶力低下，集中力低下 眠気，嗜眠 寒がり，動作緩慢
身体所見	頻脈，発汗過多，浮腫 眼球突出 体温上昇	徐脈，皮膚乾燥，浮腫 甲状腺腫 低体温
一般検査所見	AST，ALT，Alp上昇 LDL-C低下 クレアチニン低下 頻脈，心房細動	AST，ALT，CK上昇 LDL-C上昇 クレアチニン上昇 徐脈

1) 甲状腺疾患のスクリーニングとしてのTSH, free T₄, free T₃

> 基準値
> TSH　　　0.50〜5.00 μU/mL
> free T₄　　0.90〜1.70 ng/dL
> free T₃　　2.30〜4.30 pg/mL

① TSH

　一般的な甲状腺機能異常はTSHとfree T₄の値から大部分の症例で診断可能であり，TSHを測定して機能異常がないか判定する。TSHの測定は甲状腺機能を判定するための重要な検査であり，現在ではTSHに対し2種類の抗体を用いた高感度アッセイが広く用いられている。自動化された電気化学発光免疫測定法（electro chemiluminescence immunoassay；ECLIA）では，反応時間が18分ほどであるため30分以内に測定可能である。

② free T₄, free T₃

　TSHとfree T₄の値にて病態を推定するが，特殊な状態としてfree T₃のみが高値である症例（T₃ toxicosis）が存在するため，free T₃の同時測定が望ましい。TSHが感度以下に抑制されている場合，free T₄が正常であっても甲状腺ホルモンは過剰な状態であり，潜在性甲状腺機能亢進症と呼ばれる。TSHの変動はfree T₄, free T₃の変動より遅れるため，ホルモン過剰な状態から回復期の可能性もあり，1〜3カ月後に再検査することが勧められている。free T₄, free T₃が正常にもかかわらずTSHが基準値より高値を示す場合は，甲状腺ホルモンが軽度に不足している状態であり，潜在性甲状腺機能低下症と呼ばれる。しかし，甲状腺機能低下症からの回復期のことを考慮し，1〜3カ月後に再検査が必要である。潜在性甲状腺機能亢進症は，自覚症状はないが心房細動の頻度が有意に高く，骨密度も低下し骨折リスクが高くなる。また，潜在性甲状腺機能低下症では大血管心臓死のリスクが高いことや，妊娠合併症の危険が高くなることから，適切な対応が必要である。

TSHおよびfree T_4，free T_3は甲状腺疾患の診断に重要であるが，血中の阻害物質などの影響を受け正しいホルモン値を反映していないことに注意すべきである．TSHはヒト抗マウスIgG抗体（HAMA）や抗ヒトTSH抗体により異常高値を呈する．検査結果と合致しない場合には測定者と相談し，ポリエチレングリコールにてIgG分画を除去後に再度測定するか，測定キットを変えて再測定することが必要である．本来は抗体の影響を受けにくいように測定キットは作成されているが，抗体の多様性により測定値が影響を受けてしまうことがある．

　free T_4，free T_3は遊離型ホルモンであるため，甲状腺ホルモン結合蛋白に影響を与える薬剤などにより低値を呈することがある．腎不全患者や透析中の患者では，甲状腺機能が正常であるにもかかわらず遊離型ホルモン値が著明に低下する場合もあり，注意が必要である．血中甲状腺ホルモンの測定に影響を与えるものとして，変異アルブミンによる家族性異常アルブミン性高サイロキシン血症（familial dysalbuminemic hyperthyroxinemia；FDH）がある．通常の測定キットで測定するとfree T_4が著明に高値を示し，free T_3は軽度高値となる．また，total T_4が正常値の10倍以上を示す症例もあるが，臨床的にも甲状腺機能は正常であり，マイクロカプセルを用いた測定系では遊離型ホルモンは正常となり，変異アルブミンが測定系に影響を与えていることが判明している．これに合致して正確に測定した患者の血清アルブミンとT_4との結合親和定数と結合能は軽度の上昇を示したが，血中ホルモンの増加は説明不能であり，測定系への影響が示唆されている．

　診断は臨床症状と測定値の乖離であり，遊離ホルモン以外にもtotal T_4，total T_3を測定することで参考となる．また，家族性の疾患であり，家族でのホルモン測定が診断の助けとなる．

　このようにTSH，free T_4，free T_3の測定は甲状腺疾患のスクリーニングとして有用であるが，臨床症状との対比を行うことが重要である．

2）TSH受容体抗体（thyrotropin receptor antibody；TRAb），甲状腺刺激抗体（thyroid stimulating antibody；TSAb），阻害型TSH受容体抗体（TSBAb）

基準値	
TRAb（第3世代）	2.0IU/L未満
TSAb	120％以下
TSBAb	31.7％以下

　バセドウ病の原因は甲状腺を刺激する甲状腺刺激抗体である．現在この抗体を検出する方法は大きく分けて2つある．

①抗体の結合阻害率を用いた測定

　TSHとTSH受容体の結合の阻害率を指標として測定する方法である．TSH受容体に対するヒトモノクローナル抗体MC22と抗TSH受容体抗体を用いて，固相化されたヒトまたはブタTSH受容体との結合阻害にて測定するキットが広く用いられている（図1）．こ

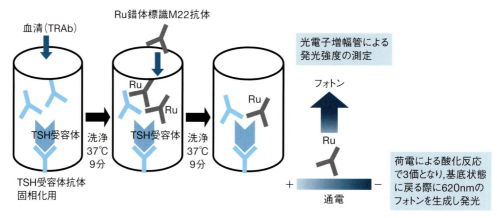

図1 第3世代のTRAb測定法の原理（ECLIA法）

のキットの利点は，感度に優れ，電気化学発光を用いた自動分析器を用いると短時間にて測定が可能なことである．無痛性甲状腺炎の患者でも弱陽性が認められることから，3.0IU/L以上ではバセドウ病，0.8IU/L未満では無痛性甲状腺炎を確定でき，この間の値を呈する患者では甲状腺の触診所見や超音波検査所見を参考にした上で，治療を開始するか検討することが必要である．

診断に迷う場合は，確定診断のために放射性ヨウ素摂取率の測定を行うことも考慮すべきである．TSHではなく甲状腺刺激抗体とTSH受容体との結合阻害を測定しているため，生物学的に活性を有しない抗体を測定している場合もある．また，一部の甲状腺機能低下症の患者でも陽性を示すが，TSH受容体と甲状腺機能を阻害する甲状腺刺激阻害型抗体の存在が原因と考えられ，これらの抗体もTRAb測定系では陽性を示す．

②**生物学的作用を用いた測定**

バセドウ病患者において血清中の抗体が甲状腺細胞を刺激するという甲状腺刺激抗体の生物学的作用を用いて測定する方法であり，わが国では培養ブタ甲状腺細胞を用いる．最新の方法では，プレートに抗サイクリックAMP抗体がコーティングされており，直接ELISAで測定可能となっている（図2）．血中のTSH，hCG，薬物の影響を受けにくくするため血清をチャコールにて処理して測定する．海外ではヒトTSH受容体を発現するCHO細胞を用いる測定法も用いられており，サイクリックAMPよって転写が促進されるリポーター遺伝子を組み込んだ直接発光により測定が可能である．

TSBAbは，TSAb測定系を用いて50〜100μU/mLのTSHの生物活性をどの程度阻害するか評価する（図2）．TRAb強陽性で甲状腺機能を呈する患者で胎児期の機能異常を予想するのに有用だが，保険適用はなく研究用測定とみなされるため，注意が必要である．またTSAbが中等度以上を示す患者では測定値は意味を持たない．

妊婦における測定：妊婦においては高力価のTRAbやTSAは胎盤を透過し，胎児甲状腺機能亢進症や新生児一過性甲状腺機能亢進症，症例によっては新生児一過性中枢性甲状腺機能低下症を生じる．したがって，妊娠の直前や直後に測定を行いTRAb 10IU/L以上，

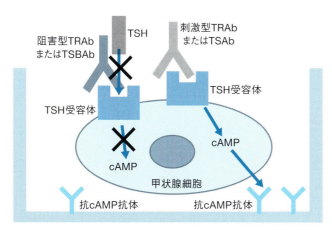

図2 TSH受容体の活性化を指標とした抗体の測定

TSAb 500%以上の場合は注意深く経過観察を行い，適切な処置を行う必要がある．また，TSBAbが陽性で力価が高い場合は，胎児甲状腺機能低下症や新生児甲状腺機能低下症の発症の危険性が高いため，母体の甲状腺ホルモンを高値に維持するとともに，新生児の甲状腺機能が低下していれば直ちに補充療法を開始する．

3) 放射性ヨウ素（テクネシウム）甲状腺摂取率とシンチグラフィ

基準値
放射性ヨウ素（^{123}I）　摂取率15〜25%／4時間，25〜40%／24時間
テクネシウム（^{99m}Tc）　摂取率0.5〜3.0%／20分

　甲状腺ホルモンが高値を示す甲状腺ホルモン中毒症の鑑別診断において，最も重要な検査である．狭義の甲状腺機能亢進症は甲状腺ホルモン合成の促進を伴うものと定義されており，その代表は甲状腺刺激抗体によって引き起こされるバセドウ病である．バセドウ病において，血中TSHは抑制されているにもかかわらず摂取率は抑制されていない．このように，TSHが完全に抑制されていても図3Aのように甲状腺への取り込みが認められる場合はバセドウ病と診断される．顎下腺や耳下腺に取り込みがあるが甲状腺には認められない場合には，無痛性甲状腺炎の可能性がある．

　甲状腺機能亢進症をきたすプランマー病または自律性機能性甲状腺結節（autonomously functioning thyroid nodule；AFTN）においては，腺腫細胞や腺腫様細胞が自律的に甲状腺ホルモンを産生するため，超音波検査で結節が認められる部位に一致してシンチグラフィでhot noduleを呈する（図4A）．結節周囲の正常甲状腺部位はTSHが抑制されているため取り込みが認められない．結節の摂取量は結節の体積に相関するため，TSHが抑制されている症例で結節が小さい場合には正常下限を示すこともある．摂取率の値から誤った診断をしないよう注意する．

　甲状腺ホルモンの合成促進を伴わない甲状腺中毒症に破壊性甲状腺炎である無痛性甲状

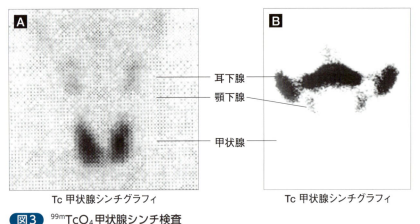

図3 $^{99m}TcO_4$ 甲状腺シンチ検査
A：バセドウ病，B：無痛性甲状腺炎

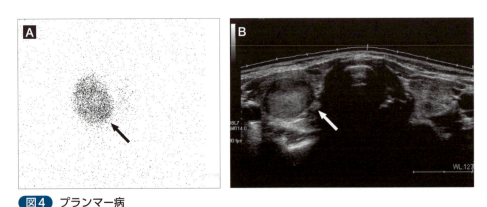

図4 プランマー病
A：^{123}I 甲状腺シンチグラフィ，B：甲状腺超音波検査

腺炎と亜急性甲状腺炎があるが，臨床的に問題となるのは無痛性甲状腺炎とバセドウ病の鑑別である。無痛性甲状腺炎においては甲状腺ホルモン過剰によりTSHが抑制されており，甲状腺自体への取り込みは認められない。ヨウ素およびテクネシウムの取り込みはNa$^+$/I$^-$ symporterによって行われ，甲状腺組織のみがTSHにより活性化されるが，唾液腺，胃腺および乳腺におけるNa$^+$/I$^-$ symporterはTSHの影響を受けずに恒常的に活性化されている。したがって，無痛性甲状腺炎においても顎下腺や耳下腺への取り込みは認められ（図3B），検査が適切に行われたかが判定できる。甲状腺機能低下を生じるNa$^+$/I$^-$ symporter異常症においては，甲状腺のみならず唾液腺への取り込みが低下しており，放射性ヨウ素摂取後の唾液の放射性ヨウ素が少ないため同時に採取した血液との比が低下している。

甲状腺機能低下を呈する疾患においても甲状腺シンチグラフィは有用であり，異所性甲状腺の診断にも用いられる。しかし，甲状腺ホルモンの有機化が障害される疾患や橋本病では摂取率が高値を示すこともあり，必ずしも甲状腺機能とは相関しない。ヨウ素の有機化の障害を伴う甲状腺ペルオキシダーゼ，サイログロブリン異常症やペンドレッド症候群

ではパークロレイト放出試験により有機化障害の診断が行われるが，そのデータの解釈は難しく注意が必要である。

放射性ヨウ素（テクネシウム）の取り込みは甲状腺疾患の診断に有用であるが，放射性物質を用いるため検査可能な施設が限られることが欠点である。被曝量が少なく静脈注射後20分で判定できるため，テクネシウムが一般に用いられている。有機化はされないがヨウ素による影響が少なく，ヨウ素制限を行わなくてもよいという利点がある。多量のヨウ素を摂取するとNa^+/I^- symporterの発現と機能が抑制されるため，AFTNなどの摂取量が少ない疾患は検出できないこともあるので注意が必要である。

放射性物質を用いるため，妊婦および授乳中の患者では禁忌である。

4) 甲状腺超音波検査

超音波検査は甲状腺の結節性病変の診断には不可欠であり，びまん性病変に対しても一度は行うべきである。バセドウ病と無痛性甲状腺炎の鑑別にも有用で，カラードプラ画像や甲状腺動脈の血流量の測定により判別可能な場合もある。また，甲状腺乳頭癌の診断に有用であり，吸引細胞診とカラードプラを併用することにより精度が向上する。しかし，甲状腺濾胞癌と良性腫瘍である甲状腺濾胞腺腫との鑑別はABCを行っても困難な場合があり，他の所見と併せて慎重に判断する必要がある。

超音波検査は患者に対する侵襲がなく，予期しない疾患の合併が発見されることもあり，橋本病のような良性の疾患においても一度は行うべきである。

5) 尿中ヨウ素濃度

> 基準値
> 尿中ヨウ素排泄量　200〜1,000μg／日

測定値は食物に含まれるヨウ素量で大きく変動する。本来は蓄尿して1日当たり排泄量を測定するが，尿中クレアチニン濃度が排泄量とよく相関するため，1週間のヨウ素制限後に測定した値（μg/g・Cr）を，男性では1.5倍，女性では1.0倍にした値が排泄量に相当する。ヨウ素の過剰や欠乏の判定，放射性ヨウ素内用療法前や検査前のヨウ素制限が正しく行われたかどうかの判断に用いる。50μg／日以下はヨード欠乏症となり，10,000μg／日以上はヨード過剰症と判定される。

甲状腺中毒症では前述のヨウ素制限後に測定し，算出された1日排泄量を血中free T_4（ng/mL）で割った値が82以上なら無痛性甲状腺炎，82未満ならバセドウ病の可能性が高いことが紫芝らにより提言されており，診断に有用とされている[1]。

6) 抗サイログロブリン (Tg) 抗体，抗甲状腺ペルオキシダーゼ (TPO) 抗体，サイロイドテスト，マイクロゾームテスト

基準値	
抗サイログロブリン (Tg) 抗体	28IU/mL 未満
抗甲状腺ペルオキシダーゼ (TPO) 抗体	16IU/mL 未満
サイロイドテスト	100倍未満
マイクロゾームテスト	100倍未満

　甲状腺自己抗体には，凝集法で測定されるサイロイドテストとマイクロゾームテストが安価で手軽なことから広く用いられていたが，最近はより特異性が高く感度に優れるRIAまたはELISAによる抗サイログロブリン抗体および抗甲状腺ペルオキシダーゼ抗体の測定が多い。サイロイドテスト，マイクロゾームテストが陰性で橋本病が疑われる場合や，亜急性甲状腺炎と橋本病の急性増悪の鑑別に測定されるが，これらの自己抗体は橋本病の病因・病態と直接関連はないことに注意すべきである。

　橋本病の病因は細胞性免疫が主体となる組織の炎症で，甲状腺自己抗体はその副産物であり特に生物学的作用はない。また，抗体値はバセドウ病と橋本病では差が認められないため，診断や病態の把握に必ずしも役に立つわけではないことを認識する必要がある。しかし，サイログロブリンの評価が必要な患者においては，抗体がその数値に影響を与えるため一度は測定する。

7) 総サイロキシン (total T_4)，総トリヨードサイロニン (total T_3)

基準値	
total T_4	6.10〜12.4μg/dL
total T_3	0.80〜1.60ng/mL

　現在では遊離型の甲状腺ホルモンの測定が第一選択で用いられるため測定される頻度が少なくなったが，遊離型よりも測定値の再現性がよいなどの利点もある。米国甲状腺学会のガイドラインでは，甲状腺中毒症が疑われる場合にはTSH，free T_4，total T_3を測定することとされている[2]。

　重症疾患に伴う場合は遊離型ホルモンが見かけ上は低値を呈するため，総ホルモンが経過観察に適している。ホルモン高値を呈する場合は，血清の稀釈で測定可能な総ホルモンにより経過観察をする必要がある。異常アルブミンによるホルモン高値では，遊離型と総ホルモンの乖離が認められることが診断の糸口となる。

　古典的には，バセドウ病と無痛性甲状腺炎の鑑別のためのT_3/T_4比の算出，バセドウ病寛解予想のためのT_3抑制試験におけるT_4の抑制，中枢性甲状腺機能低下症の診断におけるTRH刺激に対するT_3の反応などのように，総甲状腺ホルモンを用いて算出することが多かったが，現在では総ホルモンを測定できない施設もあり，遊離型で代用されること

もあるため，その有用性については今後の検討が必要である．

● 文献

1) 紫芝良昌，他：甲状腺中毒症患者における尿中ヨウ素測定法を用いたバセドウ病と無痛性甲状腺炎の鑑別診断．ホルモンと臨床．2002；50(6)：629-40．
2) Ross DS, et al：2016 American Thyroid Association Guidelines for Diagnosis and Management of Hyperthyroidism and Other Causes of Thyrotoxicosis. Thyroid. 2016；26(10)：1343-421．

（磯崎　収，吉原　愛）

E 検査各論

⑨ 甲状腺機能亢進症（甲状腺中毒症）

1 バセドウ病

> **バセドウ病が疑われる際の検査**
>
> A. 必須検査項目
>   TSH，free T$_4$，free T$_3$，TSH受容体抗体（TRAb），血算（白血球分画），生化学検査，甲状腺超音波検査（カラードプラを含む）
> B. 確定診断および鑑別診断のための検査
>   甲状腺刺激抗体（TSAb），甲状腺自己抗体（TPOAb，TgAb），甲状腺放射性ヨウ素（テクネシウム）摂取率

1）診断

　甲状腺中毒症（thyrotoxicosis）は甲状腺ホルモンの過剰な状態であり，**表1**のように分類される。すなわち甲状腺ホルモンの産生が亢進している狭義の甲状腺機能亢進症と，甲状腺ホルモン産生の亢進を伴わないものに分類される。狭義の甲状腺機能亢進症の中で，日本においてはバセドウ病の頻度が最も高い。

　表2に甲状腺疾患診断ガイドライン2013（日本甲状腺学会）のバセドウ病の診断を記載した。このガイドラインより示唆されるように，バセドウ病の診断には甲状腺ホルモンが高いこと，すなわちfree T$_4$高値，TSH低値（0.1μU/mL以下）が必要条件である。また，free T$_3$のみが高値を示す症例も存在するためfree T$_3$の同時測定が望ましい。TSH受容体抗体や甲状腺刺激抗体は理論的には陽性であるが，稀に陰性の場合もあり，無痛性甲状腺炎において弱陽性を呈することがあるため，確定診断には放射性ヨウ素摂取率が必要である。一般の医療施設で全例施行することは不可能であるため，未施行でもその他の項目が合致すれば確からしいバセドウ病として治療開始となる。

　また，TSH受容体抗体が未測定または陰性でも甲状腺ホルモンの高値が3カ月以上続くものをバセドウ病の疑いとしているが，破壊性甲状腺炎では3カ月以内に正常化することが多く，診断のために3カ月の経過観察が必要ということではない。

2）治療

　中毒症の症状，バセドウ病の疑いが強いにもかかわらずTRAbが陰性の場合は，TSAbの追加測定，カラードプラによる血流測定を含む甲状腺超音波検査（**図1**），T$_3$/T$_4$比，尿中無機ヨウ素測定やTSH受容体抗体の再検査，可能であれば放射性ヨウ素摂取率を測定

表1 甲状腺中毒症の分類

Ⅰ．甲状腺機能亢進症を伴うもの（甲状腺放射性ヨウ素摂取率が高いもの）
1. 甲状腺刺激ホルモン（TSH）受容体抗体（刺激型）による活性化
    バセドウ病
2. 甲状腺刺激ホルモン（TSH）の過剰
    a. 下垂体TSH産生腫瘍
    b. 下垂体型甲状腺ホルモン不応症
3. ヒト絨毛性性腺刺激ホルモン（hCG）による刺激
    a. 胞状奇胎，絨毛性腫瘍，その他のhCG産生悪性腫瘍
    b. 正常妊娠に伴うもの
4. 甲状腺細胞の自律的ホルモン産生
    a. プランマー病（AFTN）
    b. 甲状腺ホルモン産生甲状腺癌
    c. 非自己免疫性甲状腺機能亢進症（non-autoimmune hyperthyroidism）
    d. 先天性新生児甲状腺機能亢進症

Ⅱ．甲状腺機能亢進症を伴わないもの（甲状腺放射性ヨード摂取率が低いもの）
1. 甲状腺の炎症性疾患および甲状腺組織の破壊
    急性甲状腺炎
    亜急性甲状腺炎
    無痛性甲状腺炎（silent thyroiditis）
    薬剤性甲状腺炎（甲状腺機能低下症に移行することが多い）
        アミオダロン，インターフェロン製剤，リチウム製剤
        分子標的薬（スニチニブ，ソラフェニブ）
    甲状腺腺腫の梗塞
    放射性甲状腺炎（甲状腺機能低下症に移行することが多い）
    悪性腫瘍の甲状腺転移
2. 異所性甲状腺組織
    卵巣性甲状腺腫（機能性甲状腺ホルモン産生腫瘍）
3. 甲状腺組織または甲状腺ホルモン製剤の摂取

表2 バセドウ病診断のガイドライン

a）臨床所見	1. 頻脈，体重減少，手指振戦，発汗増加などの甲状腺中毒症所見 2. びまん性甲状腺腫大 3. 眼球突出または特有の眼症状
b）検査所見	1. free T_4，free T_3のいずれか一方または両方高値 2. TSH低値（$0.1\mu U/mL$以下） 3. 抗TSH受容体抗体（TRAb, TBⅡ）陽性，または刺激抗体（TSAb）陽性 4. 放射性ヨウ素（またはテクネシウム）甲状腺摂取率高値，シンチグラフィでびまん性
診断	1）バセドウ病 　a）の1つ以上に加えて，b）の4つを有するもの 2）確からしいバセドウ病 　a）の1つ以上に加えて，b）の1，2，3を有するもの 3）バセドウ病の疑い 　a）の1つ以上に加えて，b）の1と2を有し，free T_4，free T_3高値が3カ月以上続くもの
付記	1. コレステロール低値，アルカリフォスファターゼ高値を示すことが多い 2. free T_4正常でfree T_3のみが高値の場合が稀にある 3. 眼症状がありTRAbまたはTSAb陽性であるが，free T_4およびTSHが正常の例はeuthyroid Graves' diseaseまたはeuthyroid ophthalmopathyと言われる 4. 高齢者の場合，臨床症状が乏しく，甲状腺腫が明らかでないことが多いので注意する 5. 小児では学力低下，身長促進，落ちつきのなさなどを認める 6. free T_3（pg/mL）/free T_4（ng/dL）比は無痛性甲状腺炎の除外に参考となる 7. 甲状腺血流測定・尿中ヨウ素の測定が無痛性甲状腺炎鑑別に有用である

（文献1より抜粋）

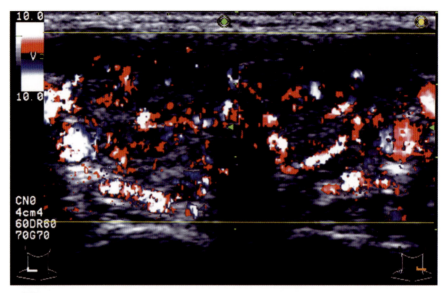

図1 カラードプラによる血流測定を含む甲状腺超音波所見

して治療の必要性を確認する。バセドウ病に対し、抗甲状腺薬（チアマゾール：MMI，プロピルチオウラシル：PTU）による治療を開始した場合には，副作用の出現に留意することが重要である。薬剤の選択については，妊娠初期を除いては原則MMIによる治療を優先する。初期投与量としてMMIは15mg分1，PTUは300mg分2～3で投与することが多い。

①副作用

副作用としては皮疹，蕁麻疹，肝障害がある。重篤な副作用として，無顆粒球症，汎血球減少，重症肝障害，MPO-ANCA関連血管炎が挙げられ，特にPTUにおいて重症肝障害，MPO-ANCA関連血管炎への注意が必要である。皮疹，肝障害，血球減少の多くは服薬開始3ヵ月以内に出現するため，開始後8～12週は2週間ごとに肝機能と白血球分画のチェックを行う。甲状腺機能検査の頻度として，初期は月1～2回でよい。副作用がなく，甲状腺機能が正常に入れば，2～3ヵ月ごとに甲状腺機能検査を行う。白血球減少や肝障害は3ヵ月以降でも起こりうるため，受診時には同時に検査することが望ましい。MPO-ANCA血管炎は服薬開始1ヵ月～30年と様々であり，関節痛や尿検査異常を認めた場合には随時検査を追加して行う。PTUを長期間服用している患者はリスクが高いため注意が必要である。

②経過

甲状腺機能正常を維持できていれば，抗甲状腺薬を徐々に減量し最少維持量（1錠隔日）で継続，6ヵ月間増悪傾向でなければ休薬を考慮してもよい。日本ではTRAb，TSAbが重視される。陰性であれば陽性の場合よりも寛解の可能性は高いが，中止時に陰性であっても再発することがある。

また，休薬にて寛解維持後に再発した場合，抗甲状腺薬を再投与した際には以前と同一の薬剤であっても皮疹，肝障害，顆粒球減少が新たに生じうるため，開始にあたっては肝機能と白血球分画の検査が必要である。

副作用が生じた場合や，寛解困難例，抗甲状腺薬によるコントロールが困難な症例では，放射性ヨウ素内用療法や甲状腺摘出術を行う。

2 プランマー病（または自律性機能性甲状腺結節；AFTN）

プランマー病が疑われる際の検査

A. 必須検査項目
TSH，free T_4，free T_3，TSH受容体抗体（TRAb），サイログロブリン，抗サイログロブリン抗体，甲状腺超音波検査

B. 確定診断および鑑別診断のための検査
甲状腺刺激抗体（TSAb），甲状腺放射性ヨウ素（テクネシウム）摂取率

1) 診断

プランマー病（またはAFTN）では，結節性の病変がTSH非依存性で自律的に甲状腺ホルモンを分泌し，甲状腺ホルモンが高値となる。欧米に比べ日本では発症頻度が低い。

診断，鑑別には甲状腺シンチグラフィが有用である。プランマー病では結節部において取り込みが認められるが，正常甲状腺部では摂取が抑制され，いわゆるhot noduleを示す。バセドウ病およびプランマー病診断のフローチャートを図2に示す。

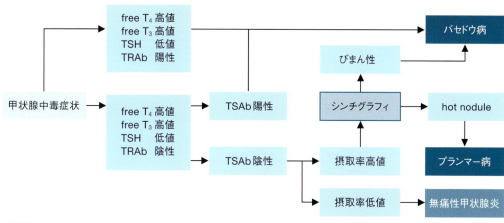

図2 バセドウ病，プランマー病診断のフローチャート

TRAb：抗TSH受容体抗体，TSAb：甲状腺刺激抗体，TSH：甲状腺刺激ホルモン，摂取率：放射性ヨウ素（またはテクネシウム）甲状腺摂取率

2) 治療

　抗甲状腺薬も有効であるが，バセドウ病と異なり寛解することはないため，治療は外科的摘出または放射性ヨウ素内用療法が第一選択である．放射性ヨウ素は大量を必要とすることが多い． また施設によっては経皮的エタノール注入療法（percutaneous ethanol injection therapy；PEIT）により治療を試みることもある．

3　亜急性甲状腺炎

> **亜急性甲状腺炎が疑われる際の検査**
>
> A. 必須検査項目
>   TSH，free T$_4$，free T$_3$，サイログロブリン，抗サイログロブリン抗体，甲状腺超音波検査，血算，生化学検査，血沈，CRP
> B. 確定診断および鑑別診断のための検査
>   甲状腺刺激抗体（TRAb，TSAb），抗TPO抗体，吸引細胞診，生検，甲状腺放射性ヨウ素（テクネシウム）摂取率

1) 診断

　亜急性甲状腺炎は頸部の有痛性疾患の代表的なものであるが，患者によっては放散痛により側頭部痛や下顎部痛を訴えて来院することもある．有痛性の甲状腺腫瘤を触知するが，疼痛部位が移動することが特徴のひとつである．先行して感冒様症状と発熱を伴うこともある．CRPが陽性で，血沈も亢進する．甲状腺ホルモンは上昇しており，TSHも抑制が認められる．有痛性の部位に一致して甲状腺超音波検査にて低エコー領域が認められる．

　橋本病の急性増悪でも有痛性の腫瘤を呈し，同様の超音波検査所見を呈することがあるが，甲状腺自己抗体が陽性であること，痛みが移動する（creeping）現象が認められないことで鑑別が可能である．また，有痛部の吸引細胞診や生検で巨核細胞を認めた場合に診断は確定的であるが，腫瘍細胞やリンパ球浸潤を認めないのを確認することも重要である．

2) 治療

　症状が軽度の場合には，NSAIDsで経過観察することも可能であるが，疼痛が強く症状が強い場合にはステロイドを使用する．通常はプレドニゾロン15mgで開始し漸減することが多い．また，ステロイド治療の減量の目安として甲状腺ホルモンの正常化と疼痛の消失，CRPの陰性のほかに超音波検査で低エコー領域が消失していることが必要とされ，経過観察でも超音波検査所見が有用である．

　日本甲状腺学会による亜急性甲状腺炎診断のガイドライン（表3）と診断のためのフローチャート（図3）を記した．

表3 亜急性甲状腺炎（急性期）診断のガイドライン

a) 臨床所見	有痛性甲状腺腫
b) 検査所見	1. CRPまたは赤沈高値 2. free T_4 高値，TSH低値（0.1 μU/mL以下） 3. 甲状腺超音波検査で疼痛部に一致した低エコー域
診断	1) 亜急性甲状腺炎 　　a) およびb) のすべてを有するもの 2) 亜急性甲状腺炎の疑い 　　a) とb) の1および2
除外規定	橋本病の急性増悪，囊胞への出血，急性化膿性甲状腺炎，未分化癌
付記	1. 上気道感染症状の前駆症状をしばしば伴い，高熱をみることも稀でない 2. 甲状腺の疼痛はしばしば反対側にも移動する 3. 抗甲状腺自己抗体は高感度法で測定すると未治療時から陽性になることもある 4. 細胞診で多核巨細胞を認めるが，腫瘍細胞や橋本病に特異的な所見を認めない 5. 急性期は放射性ヨウ素（またはテクネシウム）甲状腺摂取率の低下を認める

（文献1より引用）

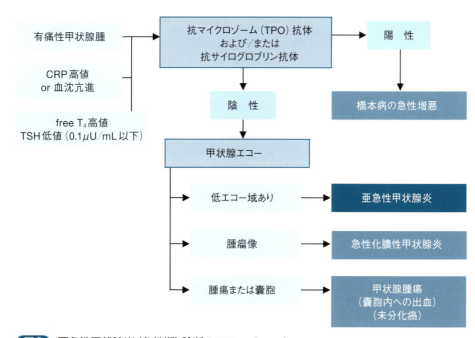

図3 亜急性甲状腺炎（急性期）診断のフローチャート

4 無痛性甲状腺炎

無痛性甲状腺炎が疑われる際の検査

A. 必須検査項目
TSH, free T_4, free T_3, TSH受容体抗体(TRAb), 抗TPO抗体, 抗サイログロブリン抗体, 甲状腺超音波検査(カラードプラを含む)

B. 確定診断および鑑別診断のための検査
甲状腺刺激抗体(TSAb), 放射性ヨウ素(テクネシウム)摂取率, 吸引細胞診

1) 診断

無痛性甲状腺炎は, 慢性甲状腺炎が基礎にある患者において甲状腺組織の破壊が起こり, 血中の甲状腺ホルモンが上昇する病態である。

抗甲状腺薬による治療はまったく無効であるばかりでなく, 抗甲状腺薬の副作用を考えるとバセドウ病の鑑別診断として非常に重要である。TRAbやTSAbの測定が有用であり, 陰性の場合は無痛性甲状腺炎を念頭に置く必要がある。しかし, 第3世代のTRAb測定を用いても2.0から3.0IU/Lまでの弱陽性を呈する場合もあり, 0.8IU/L未満の場合は無痛性甲状腺炎が確実であるとの報告もある[2]。可能であれば甲状腺放射性ヨウ素(またはテクネシウム)摂取率の測定を行う。

無痛性甲状腺炎診断のガイドラインにも記載があるように, 甲状腺ホルモン製剤の服用を否定する必要がある。外来患者などで甲状腺摂取率の測定を直ちに行えない場合, 亢進症症状が軽度あるいは症状がない場合には, 無治療またはβ-ブロッカーで経過をみる。3カ月以内に自然軽快する場合は無痛性甲状腺炎と考えられる。また, 抗TPO抗体や抗サイログロブリン抗体などの甲状腺自己抗体が強陽性の場合にも考慮すべきであるが, バセドウ病でも陽性を呈する。

甲状腺超音波検査が参考になることも多く, 内部エコーが低下し慢性甲状腺炎に合致する所見を有し, カラードプラで甲状腺血流量の増加が認められないことが多い。軽度の亢進症の場合は超音波所見でのバセドウ病との鑑別は難しい場合もある。

甲状腺放射性ヨウ素(またはテクネシウム)摂取率の測定で注意すべきことは, 回復期になりTSHが感度以上に上昇した時期には, ヨウ素およびテクネシウムの取り込みは上昇する。よって摂取率測定時のTSHを同時に測定する必要がある。

日本甲状腺学会による診断フローチャート(図4)および無痛性甲状腺炎診断のガイドライン(表4)を記した。

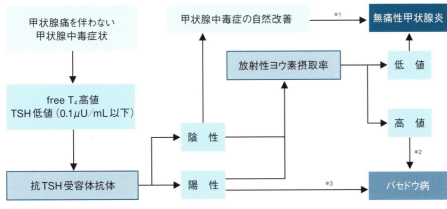

図4 無痛性甲状腺炎診断のフローチャート

＊1：TSHの一過性上昇がみられない場合は，一過性バセドウ病の可能性もある
＊2：稀ではあるが，hCG過剰（妊娠，腫瘍など），TSH受容体異常症の鑑別が必要である
＊3：稀ではあるが，抗TSH受容体抗体弱陽性の無痛性甲状腺炎を否定できない

表4 無痛性甲状腺炎診断のガイドライン

a）臨床所見	1. 甲状腺痛を伴わない甲状腺中毒症 2. 甲状腺中毒症の自然改善（通常3カ月以内）
b）検査所見	1. free T₄高値 2. TSH低値（0.1μU/mL以下） 3. 抗TSH受容体抗体陰性 4. 放射性ヨウ素（またはテクネシウム）甲状腺摂取率低値
診断	1）無痛性甲状腺炎 　　a）およびb）のすべてを有するもの 2）無痛性甲状腺炎の疑い 　　a）のすべてとb）の1〜3を有するもの
除外規定	甲状腺ホルモンの過剰摂取例を除く
付記	1. 慢性甲状腺炎（橋本病）や寛解バセドウ病の経過中発症するものである 2. 出産後数カ月でしばしば発症する 3. 甲状腺中毒症状は軽度の場合が多い 4. 病初期の甲状腺中毒症が見逃され，その後一過性の甲状腺機能低下症で気づかれることがある 5. 抗TSH受容体抗体陽性例が稀にある

（文献1より引用）

5 | TSH産生腫瘍

TSH産生腫瘍が疑われる際の検査

A. 必須検査項目
　　TSH，free T_4，free T_3，甲状腺超音波検査，血算，生化学検査
B. 確定診断および鑑別診断のための検査
　　下垂体造影MRI，TRH試験，LHRH試験，CRH試験，T_3抑制試験，αサブユニット測定，甲状腺ホルモン受容体遺伝子変異検査

1) 診断

　TSH産生下垂体腺腫（TSHoma）は臨床的診断でも病理診断でも全下垂体腺腫の1％以下と報告され，比較的稀である。甲状腺中毒症の症状は比較的軽度であり，血中TSHは正常値から軽度高値を示すことが多い。甲状腺ホルモンが高値にもかかわらずTSHの抑制を認めない，いわゆるTSH不適切分泌（SITSH）を示す。同様の検査結果は，抗マウスIgG抗体（HAMA）によるTSHの高値や抗T_3，T_4抗体によるfree T_3，T_4の高値でも生じるため注意が必要である。このような抗体の可能性がある場合には，測定者に相談することが重要である。

　見かけ上のSITSHが否定された場合は，甲状腺ホルモン不応症との鑑別が重要であり，診断においては下垂体MRI，TRH試験，T_3抑制試験，血中αサブユニットの測定が参考となる。

　TSHomaの多くは大型腺腫であり，その3分の2は鞍上部伸展や海綿静脈洞への浸潤が認められるため，はじめに下垂体MRIにて腫瘍の存在を確認する。MRIでミクロ腺腫が確認されても，必ずしも責任病巣ではないこともあり，甲状腺ホルモン不応症との鑑別が重要である。TRH試験を行い，TSHの反応の有無をみる。TSHomaの90％では反応が認められないが，不応症では反応が認められる。TRH試験は200μg静注により行うが，嚢胞状の腫瘍では下垂体卒中に注意する。不応症ではT_3の投与後にTRH試験を行うと部分的に抑制が認められる。しかし，TRHに反応するTSHomaではT_3に対するTSH抑制が欠如しており，鑑別が可能とされている。甲状腺ホルモン不応症が疑われる場合には遺伝子検査を行うことが勧められている。

　TSH，LH，FSHは共通のαサブユニットと各ホルモンに特異的なβサブユニットより構成される。TSHomaにおいては遊離型のαサブユニットが血中で上昇している。また，αサブユニット／TSH比を算出することにより，さらに診断率が向上する。αサブユニットの測定はTSH，LH，FSHの値に影響を受けるため，αサブユニット／TSH比の基準値はTSHと性腺刺激ホルモンの値により補正することが必要である。

　このように，αサブユニットの測定は有用であるが，日本においてはαサブユニットをルーチンに測定している検査施設はなく，測定キットを取り寄せるか米国まで依頼する必

要があり，時間がかかるのが難点である．

2) 治療

　TSHomaの治療の第一選択は外科的腫瘍摘出（経蝶形骨洞垂体腺腫摘出術）である．手術ができない症例，または術後残存腫瘍や再発腫瘍に対しては小病変に対して集中的に放射線を照射可能な定位放射線治療（ガンマナイフ，サイバーナイフなど）が近年では用いられている．

●文献

1) 日本甲状腺学会：甲状腺疾患診断ガイドライン2013.
　http://www.japanthyroid.jp/doctor/guideline/index.html
2) Kamijo K：Study on cutoff value setting for differential diagnosis between Graves' disease and painless thyroiditis using the TRAb (Elecsys TRAb) measurement via the fully automated electrochemiluminescence immunoassay system. Endocr J. 2010；57(10)：895-902.

〈吉原　愛，磯崎　収〉

E 検査各論

⑩ 甲状腺機能低下症，慢性甲状腺炎（橋本病）

1 甲状腺機能低下症

> **甲状腺機能低下症が疑われる際の検査**
>
> A. 必須検査項目
>   TSH，free T_4，free T_3，甲状腺超音波検査，血算，生化学検査
> B. 確定診断および鑑別診断のための検査
>   抗甲状腺ペルオキシダーゼ（TPO）抗体，抗サイログロブリン（Tg）抗体，サイログロブリン（Tg），CRP，血沈，放射性ヨウ素（またはテクネシウム）甲状腺摂取率およびシンチグラフィ，過塩素酸放出試験

1) 診断

　甲状腺機能低下症の臨床症状には非特異的なものもあるため，診断には注意深い病歴聴取や一般検査所見により甲状腺機能異常を疑うことが必要である。診断は，表1の項目とフローチャート（図1）に記したように，血中TSHとfree T_4の測定よりほぼ可能である。

　甲状腺機能低下症は，甲状腺に原因のある原発性甲状腺機能低下症と下垂体および視床下部に原因のある続発性（中枢性）甲状腺機能低下症に大きく分けられる。原発性甲状腺機能低下症の原因としては，橋本病によるものが最も多い。しかし，橋本病は著明な甲状腺腫を示すものから甲状腺をほとんど触知しないものまで存在し，数十年以上にわたって進行しないものから急速に甲状腺機能低下症に陥るものまで，その臨床症状も経過も多様性を示す。

　甲状腺超音波検査や甲状腺自己抗体（抗TPO抗体，抗サイログロブリン抗体）の測定は診断や予想の補助手段となるが，確定的ではない。一般に，橋本病で甲状腺へのリンパ球浸潤が強いものは超音波検査における甲状腺エコーレベルが低値を示し，自己抗体の力価も高いことが多い。甲状腺超音波検査にて著明に甲状腺が萎縮している場合は，TSHの作用を阻害するブロッキングタイプの抗体による萎縮か，長年にわたって甲状腺炎がある燃え尽きの結果かのどちらかである。前者ではTSH受容体抗体が陽性であり，後者では自己抗体値が低値か陰性であることが多い。

表1 甲状腺機能低下症の診断ガイドライン

原発性甲状腺機能低下症	
a）臨床所見	無気力，易疲労感，眼瞼浮腫，寒がり，体重増加，動作緩慢，嗜眠，記憶力低下，便秘，嗄声などいずれかの症状
b）検査所見	free T₄低値およびTSH高値
診断	a）およびb）を有するもの
付記	1. 慢性甲状腺炎（橋本病）が原因の場合，抗マイクロゾーム（またはTPO）抗体または抗サイログロブリン抗体陽性となる 2. 阻害型抗TSH受容体抗体により本症が発生することがある 3. コレステロール高値，クレアチンフォスフォキナーゼ高値を示すことが多い 4. 出産後やヨウ素摂取過多などの場合は一過性甲状腺機能低下症の可能性が高い

中枢性甲状腺機能低下症	
a）臨床所見	無気力，易疲労感，眼瞼浮腫，寒がり，体重増加，動作緩慢，嗜眠，記憶力低下，便秘，嗄声などいずれかの症状
b）検査所見	free T₄低値でTSHが低値～正常
診断	a）およびb）を有するもの
除外規定	甲状腺中毒症の回復期，重症疾患合併例，TSHを低下させる薬剤の服用例を除く
付記	1. 視床下部性甲状腺機能低下症の一部ではTSH値が10μU/mLくらいまで逆に高値を示すことがある 2. 中枢性甲状腺機能低下症の診断では下垂体ホルモン分泌刺激試験が必要なので，専門医への紹介が望ましい

（文献1より抜粋）

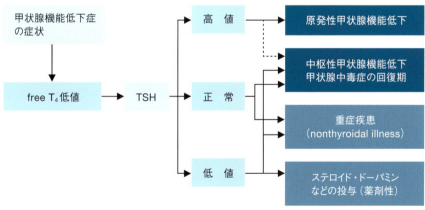

図1 甲状腺機能低下症診断のフローチャート　　　　　　（文献1より改変）

2) 鑑別

①先天性

　先天性の甲状腺疾患は新生児スクリーニングで発見されることが多い。しかし，異所性甲状腺による機能低下症や他の先天性疾患において甲状腺機能低下症が成人以降に発症することもあり，注意を要する。異所性甲状腺の診断はシンチで確定されるが，超音波検査で本来の部位に甲状腺がないことで発見されることもある。よって，自己抗体陰性の甲状腺機能低下症の場合にも甲状腺超音波検査を行うことが勧められる。

②ヨウ素の取り込み障害

　ヨウ素の取り込み障害（Na^+/I^- symporter遺伝子異常症）は，欧米では新生児期に発見されるが，日本人ではヨウ素摂取量が多いため離乳後に明らかになることが多い。放射性ヨウ素シンチ施行時に，投与後の唾液と血清の放射活性比を測定すると低下が認められる。この手法は煩雑なため，テクネシウムシンチで顎下腺や耳下腺が描出されないことも診断の助けとなる。

③ヨウ素の有機化障害

　ヨウ素の有機化障害は多くの先天性甲状腺機能低下症で認められる。その診断には過塩素酸放出試験を行う。放射性ヨウ素投与後に甲状腺摂取率を2〜4時間で測定し，過塩素酸カリウム（0.5〜1.0g）またはチオシアン酸カリウム（2〜3g）を服用させる。さらに，その1〜2時間後に甲状腺摂取率を測定し，過塩素酸投与による放射性ヨウ素放出率が算出される。実際には，核医学医に目的を十分説明して依頼する。

　有機化障害は甲状腺ペルオキシダーゼ（TPO）異常症，サイログロブリン異常症，ペンドレッド症候群に特徴的と考えられているが，橋本病や機能正常のバセドウ病患者でも陽性を呈することがある。また，ペンドレッド症候群では必ずしも甲状腺機能異常を示さないため，遺伝子診断が有用とされている。

④中枢性

　視床下部障害のような中枢性の甲状腺機能低下症において，TSHは正常または高値を示すことが知られている。特に中枢性の副腎皮質機能不全を伴うと，TSHは30μU/mLくらいまで上昇する。このような患者に甲状腺ホルモン薬のみを投与すると急性副腎皮質機能不全を誘発する危険があるので，必ず副腎皮質ホルモン薬を投与して副腎皮質機能不全を是正してから甲状腺ホルモン薬を投与する。

　先天性の中枢性甲状腺機能低下症が新生児スクリーニング時に，高TSH血症にて発見される場合もあり，TRH分泌不全のためTSHの糖鎖の変異や生物学的活性の低下が生じ，上昇をきたすとされている。TRH刺激試験ではTSHは正常に上昇するが，120分後のtotal T_3の上昇が減弱（増加率が前値の130％以下）することが多く，診断に有用である。

2 | 慢性甲状腺炎（橋本病）

慢性甲状腺炎（橋本病）が疑われる際の検査

A. 必須検査項目
TSH，free T$_4$，free T$_3$，抗サイログロブリン抗体，抗TPO抗体，甲状腺超音波検査，血算，生化学検査

B. 確定診断および鑑別診断のための検査
血中サイログロブリン，血沈，CRP，吸引細胞診，甲状腺生検，放射性ヨウ素（テクネシウム）甲状腺摂取率

橋本病は甲状腺機能低下症を生じる代表的疾患であるが，疑い例を含めて実際には大部分の患者で甲状腺機能は正常である。橋本病自体は病理学的診断であるが，臨床的な診断を目的としてつくられた日本甲状腺学会の橋本病診断のガイドライン（表2）では甲状腺腫の存在が大きな基準となっている。しかし，付記に示されているように，甲状腺腫がなく，甲状腺機能も正常で，甲状腺自己抗体のみ陽性を示す疑い例の患者が多く存在する。

自己抗体陰性の患者においても図2に示すように内部エコーレベルの低下や不均一が認められ，超音波検査所見のみより橋本病が疑われるものもある。超音波検査は図3のフローチャートに示すように橋本病以外の疾患との鑑別および合併する他の疾患の発見のためにも重要であり，甲状腺腫を呈する患者や抗体陽性の患者においても一度は行うことが望

表2 慢性甲状腺炎（橋本病）診断のガイドライン

a）臨床症状	1. びまん性甲状腺腫大 ただし，バセドウ病など他の原因が認められないもの
b）検査所見	1. 抗甲状腺マイクロゾーム（またはTPO）抗体陽性 2. 抗サイログロブリン抗体陽性 3. 細胞診でリンパ球浸潤を認める
診断	a）およびb）の1つ以上を有するもの
付記	1. 他の原因が認められない原発性甲状腺機能低下症は，慢性甲状腺炎（橋本病）の疑いとする 2. 甲状腺機能異常も甲状腺腫大も認めないが，抗マイクロゾーム抗体および/または抗サイログロブリン抗体陽性の場合は，慢性甲状腺炎（橋本病）の疑いとする 3. 自己抗体陽性の甲状腺腫瘍は慢性甲状腺炎（橋本病）の疑いと腫瘍の合併と考える 4. 甲状腺超音波検査で内部エコー低下や不均一を認めるものは，慢性甲状腺炎（橋本病）の可能性が強い

（文献1より抜粋）

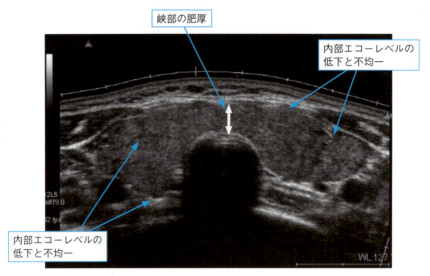

図2 橋本病の超音波検査所見

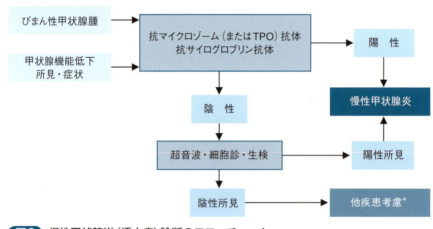

図3 慢性甲状腺炎(橋本病)診断のフローチャート
＊：単純性甲状腺腫や腺腫様甲状腺腫など

（文献1より引用）

ましい．しかし，悪性を疑われる甲状腺の結節性病変が発見される頻度は高いため，適切にフォローすることが必要である．

●文献
1) 日本甲状腺学会：甲状腺疾患診断ガイドライン2013.
　　http://www.japanthyroid.jp/doctor/guideline/index.html

（磯崎　収，吉原　愛）

E 検査各論

⑪ 高カルシウム血症

高カルシウム血症が疑われる際の検査

A. 血液生化学検査
　血清アルブミン，クレアチニン，Ca，イオン化Ca，リン
　補正血清Ca（mg/dL）＝実測血清Ca（mg/dL）＋4－血清アルブミン（g/dL）

B. 尿生化学検査
　1日尿クレアチニン，Ca
　Ca排泄率（FECa）＝100×尿中Ca（mg/dL）/尿中クレアチニン（mg/dL）×血清クレアチニン（mg/dL）/補正血清Ca（mg/dL）

C. 内分泌検査
　血中intact PTHもしくはwhole PTH，PTHrP
　血清1,25水酸化ビタミンD，25水酸化ビタミンD

D. その他の血液検査
　血清アンジオテンシン変換酵素，可溶性IL-2受容体

E. 画像検査
　頸部超音波検査，^{99m}Tc-MIBIシンチグラフィ

　高カルシウム血症の原因には，悪性腫瘍や原発性副甲状腺機能亢進症のように骨吸収亢進に基づく骨からのCa動員による場合と，サルコイドーシスなどの慢性肉芽腫疾患あるいは活性型ビタミンD$_3$製剤によるビタミンD作用過剰による場合とに大別される。

　本項では高カルシウム血症の原因疾患の鑑別診断について解説する。なお，既に維持透析中あるいは末期腎不全における高カルシウム血症については，腎不全に関する成書や類書を参照されたい。

1 原因疾患の診断

　高カルシウム血症の診断の流れを図1に示す。外来診療で遭遇する高カルシウム血症の原因として最も頻度の高い疾患は，原発性副甲状腺機能亢進症である。一方，入院患者では，悪性腫瘍に伴う高カルシウム血症の頻度が最も高い施設が多いと推測される。しかしながら，原発性副甲状腺機能亢進症の有病率は最大で0.1％程度と推測されるほど高率である[1]ため，担癌患者に併存症として認められることも稀ではないことに注意する。また，サイアザイド系利尿薬内服中に高カルシウム血症を認めた患者の24％に原発性副甲状腺機能亢進が潜在していたとする報告もある[2]。

高カルシウム血症をきたす疾患の鑑別の第一歩は，補正血清Ca値と血中副甲状腺ホルモン（PTH）濃度の評価である．生理学的あるいは病態生理学的に重要なのは血中Caイオンであるが，技術的な問題から，臨床現場では蛋白質などと結合した総Ca濃度が測定される．

　血中Caイオンの約50％はアルブミンを主体とする蛋白と結合しているため，血中Ca濃度の評価は，血清アルブミン値で補正した補正血清Ca値［＝実測血清Ca（mg/dL）＋4－血清アルブミン（g/dL）］を用いることが多い．ただし，血清アルブミン値が4を超える場合は補正を行わない．

　また，血清アルブミン濃度が4から離れるほど，Caイオン濃度との相関性が低くなることから，血清アルブミン値が3g/dLを下回る場合は，念のためイオン化Caを実測することが望ましい．イオン化Ca濃度はmEq/Lやmmol/Lで標記されるが，時に総血清Ca濃度の標記がmEq/Lとなっている施設もあるため，アルブミン補正を実施する際に注意が必要である．

2　診断に至る1st Step：薬剤性など内因性疾患によらない高カルシウム血症

　高カルシウム血症の原因となる薬剤を図1に示した．サイアザイド系利尿薬内服中は，尿中へのCa排泄低下により軽度の高カルシウム血症を呈することがある．天然型のビタミンAやビタミンD[3)]の大量摂取により，中毒症状として高カルシウム血症が惹起されることがある．また，日常診療において，活性型ビタミンD製剤の不適切な投与による高カルシウム血症にしばしば遭遇する．いずれにおいても，原発性副甲状腺機能亢進症など潜在する他の疾患が，これらの薬剤により顕在化する場合があることに注意する．

　炭酸リチウムの長期内服により，稀に副甲状腺がPTHの自律性分泌能を獲得すること

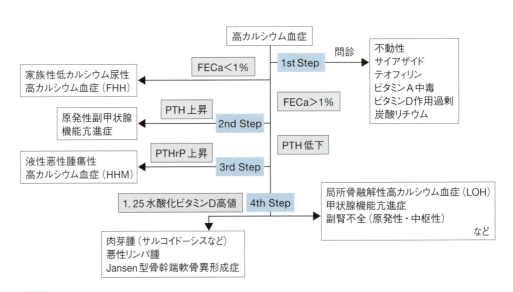

図1　高カルシウム血症の原因疾患の診断フローチャート

がある[4]。この場合，生化学的には原発性副甲状腺機能亢進症と区別がつかないので注意する。

3 | 診断に至る2nd Step：PTH依存性高カルシウム血症

　高カルシウム血症の鑑別診断に最も重要なStepは，PTH依存性か否かの判断である。PTHの評価は，intact PTHもしくはwhole PTHで行う。腎不全時にはintact PTHの比率が高まり両者が乖離することがある[5]が，CKDステージ3（eGFR＞30mL／分／1.73m^2）までであれば，いずれを用いてもおおむね問題はない。

　一方，CKDステージ4以上の腎障害時に認められる高カルシウム血症においては，腎機能と血清Ca濃度と腎障害時の副甲状腺機能との総合的バランスの破綻が原因となっているので，真の病態の評価には専門的な知識と経験が必要とされる。すなわち，腎機能低下に伴う血中PTH濃度の二次性の上昇と，自律的な副甲状腺ホルモンの分泌による原発性副甲状腺機能亢進症との異同や両者の合併の診断が必要となる[6]。

　高カルシウム血症の存在下でPTHが高値であれば，PTH依存性高カルシウム血症である（図2）。ただし，PTHが基準値内であっても高カルシウム血症に対しては不適切に高値という場合もあることに注意する[7]。

　PTH依存性高カルシウム血症のほとんどは原発性副甲状腺機能亢進症である。本症は副甲状腺の良性腫瘍，過形成あるいは癌によって生じる。副甲状腺は4腺もしくはそれ以上存在するため，責任病巣の局在診断が必要となる。画像診断としては頸部超音波検査および^{99m}Tc-MIBIシンチグラフィが局在診断に適している。

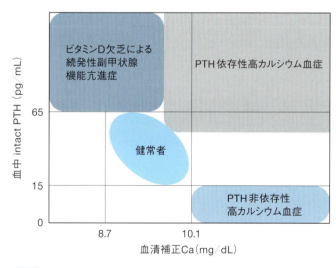

図2　血中Caと副甲状腺ホルモン濃度からみた高カルシウム血症の病態

生理的には血清補正Caと血中intact PTH濃度との間には負の相関が認められる。高カルシウム血症と同時に不適切なintact PTH濃度の上昇を認める場合は，PTH依存性高カルシウム血症と診断される。また，高カルシウム血症にもかかわらずintact PTHが基準値を下回る場合は，PTH非依存性高カルシウム血症と診断される。なお，腎機能が低下しておらず血清補正Ca値が正常もしくは低下している症例で，intact PTH高値を認める場合の多くはビタミンD欠乏による続発性副甲状腺機能亢進症である。

その他の可能性として，家族性もしくは後天性低カルシウム尿性高カルシウム血症（familial/acquired hypocalciuric hypercalcemia；FHH/AHH）もしくは異所性PTH産生腫瘍が挙げられる。FHHはCa感知受容体遺伝子の不活性化変異による疾患であり，常染色体優性遺伝の先天性疾患である[8, 9]。AHHはFHHと同様の病態を示すが，後天性疾患であり，Ca感知受容体に対する自己抗体の出現によるものと考えられている[10, 11]。これらの病態は一般的に治療を必要としないため，その除外診断は重要である。24時間蓄尿を行い，Ca排泄率（FECa）を算出し，1％未満であればFHH/AHHの可能性を考慮する。ただし，FECaはクレアチニンクリアランスが低下すると正確に評価できないので，CKDステージ3b以上の腎機能障害では，FECaが低値であってもFHH/AHHとは限らない。

異所性PTH産生腫瘍はきわめて稀であり，これまで本症として疑いの少ない報告症例数は10数例である[12]。

4 | 診断に至る3rd Step：PTHrP依存性高カルシウム血症

PTHが抑制されている場合の多くは，悪性腫瘍に伴う高カルシウム血症である[13]。血中副甲状腺ホルモン関連蛋白（parathyroid hormone-related protein；PTHrP）が高値であり，悪性腫瘍を合併する場合は本症と診断してよい。約80％の悪性腫瘍に伴う高カルシウム血症ではPTHrP高値を示す[13]。しかしながら，血中PTHrP濃度が低値であっても，悪性腫瘍による高カルシウム血症は否定できない。高カルシウム血症を惹起しやすい疾患のうち，多発性骨髄腫ではPTHrPは必ずしも高値を示すとは限らないので注意する[14]。

PTHrPの血中濃度は悪性腫瘍以外にも様々な良性疾患，たとえば褐色細胞腫や神経内分泌腫瘍あるいは全身性エリテマトーデス（SLE）などで高値を呈することが報告されている[15]。悪性腫瘍によるPTHrP高値のほとんどの症例では，悪性腫瘍の診断は容易である。したがって，PTHrP高値にもかかわらず一見して悪性腫瘍が見つからなければ，その他の疾患の可能性を検討する。

5 | 診断に至る4th Step：PTHおよびPTHrP非依存性高カルシウム血症

PTHおよびPTHrP非依存性の場合は，低リン血症を認めないことが特徴である。この中ではビタミンD作用の過剰による高カルシウム血症が重要である[15, 16]。血清1,25水酸化ビタミンD高値を認める場合は，血清アンジオテンシン変換酵素（サルコイドーシス）や可溶性IL-2受容体（悪性リンパ腫）を測定し，原因疾患の診断を進める。

なお，天然型ビタミンDの過剰摂取や活性型ビタミンD製剤の不適切な内服による高カルシウム血症では，血清1,25水酸化ビタミンDは異常高値とならないことが多いので注意する。これには，高カルシウム血症によるPTH分泌低下などによる腎近位尿細管でのビタミンDの1α水酸化反応の抑制などが関与するものと考えられる。

ここまでの段階で診断がつかない場合，甲状腺ホルモンの過剰や副腎不全では高カルシウム血症を認めることが多いので，これらのホルモン異常について検討すべきである[16]。

●文献

1) Yeh MW, et al: Incidence and prevalence of primary hyperparathyroidism in a racially mixed population. J Clin Endocrinol Metab. 2013;98(3):1122-9.

2) Griebeler ML, et al: Thiazide-Associated Hypercalcemia: Incidence and Association With Primary Hyperparathyroidism Over Two Decades. J Clin Endocrinol Metab. 2016;101(3):1166-73.

3) Koutkia P, et al: Vitamin D intoxication associated with an over-the-counter supplement. N Engl J Med. 2001;345(1):66-7.

4) Shine B, et al: Long-term effects of lithium on renal, thyroid, and parathyroid function: a retrospective analysis of laboratory data. Lancet. 2015;386(9992):461-8.

5) Brossard JH, et al: Accumulation of a non-(1-84) molecular form of parathyroid hormone (PTH) detected by intact PTH assay in renal failure: importance in the interpretation of PTH values. J Clin Endocrinol Metab. 1996;81(11):3923-9.

6) Tassone F, et al: KDIGO CATEGORIES OF GLOMERULAR FILTRATION RATE AND PARATHYROID HORMONE SECRETION IN PRIMARY HYPERPARATHYROIDISM. Endocr Pract. 2015;21(6):629-33.

7) Kinoshita Y, et al: 1,25-dihydroxyvitamin D suppresses circulating levels of parathyroid hormone in a patient with primary hyperparathyroidism and coexistent sarcoidosis. J Clin Endocrinol Metab. 2005;90(12):6727-31.

8) Varghese J, et al: Benign familial hypocalciuric hypercalcemia. Endocr Pract. 2011;17(Suppl 1):13-7.

9) Fukumoto S, et al: Inactivating mutations of calcium-sensing receptor results in parathyroid lipohyperplasia. Diagn Mol Pathol. 2001;10(4):242-7.

10) Makita N, et al: An acquired hypocalciuric hypercalcemia autoantibody induces allosteric transition among active human Ca-sensing receptor conformations. Proc Natl Acad Sci USA. 2007;104(13):5443-8.

11) Pallais JC, et al: Autoimmune hypocalciuric hypercalcemia unresponsive to glucocorticoid therapy in a patient with blocking autoantibodies against the calcium-sensing receptor. J Clin Endocrinol Metab. 2011;96(3):672-80.

12) Nakajima K, et al: Humoral hypercalcemia associated with gastric carcinoma secreting parathyroid hormone: a case report and review of the literature. Endocr J. 2013;60(5):557-62.

13) Stewart AF: Clinical practice. Hypercalcemia associated with cancer. N Engl J Med. 2005;352(4):373-9.

14) Horiuchi T, et al: Raised plasma concentrations of parathyroid hormone related peptide in hypercalcemic multiple myeloma. Horm Metab Res. 1997;29(9):469-71.

15) Jacobs TP, et al: Clinical review: Rare causes of hypercalcemia. J Clin Endocrinol Metab. 2005;90(11):6316-22.

16) Bringhurst FR, et al: Hormones and disorders of mineral metabolism. Williams Textbook of Endocrinology. 12th ed. Melmed S, et al, ed. Saunders Elsevier, 2011, p1260-78.

（竹内靖博）

E 検査各論

⑫ 低カルシウム血症

低カルシウム血症が疑われる際の検査

A. 必須検査項目
1) 血中　　　　　　　　基準値
　　総蛋白　　　　　　6.7〜8.3 g/dL
　　アルブミン　　　　3.8〜5.2 g/dL
　　Ca　　　　　　　　8.5〜10.2 mg/dL
　　P　　　　　　　　　2.4〜4.3 mg/dL
　　Mg　　　　　　　　1.8〜2.6 mg/dL
　　BUN　　　　　　　　8.0〜22.0 mg/dL
　　Cr　　　　　　　　0.61〜1.04 mg/dL（男性）　0.47〜0.79 mg/dL（女性）
　　intact PTHまたはwhole PTH　　10〜65 pg/mL（intact PTH）
　　　　　　　　　　　　　　　　　　8.3〜38.7 pg/mL（whole PTH）

2) 尿中
　　Ca, P, Cr

B. 低カルシウム血症の病因鑑別のための検査（病態に応じ下記から選択）
1) 家族歴, 身体所見
2) 1,25-水酸化ビタミンD〔1,25(OH)$_2$D〕
3) 25-水酸化ビタミンD
4) Ellsworth-Howard試験

1 低カルシウム血症の病因

　　血中Ca濃度は, 腸管Ca吸収, 腎尿細管Ca再吸収, および骨吸収や骨形成によるCaの骨との移動により調節されている。血中Ca濃度の維持には, 副甲状腺ホルモン（PTH）と1,25-水酸化ビタミンD〔1,25(OH)$_2$D〕の作用が必須である。

1) PTHの作用

　　PTHは84個のアミノ酸からなるペプチドホルモンで, PTH関連蛋白（PTHrP）とともに, G蛋白共役受容体のひとつであるPTH/PTHrP受容体（PTH1受容体）に結合することにより作用を発揮する。PTHは, 骨吸収の亢進, 腎遠位尿細管Ca再吸収の促進, 1,25(OH)$_2$D産生促進を介した腸管Ca吸収の亢進により, 血中Ca濃度を上昇させる。これに加えPTHは, 腎近位尿細管リン再吸収の抑制により, 血中リン濃度を低下させる。

2) 1,25水酸化ビタミンDの作用

一方，皮膚で産生されたビタミンD_3や腸管で吸収されたビタミンDは，まず肝臓で25位に水酸化を受け25-水酸化ビタミンD〔25(OH)D〕になる。25(OH)Dは，さらに腎近位尿細管で1位に水酸化を受け，ホルモンとして機能する$1,25(OH)_2D$に変換される。$1,25(OH)_2D$は，ステロイド受容体スーパーファミリーの一員であるビタミンD受容体に結合することにより，作用を発揮する。$1,25(OH)_2D$は，腸管Ca吸収や腎遠位尿細管Ca再吸収の促進などにより，血中Ca濃度を上昇させる。さらに$1,25(OH)_2D$は，腸管リン吸収の促進から血中リン濃度も上昇させるように作用する。

3) 低カルシウム血症の病因

以上のことから，低カルシウム血症の病因は，PTH1受容体やビタミンD受容体を介する情報伝達系の障害と，これらの系を介さない場合に大別される(表1)。日本内分泌学会などにより，これらの低カルシウム血症の鑑別フローチャートが作成されている(図1)。

表1　低カルシウム血症の原因疾患

1. PTH作用障害
   a. PTH不足性副甲状腺機能低下症
      特発性副甲状腺機能低下症
      家族性孤発性副甲状腺機能低下症など
   b. 受容体以降の機構の障害
      偽性副甲状腺機能低下症
   c. 低マグネシウム血症

2. ビタミンD受容体を介する情報伝達系の障害
   a. $1,25(OH)_2D$, $25(OH)D$産生・摂取不足
      慢性腎不全
      ビタミンD依存症Ⅰ型
      ビタミンD欠乏症
   b. 受容体の不活性型変異
      ビタミンD依存症Ⅱ型

3. これらの系の障害以外
   a. Caの沈着，結合
      骨形成性骨転移
      急性膵炎
      飢餓骨症候群など
   b. 腎からのCaの喪失
      腎性高カルシウム尿症
   c. 薬剤
      ビスホスホネート製剤など

2 副甲状腺機能低下症

PTH1受容体を介する系の障害は，副甲状腺機能低下症と総称され，低カルシウム血症と正〜高リン血症を惹起する(表2)。本症は，PTH分泌障害によるPTH不足性副甲状腺機能低下症と，PTH不応性を特徴とする偽性副甲状腺機能低下症，さらにはPTH分泌と作用の両者を障害する低マグネシウム血症に大別される。

PTH分泌障害による副甲状腺機能低下症の病因として，頸部手術や放射線照射後などの続発性副甲状腺機能低下症に加え，数多くの遺伝子異常などが明らかにされた(図2)。ただし，fluorescence in situ hybridization (FISH) による染色体の検討が可能なDiGeorge症候群を除き，これらの疾患の病因を臨床的に確定することは困難である。

一方，偽性副甲状腺機能低下症は，PTH1受容体に共役するGsα蛋白をコードする遺伝子の異常が主な原因と考えられている。本症では低カルシウム血症によりPTH分泌が促進されるため，血中PTHは高値となる(表2)。

Ellsworth-Howard試験：PTH製剤を投与し，尿中サイクリックAMPとリン排泄が増加

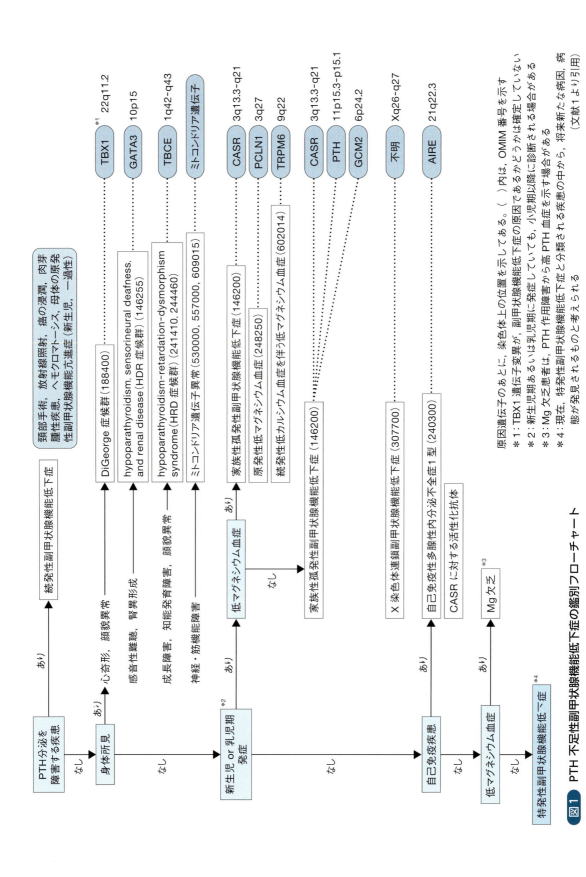

図1 PTH不足性副甲状腺機能低下症の鑑別フローチャート

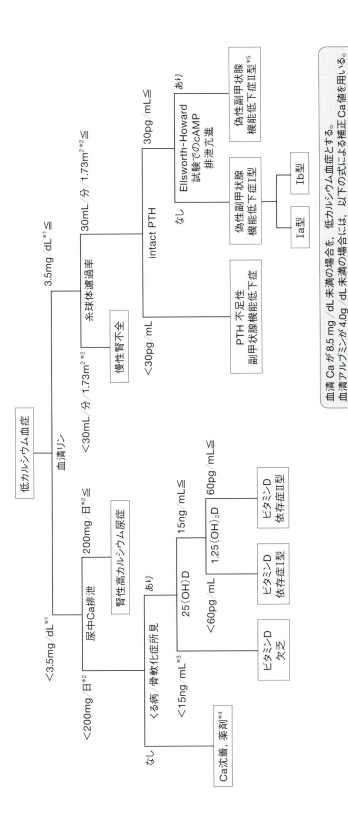

図2 低カルシウム血症の鑑別フローチャート

*1：乳児では5.5 mg/dL，小児では4.5 mg/dLを用いる
*2：小児では4 mg/kg/日を用いる
*3：特に小児では，血清25(OH)Dが15 ng/mLを超えていても，ビタミンD欠乏が否定できない場合がある．このような場合には，まずビタミンDの補充が勧められる
*4：副甲状腺手術後の飢餓骨症候群，骨形成性骨転移，急性膵炎，ビスホスホネートなどの薬剤が含まれる
*5：報告されている偽性副甲状腺機能低下症Ⅱ型患者には，尿細管障害を伴う例や抗痙攣薬による治療中の例が含まれている．これらのCa代謝に影響する原因を有さない偽性副甲状腺機能低下症Ⅱ型患者が存在するかどうかは明らかではない
*6：クエン酸などのキレート剤は，総Ca濃度を変化させずにイオン化Ca濃度を低下させる

血清Caが8.5 mg/dL未満の場合を，低カルシウム血症とする．
血清アルブミンが4.0 g/dL未満の場合には，以下の式による補正Ca値を用いる．
補正Ca (mg/dL) = 測定Ca (mg/dL) + 4 − Alb (g/dL) *6

(文献1より引用)

表2 主な低カルシウム血症性疾患の生化学的所見

	Ca	リン	PTH	その他
PTH不足性副甲状腺機能低下症	↓	→〜↑	↓	
偽性副甲状腺機能低下症	↓	→〜↑	↑	
ビタミンD欠乏症	↓〜→	↓〜→	↑	25(OH)D低値
ビタミンD依存症	↓	↓	↑	
慢性腎臓病	↓	↑	↑	腎機能障害
Ca沈着，薬剤	↓	↓〜→	↑	

するかどうかを検討する負荷試験である．偽性副甲状腺機能低下症は，本試験でのサイクリックAMPやリン排泄増加反応が障害されている1型と，サイクリックAMP排泄は増加するもののリン利尿が障害されている2型に細分される．本試験は，偽性副甲状腺機能低下症の診断には必要ではない．しかし，PTHへの不応性有無の確認，あるいは1型と2型の鑑別のために行われることがある．

3 ビタミンD代謝物作用障害

1) ビタミンD欠乏症

ビタミンD欠乏症は，血中1,25(OH)$_2$D濃度の低下ではなく，低25(OH)D血症により定義される．ビタミンD欠乏症では，低カルシウム血症，あるいは低リン血症と，PTHの高値が認められる場合が多い（表2）．わが国では，この25(OH)Dの測定が，ビタミンD欠乏性くる病・骨軟化症に対し保険適用となった．25(OH)Dが測定されないと，ビタミンD欠乏症と偽性副甲状腺機能低下症の鑑別が困難な場合がある．

2) ビタミンD依存症

ビタミンD依存症は，25(OH)Dから1,25(OH)$_2$Dへの変換を媒介する酵素の遺伝子異常による1型と，ビタミンD受容体遺伝子変異による2型に大別される．ビタミンD依存症では，通常明らかな低カルシウム血症，低リン血症が認められる（表2）．慢性腎臓病では，腎近位尿細管での1,25(OH)$_2$D産生が障害されることから，低1,25(OH)$_2$D血症が惹起される．ただし，腎臓からのリン排泄が障害されるため，ビタミンD欠乏症やビタミンD依存症とは異なり，低カルシウム血症を示す慢性腎臓病患者では通常高リン血症が認められる（表2）．

4 PTH

血中には，84個のアミノ酸からなり活性を有する全長PTHに加え，このPTHが切断を受けたあとの種々のフラグメントが存在する．PTHの測定法としては，いくつかのものが使用可能である．このうちintact PTHでは，全長PTHとN端数個のアミノ酸を欠く

PTHが，whole PTHでは全長PTHが測定される．低カルシウム血症の病因鑑別には，いずれの測定法も使用可能である．

5 | Ellsworth-Howard試験（図3）

PTHのPTH1受容体への結合には，そのN端側アミノ酸が重要である．そこで本試験では，PTHのN端34個のアミノ酸に相当するPTH（1-34）が投与される．尿量を確保するために1時間ごとに飲水を励行しつつ，1時間ごとに全尿を採取する．PTH（1-34）投与前

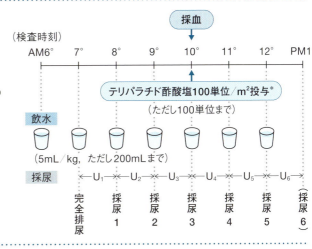

図3 Ellsworth-Howard試験の実施方法

成人はAの標準法に従うことを原則とする．小児も可能ならば午後1時にPTHを投与する方法が望ましい．その際のPTH投与量や飲水はBの方法に準拠する

(文献2より引用)

後1時間の尿中サイクリックAMP排泄を比較し，前値の10倍，かつ1μmol以上の増加があれば陽性（正常反応）と判定される．

　尿中リン排泄に関しては，PTH（1-34）投与前2時間の尿中リン排泄に比較し，投与後2時間で35mg以上の増加があれば陽性である．PTHには血管拡張作用があり，PTH（1-34）投与により一過性のほてりや動悸，頻脈などが認められる場合がある．

●文献

1) Fukumoto S, et al：Causes and differential diagnosis of hypocalcemia--recommendation proposed by expert panel supported by ministry of health, labour and welfare, Japan. Endocr J. 2008；55(5)：787-94.
2) テリパラチド酢酸塩静注用100「旭化成」添付文書．(2016年7月閲覧)
　　http://www.info.pmda.go.jp/go/pack/7223403D1045_1_02/

（福本誠二）

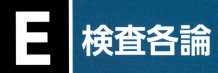

⑬ 骨粗鬆症

骨粗鬆症が疑われる際の検査

A. 必須検査項目
  1) 生化学検査（TP，Alb，Ca，P，Cr，ALP，尿中Ca，尿中Crなど）
  2) X線検査（胸椎および腰椎側面像）
  3) 骨密度測定〔dual energy X-ray absorptiometry（DXA）法による腰椎および大腿骨近位部骨密度〕

B. 鑑別診断および治療方針決定のための検査項目
  1) 生化学検査（血糖，蛋白分画，CBC，CRP，AST，ALT，γ-GTP，PTH，TSHなど）
  2) 骨形成マーカー：骨型アルカリフォスファターゼ（bone specific alkaline phosphatase；BAP）あるいはI型プロコラーゲン-N-プロペプチド（procollagen N-terminal propeptide；P1NP）
    骨吸収マーカー：デオキシピリジノリン（deoxypyridinoline；DPD），I型コラーゲン架橋N-テロペプチド（cross-linked N-telopeptide；NTX），I型コラーゲン架橋C-テロペプチド（C-terminal telopeptide；CTX），あるいは酒石酸抵抗性酸フォスファターゼ-5b（tartrate resistant ACP；TRACP-5b）
  3) 画像検査
    椎体MRI（X線検査で椎体骨折が判定できない場合など）

1 骨粗鬆症の診断手順

　骨粗鬆症の診断は，腰背痛など症状を有する例や，検診での要精検者，身長が2cm以上低下した例などを対象に原発性骨粗鬆症の診断手順（図1）に従って行う．骨粗鬆症による椎体骨折をきたした場合は腰背部痛のほか，円背によるADLの低下，胃・食道逆流現象による消化器症状，呼吸機能の低下に伴う症状などを認めるため，これらの症状を伴う場合は骨粗鬆症の評価を行う．しかし，ほとんどの骨粗鬆症例は自覚症状を認めないことが多い．したがって，他覚症状として円背や身長の低下を認める場合にも積極的に骨粗鬆症の検査を行う必要がある．2cm以上（特に4cm以上）の身長低下がある場合は椎体骨折が存在する可能性が高い．

1) 病歴聴取

　医療面接では，表1に示す骨粗鬆症性骨折の臨床的危険因子を念頭に置きながら，表2

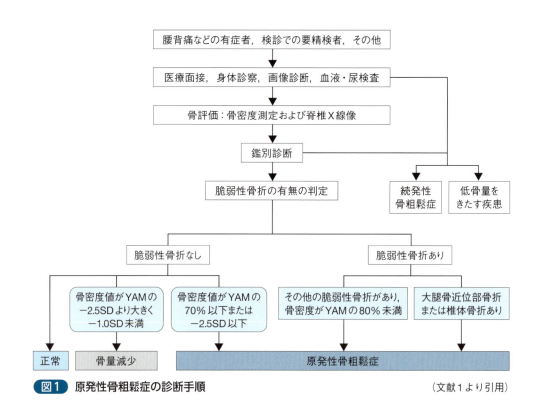

図1 原発性骨粗鬆症の診断手順 （文献1より引用）

表1 骨粗鬆症性骨折の臨床的危険因子

	続発性骨粗鬆症
年齢	・糖尿病
BMIの低値	・成人での骨形成不全症
脆弱性骨折の既往	・長期にわたり未治療の甲状腺機能亢進症
両親の大腿骨近位部骨折歴	・性腺機能低下
現在の喫煙	・早期閉経（45歳未満）
ステロイド投与	・慢性的な栄養失調あるいは吸収不良
関節リウマチ	・慢性肝疾患
アルコールの過剰摂取	

（文献1より引用）

表2 医療面接での質問項目

- 受診の目的
- 症状およびADL
- 年齢，女性では閉経時期
- 既往歴および現在治療中の病気
- 過去の骨粗鬆症検査の有無と結果
- 服薬状況
- 骨粗鬆症・骨粗鬆症性骨折の家族歴
- 骨折の既往
- 食事内容
- 嗜好品
- 運動の頻度および程度
- 子どもの有無

（文献1より引用）

に示す項目を中心に病歴聴取を行う．生活習慣ではCa摂取状況や日常の活動性，運動習慣，喫煙の有無，飲酒習慣など，家族歴では特に両親の大腿骨近位部骨折歴を聴取する．既往歴で骨粗鬆症性骨折の有無を聴取する場合は骨折した状況も聴取し，脆弱性骨折か外傷性骨折かを判断することが重要である．転倒歴も骨折リスクに関わる有用な因子である．現在服用中の薬剤や，女性では閉経年齢，自然閉経か否か，婦人科手術歴についても留意する．既往歴，現病歴では，図2に示す続発性骨粗鬆症や低骨量をきたす他の疾患の有無を聴取する．

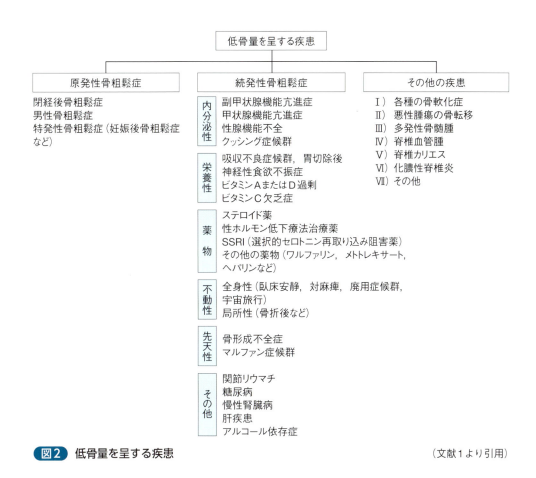

図2 低骨量を呈する疾患 （文献1より引用）

2) 原発性骨粗鬆症の診断

原発性骨粗鬆症の診断は除外診断であることから，問診や身体所見，骨代謝マーカーを含む血液・尿生化学検査や画像検査などから続発性骨粗鬆症の存在が除外された場合，原発性骨粗鬆症の診断に至る（図1）。原発性骨粗鬆症ではCa代謝調節系に異常は認めないため，血清Ca，P濃度は正常である。血清ALP濃度は骨代謝回転の上昇を反映して高値となることがあるが，ALPや骨代謝マーカーが異常高値の場合や（表3），血清Ca，P濃度に異常を認めた場合は，原発性副甲状腺機能亢進症や甲状腺機能亢進症，悪性腫瘍，骨軟化症などを鑑別する必要がある（表4）。

3) 脆弱性骨折の有無

ついで骨密度測定および脊椎X線検査所見をもとに，原発性骨粗鬆症の診断基準を適用して確定する。「原発性骨粗鬆症の診断基準（2012年度改訂版）」は，骨密度に加えて骨折リスク評価として骨密度とは独立したリスク因子である既存骨折の存在を世界に先駆けて取り入れている（表5）。つまり，椎体および大腿骨近位部の脆弱性骨折の骨折リスクは骨密度で補正後も有意に高いことから，これらの脆弱性骨折が，女性は閉経後，男性は50歳以上で存在する場合は，骨密度に関係なくそれのみで骨粗鬆症と診断する（図1，表5）。

表3 骨代謝マーカーの基準値とCa・骨代謝異常を検索すべき測定値

マーカーの種類 （測定法）	基準値	設定条件	男性	閉経前女性	閉経後女性	単位
骨形成マーカー						
BAP（CLEIA）	2.9〜14.5	閉経前女性	20.9＜	14.5＜	22.6＜	μg/L
BAP（EIA）	7.9〜29.0	30〜44歳女性	44.0＜	29.0＜	75.7＜	U/L
P1NP	17.1〜64.7	30〜44歳女性	66.8＜	64.7＜	79.1＜	μg/L
骨吸収マーカー						
DPD	2.8〜7.6	30〜44歳女性	5.6＜	7.6＜	13.1＜	nmol/mmol・Cr
sNTX	7.5〜16.5	30〜44歳女性	17.7＜	16.5＜	24.0＜	nmolBCE/L
uNTX	9.3〜54.3	30〜44歳女性	66.2＜	54.3＜	89.0＜	nmolBCE/mmol・Cr
sCTX	0.100〜0.653	30〜44歳女性	0.845＜	0.653＜	1.030＜	ng/mL
uCTX	40.3〜301.4	30〜44歳女性	299.0＜	301.4＜	508.5＜	μg/mmol・Cr
TRACP-5b	120〜420	YAM：20〜44歳女性	590＜	420＜	760＜	mU/dL

これらの骨代謝マーカーの測定値が平均＋1.96標準偏差より高値の場合は，転移性骨腫瘍などの骨疾患や，副甲状腺機能亢進症，甲状腺機能亢進症などのCa・骨代謝異常の存在が疑われる。

（文献2より引用）

表4 続発性骨粗鬆症の鑑別に必要な血液・尿検査と原疾患との対応

検査の種類		検査結果	原疾患
血液検査	血算	正球性貧血	多発性骨髄腫
		小球性低色素性貧血	吸収不良症候群，摂食障害など
		白血球増加	クッシング症候群，ステロイド薬内服（顆粒球増加・好酸球とリンパ球減少）
	生化学	高カルシウム血症	原発性副甲状腺機能亢進症
		低カルシウム血症	ビタミンD欠乏症
		低リン血症	骨軟化症，ビタミンD欠乏症
		高ALP血症	原発性副甲状腺機能亢進症，甲状腺機能亢進症，骨軟化症，骨パジェット病
		肝機能異常	肝硬変などの重症肝疾患
		低コレステロール血症	甲状腺機能亢進症
		高血糖	糖尿病，ステロイド薬内服
	血清	CRP高値	関節リウマチおよびその他の慢性炎症性疾患
尿検査	一般尿検査	尿糖	糖尿病
		尿蛋白	多発性骨髄腫（患者によっては陰性）
	生化学	高カルシウム尿症	原発性副甲状腺機能亢進症など

（文献1より引用）

　椎体骨折を有する症例の3分の2が無症状とされ，胸椎・腰椎X線検査による骨折の有無の判定が不可欠である。

　その他の骨粗鬆症性骨折（肋骨，骨盤，上腕骨近位部，前腕骨遠位部，下腿部）があった場合には，骨密度が若年成人平均（young adult mean；YAM）の80％未満で骨粗鬆症と診断する。脆弱性骨折がない場合には，骨密度がYAMの70％以下あるいは－2.5SD以下の場合に骨粗鬆症と診断する。

表5 原発性骨粗鬆症の診断基準（2012年度改訂版）

低骨量をきたす骨粗鬆症以外の疾患または続発骨粗鬆症を認めず，骨評価の結果が下記の条件を満たす場合，原発性骨粗鬆症と診断する．

I．脆弱性骨折[注1]あり
1．椎体骨折[注2]または大腿骨近位部骨折あり
2．その他の脆弱性骨折[注3]があり，骨密度[注4]がYAMの80％未満
II．脆弱性骨折なし
骨密度[注4]がYAMの70％以下または－2.5SD以下

YAM：若年成人平均値（腰椎では20〜44歳，大腿骨近位部では20〜29歳）
注1： 軽微な外力によって発生した非外傷性骨折．軽微な外力とは，立った姿勢からの転倒か，それ以下の外力を指す
注2： 形態学的椎体骨折のうち，3分の2は無症候性であることに留意するとともに，鑑別診断の観点からも脊椎X線像を確認することが望ましい
注3： その他の脆弱性骨折：軽微な外力によって発生した非外傷性骨折で，骨折部位は肋骨，骨盤（恥骨，坐骨，仙骨を含む），上腕骨近位部，橈骨遠位端，下腿骨
注4： 骨密度は原則として腰椎または大腿骨近位部骨密度とする．また，複数部位で測定した場合にはより低い％値またはSD値を採用することとする．腰椎においてはL1〜L4またはL2〜L4を基準値とする．ただし，高齢者において，脊椎変形などのために腰椎骨密度の測定が困難な場合には大腿骨近位部骨密度とする．大腿骨近位部骨密度には頸部またはtotal hip（total proximal femur）を用いる．これらの測定が困難な場合は橈骨，第二中手骨の骨密度とするが，この場合は％のみ使用する

【付記】
骨量減少（骨減少）〔low bone mass（osteopenia）〕：骨密度が－2.5SDより大きく－1.0SD未満の場合を骨量減少とする．

（文献3より引用）

　一方，骨粗鬆症には至らないが，骨密度が－2.5SDより大きく－1.0SD未満の場合は，骨量減少（骨減少）〔low bone mass（osteopenia）〕と定義されている．

2 脆弱性骨折の判定

　脆弱性骨折は軽微な外力によって発生した非外傷性骨折のことで，軽微な外力とは，立った姿勢からの転倒か，それ以下の外力を指す．

　胸椎・腰椎X線検査による椎体骨折の有無の判定は，定量的評価法（quantitative measurement；QM法），あるいは半定量的評価法（semiquantitative method；SQ法）を用いて行う．QM法では図3に示す測定を行い，C/A，C/Pのいずれかが0.8未満，またはA/Pが0.75未満の場合を椎体骨折と判定する．また，椎体の高さが全体的に減少する場合（扁平椎）には，判定椎体の上位または下位のA，C，Pより各々が20％以上減少していれば椎体骨折とする．SQ法では図3と対照してグレード0〜3に分類し，グレード1以上に当てはまる場合を椎体骨折と判定する．

　骨折の疼痛症状があってもX線検査で形態変化がない早期の椎体骨折の診断にはMRIが有用とされ，矢状面像のT1強調画像で，椎体に限局してその一部が帯状，あるいはほ

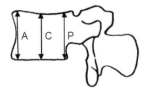

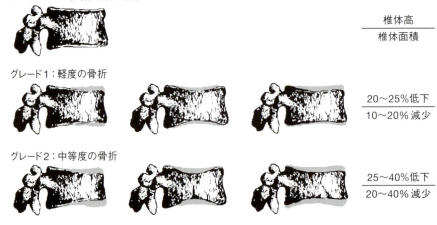

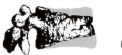　図3　椎体骨折の評価方法　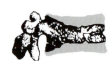（文献4, p29より引用）

ぼ全部が低信号の場合（STIR像では同領域にほぼ一致して高信号を認める場合），椎体骨折と判定できる。

3　骨密度測定（表5）

　骨密度測定部位は，原則として腰椎または大腿骨近位部とされている．腰椎はL1〜L4またはL2〜L4を基準値とし，大腿骨近位部骨密度には頸部またはtotal hip（total proximal femur）を用いる．ただし，男性や高齢者において，脊椎変形や腹部大動脈石灰化などのために腰椎骨密度の評価が困難な場合には大腿骨近位部骨密度を用いる．したがって，動脈硬化の存在が推定される例では，腰椎と大腿骨近位部ともに骨密度を測定することも考慮する．保険診療上においても，同時にこの2部位を測定することは承認されている．これらの測定が困難な場合は橈骨や第二中手骨の骨密度を用いるが，この場合は％値のみを使用する．複数部位で骨密度を測定した場合は，より低い値を採用する．

4 | 骨代謝マーカー

　骨代謝マーカーは骨密度変化率の予測因子となるだけでなく，骨密度とは独立した骨折危険因子であり，骨質評価指標のひとつである。

　骨基質のI型コラーゲンは，各分子間が架橋を形成し安定な構造を形成する。骨吸収過程で分解・生成されるコラーゲン代謝産物であるDPD，NTXやCTX，あるいは破骨細胞内酵素であるTRACP-5bは骨吸収マーカーとして用いられ，すべて保険適用である。

　一方，骨芽細胞の分化の各段階において骨芽細胞より分泌される物質であるBAPやP1NP，オステオカルシンが骨形成マーカーで，そのうち骨粗鬆症診療において保険適用となっているのはBAPとP1NPである。また，オステオカルシンはビタミンK依存性にカルボキシル化されるが，骨中のビタミンKが不足すると低カルボキシル化オステオカルシン（undercarboxylated osteocalcin；ucOC）が上昇する。ucOCは骨マトリックス関連マーカーとされる。

　骨代謝マーカーの異常高値を認める場合は，続発性骨粗鬆症の存在や癌の骨転移を積極的に疑い，検索を行う必要がある。骨代謝マーカーの異常高値については，骨粗鬆症診療における骨代謝マーカーの適正使用ガイドライン（2012年版）に，Ca・骨代謝異常症の鑑別を考慮すべき異常高値の基準が明記されている（表3）。

　骨代謝マーカーは薬物選択および，薬物治療開始後の薬物の有効性評価に有用である。

●文献

1）骨粗鬆症の予防と治療ガイドライン2015年版．日本骨粗鬆症の予防と治療ガイドライン作成委員会 編．ライフサイエンス出版，2015．
2）骨粗鬆症診療における骨代謝マーカーの適正使用ガイドライン2012年版．骨粗鬆症診療における骨代謝マーカー検討委員会 編．ライフサイエンス出版，2012．
3）日本骨代謝学会，日本骨粗鬆症学会：原発性骨粗鬆症の診断基準（2012年度改訂版）．2012．
4）椎体骨折評価委員会：椎体骨折評価基準（2012年度改訂版）．Osteoporosis Japan．2013；21(1)：25-32．

（山内美香）

E 検査各論

⑭ クッシング症候群（ACTH非依存性クッシング症候群）

クッシング症候群が疑われる際の検査

クッシング症候群に特徴的な身体所見"クッシング徴候"（満月様顔貌，赤ら顔，中心性肥満，赤色皮膚線条，皮下出血斑，皮膚の菲薄化，近位筋萎縮），高血圧，耐糖能障害，低カリウム血症，月経異常などから本症を疑う。

A. 必須検査項目
  スクリーニング検査
    1) 血中ACTH，血中コルチゾール
    2) 24時間尿中遊離コルチゾール（蓄尿）
    3) 血中ACTHおよび血中コルチゾールの日内変動
    4) デキサメタゾン抑制試験（低用量）
    5) 血清Na，血清K，白血球数および分画
  確定診断のための検査
    1) デキサメタゾン抑制試験（高用量）

B. 鑑別診断のための検査項目
  ● 血中ACTH低値の場合→副腎性クッシング症候群を疑う
    副腎CTスキャン，副腎皮質シンチグラフィ
    血漿DHEA-S測定（副腎癌によるクッシング症候群が疑われる場合）
  ● 血中ACTH正常～高値の場合→下垂体性（クッシング病）を疑う
    下垂体MRI
    CRH試験，メチラポン（メトピロン®）試験，DDAVP試験
  ● 血中ACTH高値の場合→異所性ACTH症候群を疑う
    異所性ACTH産生腫瘍の検索のため：
      胸部CTスキャン（肺，胸腺：5mm以下のスライス厚），腹部・骨盤CT，上下部消化管内視鏡検査，オクトレオスキャン，FDG-PET，Tlシンチグラフィ，そのほか異所性ACTH産生腫瘍の検索
    クッシング病との鑑別診断のため：
      下錐体静脈洞・海綿静脈洞選択的サンプリング，メチラポン試験，DDAVP試験

C. 合併症の診断のための検査
    1) 血糖値，75g経口ブドウ糖負荷試験
    2) 骨密度
    3) 心臓超音波検査

1 必須検査項目

スクリーニング検査

1) 血中ACTH, 血中コルチゾールの測定

ACTHは血漿, コルチゾールは血清あるいは血漿で測定する. ACTH, コルチゾールはストレスの影響を受けるため, 早朝空腹時に採血針をあらかじめ留置し, 約30分の安静臥床後に採血する. 採血後の検体は氷中保存し, 速やかに血漿分離する. 検体を放置すると, 血中ACTH値が実際よりも低値となるため注意する.

当施設でのクッシング症候群の各病型における血中ACTH, 血中コルチゾールの分布を示す (図1).

2) 尿中ホルモンの測定

尿中遊離コルチゾールは各種負荷試験の影響がない状態で蓄尿する必要がある. 蓄尿が不完全だと判定が困難である. わが国では, 尿中17-OHCS, 尿中17-KSは保険適用ができない.

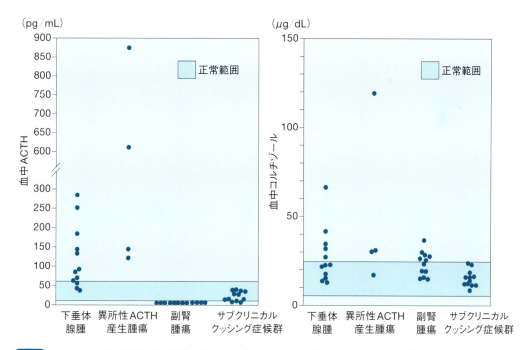

図1 クッシング症候群の各病型における血中ACTH, 血中コルチゾールの分布 (自験例)

⑭ クッシング症候群 (ACTH非依存性クッシング症候群)

3) 血中ACTHおよび血中コルチゾールの日内変動（図2）

これらは通常，朝高く，夜低い日内変動を示すが，クッシング症候群ではそれが消失する。早朝（午前6時〜9時）と夜（午後8時〜午前0時）に採血する。血中コルチゾール値は採血時刻や測定に用いるアッセイキットの種類によって異なることから，正常の日内変動の基準値は文献によって異なるが，通常深夜コルチゾール$5\mu g/dL$未満を正常の日内変動と判断する。

4) 一般検査所見における特徴

コルチゾールの鉱質コルチコイド作用による低カリウム血症，抗炎症・抗アレルギー作用と関連する好酸球減少，白血球増加を認めることがある。

5) クッシング症候群における視床下部—下垂体—副腎系の状態

健常者およびクッシング症候群におけるCRH，ACTH，コルチゾールの動態を図3に示した。

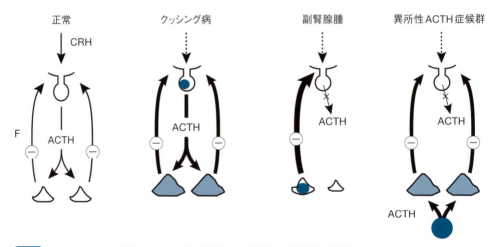

図2 ACTH，コルチゾールの日内変動の検査法

図3 クッシング症候群における視床下部—下垂体—副腎系の状態

確定診断のための検査

1) デキサメタゾン抑制試験 (overnight法, Nugent法) (図4)

午後11時にデキサメタゾン (デカドロン®1錠0.5mg) 1mg (低用量) を内服し, 翌朝6〜8時に空腹・安静臥床で血中ACTH, 血中コルチゾールを採血する. 健常者では血中コルチゾールが5μg/dL未満に抑制される. デキサメタゾン1mg抑制試験で5μg/dL未満に抑制されない場合は, 8mg (高用量) 負荷試験を施行する.

血中コルチゾールが30μg/dL以上の場合は, 高用量デキサメタゾンにより低カリウム血症, 高血糖, 感染の増悪が懸念されるため, 施行の要否は慎重に検討する必要がある.

副腎性クッシング症候群および異所性ACTH産生腫瘍では, 血中コルチゾールは低用量, 高用量デキサメタゾン抑制試験ともに抑制されない. クッシング病では低用量では抑制されないが, 高用量では前値の2分の1以下に抑制される.

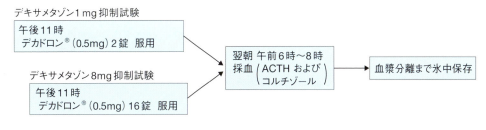

図4 デキサメタゾン抑制試験検査法

2 鑑別診断のための検査

副腎性クッシング症候群が疑われる場合

副腎CT: 副腎CTスキャンで副腎腫瘍を確認する. 単純CTに加え造影CTも施行すると, 腫瘍の性状に関する情報が多く得られる. コルチゾール産生腺腫は通常径2〜4cmで, 造影前は不均一な低〜等吸収域でCT値 (Hounsfield unit) は10以下のことが多い (図5A). 造影後は不均一な造影効果を認める (図5B). 反対側の副腎は萎縮を示す. 腫瘍径が4〜5cm以上の場合はコルチゾール産生副腎皮質癌が疑われる.

副腎皮質シンチグラフィ: 副腎皮質シンチグラフィでは機能性を示す腫瘍側のみに[131]I-アドステロールの取り込みを認め, 反対側の取り込みは消失する. しかしながら, クッシング症候群と診断され, 副腎CTで一側に腫瘍を認めた場合には必ずしも実施する必要はない. 両側性病変が疑われる場合に施行する.

血中DHEA-S測定: 副腎アンドロゲンはACTH刺激により産生されるため, ACTHが抑制される副腎性クッシング症候群では, 血中DHEA-Sが低値を示すことが多い. しかし,

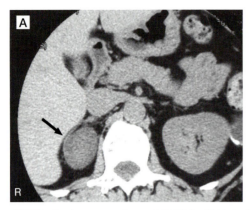
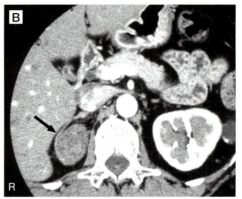

図5 右副腎コルチゾール産生腺腫の単純CT像（A）および造影CT像（B）

腫瘍（矢印）とともに萎縮した付属副腎が認められる。

副腎癌によるクッシング症候群では，腫瘍組織でコルチゾールとともに副腎アンドロゲンが産生される場合が多く，血中DHEA-Sが高値を示す症例がある。血中DHEA-Sは年齢・性別ごとに基準値が異なるので結果を判定する際には注意を要する。

下垂体性クッシング症候群（クッシング病）と異所性ACTH産生腫瘍の鑑別診断（図6）

　下垂体性クッシング症候群も異所性ACTH症候群もACTH依存性クッシング症候群であり，血中ACTH正常〜高値である。下垂体MRIで下垂体腫瘍（腺腫）が認められればクッシング病の可能性が高い。下垂体腫瘍が確認できない場合や血中ACTH値が異常高値（異所性ACTH産生腫瘍では血中ACTHが100pg/mL以上となる症例が多い）の場合には，異所性ACTH産生腫瘍とクッシング病との鑑別が必要になる。

　ホルモン負荷試験などのホルモン分泌動態検査はクッシング病と異所性ACTH産生腫瘍の鑑別の参考となるが，鑑別困難な場合もある。以下の検査項目のうち，4）5）の所見が両者の鑑別に重要（必須）であり，1）〜3）はある程度有用（傍証を得るために施行する）である。

1）CRH試験（表1）

【検査法】
　①早朝（8〜9時）空腹時にヘパリン加生理食塩水（生食）にて静脈確保し（翼状針使用），約30分の安静臥床後に検査を開始する。
　②前採血のあと，ヒトCRH®100μg（1バイアル）を静脈内投与する。
　③確保した静脈ラインより経時的に採血し，血中ACTH，血中コルチゾールを測定する。

【判定】
　健常者ではACTH，コルチゾールのピークが前値の1.5倍以上，あるいはACTHの頂値（負荷後30分）が60pg/mL以上，コルチゾールの頂値（負荷後60分）が18μg/dL以上に増

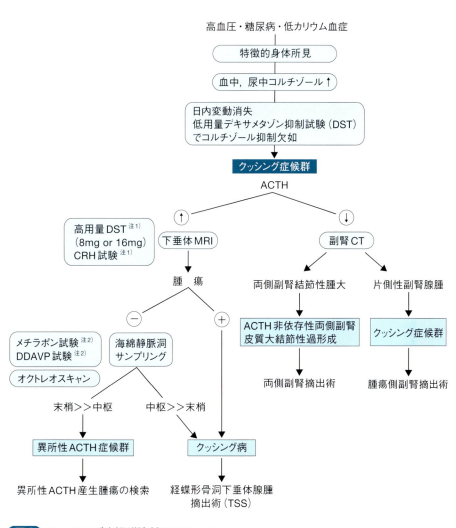

図6 クッシング症候群診断のフローチャート

※ 注1)および注2)の検査はクッシング病と異所性ACTH症候群の鑑別診断の傍証となる
注1)クッシング病では高用量DST(8mg)でコルチゾールが抑制され,CRH試験でACTHが反応する。異所性ACTH症候群では高用量DST(8mg)でコルチゾールが抑制されず,CRH試験でACTHが無反応
注2)クッシング病ではメチラポン試験,DDAVP試験ともにACTHが反応する。異所性ACTH症候群ではメチラポン試験,DDAVP試験ともにACTHが無反応

表1 CRH試験

時間(分)	0	30	60	90
血中ACTH	◎	◎	◎	
血中コルチゾール	◎	◎	△	◎

加する。副腎性クッシング症候群および異所性ACTH産生腫瘍では血中ACTH，血中コルチゾールは無反応。クッシング病では反応する。

注：副作用として一過性の悪心，ほてり感，動悸などを生じることがある。

2) メチラポン試験（迅速法）（表2）

【検査法】

① 早朝（8～9時）に前採血後，メチラポン（メトピロン®1カプセル250mg）1.5g（6カプセル）を内服する。

② 内服後2時間おきに8時間後まで採血し，血中ACTH，血中コルチゾールを測定する。

【判定】

副腎皮質でのコルチゾールの合成に必要な酵素，11β-ヒドロキシラーゼ（11-デオキシコルチゾールからコルチゾールに変換する作用）の阻害薬であるメチラポンを投与すると，健常者では血中コルチゾールが減少し，ネガティブフィードバックが減弱して下垂体からのACTH分泌が亢進する（図7）。これに伴いコルチゾールの前駆体である血中11-デ

表2 メチラポン試験（迅速法）

時間（分）	0	2	4	6	8
血中ACTH	◎	◎	◎	◎	◎
血中コルチゾール	◎	◎	◎	◎	◎

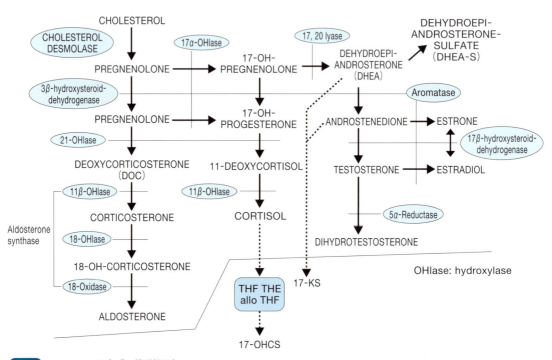

図7 ステロイド合成・代謝経路

オキシコルチゾールが増加する。副腎性クッシング症候群および異所性ACTH産生腫瘍では血中コルチゾールが減少するものの、血中ACTH、血中11-デオキシコルチゾールは無反応、副腎性クッシング病では増加反応を示す。代謝産物である尿中17-OHCS排泄量を指標とする標準法では、副腎性クッシング症候群および異所性ACTH産生腫瘍は無反応、クッシング病では増加を示すが、最近は主に迅速法が施行される。

注：最も多い副作用として悪心を生じることがあるので、牛乳や健胃消化薬とともに本剤を内服させてもよい。

注：血中11-デオキシコルチゾール測定はわが国で保険適用がない。

3) DDAVP試験（表3）

【検査法】
①早朝、空腹時にヘパリン加生食にて静脈確保し（翼状針使用）、約30分の安静臥床後に検査を開始する。
②前採血のあと、DDAVP $4\mu g$（デスモプレシン®1アンプル＝$4\mu g/dL$）を静脈内投与する。
③確保した静脈ラインより経時的に採血し、血中ACTH、血中コルチゾールを測定する。

【判定】
DDAVPは下垂体ACTH産生細胞のバゾプレシンV_2受容体を介してACTH分泌を刺激するため、健常者では血中ACTH、血中コルチゾールのピークが1.5倍以上に増加する。副腎性クッシング症候群および異所性ACTH産生腫瘍では血中ACTH、血中コルチゾールは無反応であるのに対して、クッシング病では増加反応を示すことから鑑別に用いられる場合がある。

表3 DDAVP試験

時間(分)	0	30	60	90
血中ACTH	◎	◎	◎	◎
血中コルチゾール	◎	◎	◎	◎

4) 下錐体静脈洞・海綿静脈洞選択的サンプリング

クッシング病の原因であるACTH産生下垂体腺腫は径1cm以下のミクロ腺腫が約80～90％を占め、下垂体MRIで明らかな腫瘍が描出されない症例が10～20％存在する。この場合、下垂体性あるいは異所性ACTH産生腫瘍の鑑別が困難であるため、下錐体静脈洞・海綿静脈洞選択的サンプリングを施行する。本検査では、左右下錐体静脈洞・海綿静脈洞にカテーテルを挿入して選択的に静脈サンプリングを行い、血中ACTHを測定する。ACTHの下錐体静脈洞・海綿静脈洞/末梢血（C/P）比が3.0以上であれば下垂体性と診断する。また、CRH負荷サンプリングを行う場合は、CRHを静脈注射後に左右下錐体静脈洞・海綿静脈洞から静脈サンプリングを行い、CRH負荷前C/P比2.0以上または負荷後C/P比3.0以上で下垂体性と診断する。

5) 異所性ACTH産生腫瘍の検索

主な原因腫瘍は，肺燕麦細胞癌・小細胞癌，気管支・胸腺カルチノイド，胸腺腫，膵消化管神経内分泌腫瘍，膵癌などである．カルチノイド腫瘍は10mm以下の小腫瘍であることも多く，診断に苦慮する．系統的な原因腫瘍検索と慎重な経過観察が必要であるが，胸腔内疾患の頻度が高いことから，検索としてまず5mm以下のスライス厚での胸部CTを行う．

3 | 合併症の診断のための検査

クッシング症候群では耐糖能異常，骨粗鬆症，高血圧，心不全を高率に合併するため，これらの検索も行う．

4 | 特殊な病態

本症候群と関連する特殊な病態として，周期性クッシング症候群，偽性(Pseudo)クッシング症候群，医原性クッシング症候群，サブクリニカルクッシング症候群(後述)がある．

1) 周期性クッシング症候群

コルチゾールの過剰分泌に周期性がみられ，高コルチゾール血症を呈する期間に続いて一定期間正常化し，臨床所見も軽快，消失する．周期は数日から数年にわたることがあり，非活動期には診断が困難である．クッシング病，良性腫瘍による異所性ACTH症候群に多い．

2) 偽性(Pseudo)クッシング症候群

慢性アルコール中毒，内因性うつ病，中枢性摂食障害の患者でみられる病態で，血中，尿中コルチゾールの上昇，デキサメタゾン1mg抑制試験での抑制欠如，ACTH，コルチゾールの日内変動の消失など，クッシング症候群と類似した臨床所見を呈する．下垂体MRIで下垂体腫瘍がなく，CRHおよびDDAVP試験でACTH，コルチゾールの過剰反応がないこと，深夜0時の血中コルチゾールが7.5μg/dL以下であること[3]からクッシング症候群と鑑別するが，下垂体腺腫の描出されないクッシング病も10〜20％にみられることから，実際には診断に苦慮する場合が多い．視床下部からのCRHの過剰分泌やコルチゾールによるネガティブフィードバック機構のセットポイント上昇などが病因とされる．

3) 医原性クッシング症候群

クッシング症候群に特徴的な身体所見を認めるにもかかわらず，血中ACTH，血中コルチゾールがともに低値である場合には，糖質コルチコイド投与(膠原病やアレルギー疾患に対する内服薬や外用薬，腰痛・変形性関節症に対する筋肉注射や関節腔内投与など)

による医原性クッシング症候群を疑う。病歴や薬剤使用歴の聴取が重要である。

4）ACTH非依存性両側副腎皮質大結節性過形成
（ACTH-independent macronodular adrenal hyperplasia；AIMAH）

　本症はこれまでACTH非依存性病変であると考えられAIMAHと称されてきたが，近年は病変部である副腎局所でACTHが産生されており，paracrine様式でコルチゾール過剰産生を促進していることが報告され，bilateral macronodular adrenocortical hyperplasia（BMAH）あるいはprimary bilateral macronodular adrenocortical hyperplasia（PBMAH）と称されるようになっている。

　血中ACTH低値，血中コルチゾール高値，低用量および高用量のデキサメタゾンで抑制されないという副腎腺腫によるクッシング症候群と同様の所見を呈するが，副腎CTスキャンで両側副腎に多発大結節を伴う腫大を認める。一側の副腎が70g以上であることが多い。病因として，遺伝子変異〔armadillo repeat containing 5遺伝子（*ARMC5*）変異〕，副腎皮質組織の異所性受容体〔GIP（gastric inhibitory polypeptide）受容体，バゾプレシンV_{1b}型受容体，カテコールアミン受容体，LHRH受容体など〕発現の可能性が報告されている。副腎腺腫によるクッシング症候群が30〜40歳代の女性に多いのに対し，本症は高齢男性に多いのが特徴である。

5）サブクリニカルクッシング症候群

　副腎偶発腫瘍が存在するが，原発性アルドステロン症，褐色細胞腫，クッシング症候群などの明らかな機能性腫瘍あるいは転移性副腎癌などが否定される場合には，本症候群を疑う。弱いながらも自律性のコルチゾール分泌を呈する副腎腫瘍であり，クッシング症候群に特徴的な身体徴候を欠如している。長期的視点で高血圧，耐糖能異常，骨代謝異常（骨粗鬆症）への影響が指摘されている。

サブクリニカルクッシング症候群が疑われる際の検査

　サブクリニカルクッシング症候群の診断の必須項目は，副腎腫瘍の存在（副腎偶発腫）およびクッシング症候群に特徴的な身体徴候を欠如していることである。そのほか，本症候群の診断基準（表4）に沿って検査を進める。

注1：高血圧，全身性肥満，耐糖能異常はクッシング症候群に特徴的とはみなさない。
注2：副所見のうち1つ以上の所見あるいは7）があるとき，陽性と判定する。1）2）および副所見の陽性をもって本症と診断する（診断基準は表4参照）。

表4 副腎性プレ（サブ）クリニカルクッシング症候群の診断基準

◉必須項目
1. 副腎腫瘍の存在（副腎偶発腫）
2. 臨床症状：クッシング症候群の特徴的な身体徴候の欠如
   ただし，高血圧，全身性肥満，耐糖能異常はクッシング症候群に特徴的所見とはみなさない
3. 検査所見
   1) 血中コルチゾールの基礎値（早朝時）が基準範囲内
      2回以上の測定が望ましく，常に高値の例は本症とはみなさない
   2) コルチゾール分泌の自律性
      デキサメタゾン抑制試験（overnight法）
      1mgで3μg/dL以上かつ8mgで1μg/dL以上

◉さらに3)から6)項目の1つ以上あるいは7)が必要
3) ACTH分泌の抑制
   ACTHの基礎値が正常以下（<10pg/mL）あるいはACTH分泌刺激試験の低反応
4) 副腎皮質シンチグラフィでの患側の取り込みと健常側の抑制
5) 日内リズムの消失
6) 血中DHEA-S値の低値
   年齢および性別を考慮した基準値以下の場合，低値と診断する
7) 副腎腫瘍摘出術後，一過性の副腎不全症状があった場合，あるいは付属副腎皮質組織の萎縮を認めた場合

（平成7年度厚生省特定疾患「副腎ホルモン産生異常症」調査研究班）

1) 血中ACTH，血中コルチゾールの測定

　血中ACTH，血中コルチゾールは空腹時に採血針をあらかじめ留置し，約30分の安静臥床後に採血する。採血後の検体は血漿分離まで氷中保存する。血中ACTH，血中コルチゾールは2回以上の測定が望ましく，血中コルチゾールが常に高値の場合は本症とはみなさない。

2) デキサメタゾン抑制試験（overnight法，Nugent法）（図4）

　午後11時にデキサメタゾン（デカドロン®1錠0.5mg）1mgあるいは8mgを内服し，翌朝6〜8時に空腹・安静臥床で血中ACTH，血中コルチゾールを採血する。スクリーニングとして1mgの抑制試験を行い，血中コルチゾール値が3μg/dL以上の場合に本症が疑われる。ついで8mgの抑制試験を行い，血中コルチゾール値が1μg/dL以上の場合に本症を考える。

3) 血中ACTH値の判定

　血中ACTHが正常値以下（測定感度以下）の場合に低値と判定するが，10pg/mL以下の場合も低値が疑われる。CRH試験（144頁参照）で低反応である場合もACTH分泌低下と判断する。

4) 副腎皮質シンチグラフィ

　副腎皮質シンチグラフィで患側の取り込みと健側の抑制がみられた場合に陽性と判定する。

5）血中ACTHおよび血中コルチゾールの日内変動（図2）

　　血中ACTHおよび血中コルチゾールの日内変動が消失（142頁参照）している場合に陽性と判定する。

6）血中DHEA-S値の判定

　　血中DHEA-Sは年齢および性別により正常範囲が異なるため，注意を要する。年齢および性別を考慮した基準値以下の場合に陽性と判定する。

7）術後の糖質コルチコイド補充療法

　　術前に以下のような所見から対側副腎の機能抑制が明確な場合には，術後の糖質コルチコイド補充療法の適応となる。
- 血中ACTHが抑制されている
- 副腎CTで対側副腎の萎縮を認める
- 副腎皮質シンチグラフィで対側副腎の取り込みが抑制されている

　　病理組織で付着皮質組織の萎縮を検討する場合は，皮質全体の萎縮とともに皮質束状層の萎縮の有無を慎重に観察する必要がある。

（田辺晶代）

E 検査各論

⑮ 原発性アルドステロン症

> **原発性アルドステロン症が疑われる際の検査**
>
> A. 必須検査項目
>   1) 血漿アルドステロン濃度，血漿レニン活性（あるいは活性レニン濃度）
>   2) 血清K濃度，尿中K排泄量
>   3) 副腎CT
> B. 確定診断および病型診断のための検査
>   1) カプトプリル試験
>   2) フロセミド・立位試験
>   3) 生理食塩水負荷試験
>   4) 選択的副腎静脈サンプリング
>   5) 副腎皮質アドステロールシンチグラフィ（デキサメタゾン抑制）
>   6) デキサメタゾン負荷試験（糖質コルチコイド反応性アルドステロン症の鑑別）
> C. 合併症評価のための検査
>   1) 心臓超音波検査
>   2) 眼底検査
>   3) 頸動脈超音波検査
>   4) 頭部MRI・MRA
>   5) 75g経口ブドウ糖負荷試験

1 病因，分類

　　原発性アルドステロン症（PA）は副腎からのアルドステロン過剰分泌により，血中レニン低下，高血圧，低カリウム血症をきたす病態である（図1）。診断技術の向上によりPAの診断率は増加し，本態性高血圧症の5～10％を占めるとも報告されている。

　　PAの主な病型はアルドステロン産生副腎腺腫（APA）と特発性アルドステロン症（IHA）で，その他の亜型として，糖質コルチコイド反応性アルドステロン症，片側性副腎過形成，原発性副腎過形成，アルドステロン産生副腎癌などがある。

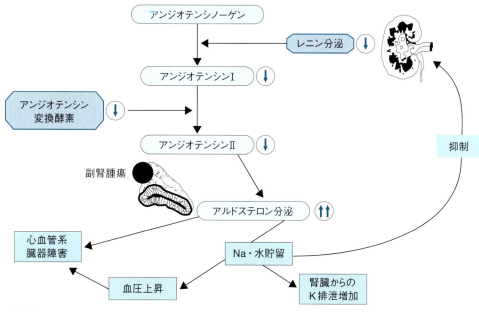

図1 原発性アルドステロン症におけるレニン-アンジオテンシン-アルドステロン系

2 検査

1) 血漿アルドステロン濃度, 血漿レニン活性 (あるいは活性レニン濃度)

①判定

　PAのスクリーニングとして, 高血圧症例において血漿アルドステロン濃度 (PAC), 血漿レニン活性 (PRA) 〔あるいは活性レニン濃度 (ARC)〕を測定する。スクリーニングにはアルドステロン／レニン比 (ARR) の上昇が有用であるとされる。日本内分泌学会の「原発性アルドステロン症の診断治療ガイドライン2009」[1] では, PAC (pg/mL) /PRA (ng/mL/時) 比200以上〔ARCを用いる場合はPAC (pg/mL) /ARC (pg/mL) 比40以上〕の場合にPAのスクリーニング陽性と判定する。日本内分泌学会の「わが国の原発性アルドステロン症の診療に関するコンセンサス・ステートメント」[2] では, ARR単独では偽陽性が多くなることからARR＞200とPAC＞120以上の組み合わせによるスクリーニングが推奨される (推奨グレードC1) とされている。

②注意点

　PAC, PRAは採血時間, 体位, 降圧薬 (表1) など多くの因子の影響で変動するため, 測定条件には注意を払う必要がある。早朝空腹時, 約30分の安静臥床後に採血することが望ましい。外来診療では約15分の安静坐位後に採血する。極度の脱水, 減塩時には, PRAが本来の値より高値になる可能性がある。

　また, ホルモン値はできるだけ降圧薬投与前に評価するが, やむをえない場合にはアルドステロン, レニン分泌に対して比較的影響の少ないCa拮抗薬やα-ブロッカーの内服下

表1 降圧薬によるPAC, PRAの変動

	血漿アルドステロン濃度(PAC)	血漿レニン活性(PRA)	PAC/PRA比(ARR)
ACE阻害薬 AT1受容体拮抗薬	↓	↑	↓
直接的レニン阻害薬	↓	↓↓	↑
β-ブロッカー	↓	↓↓	↑
Ca拮抗薬	↑	↑	↓
利尿薬(サイアザイド系・ループ系)	↑	↑↑	↓
アルドステロン受容体拮抗薬	↑	↑↑	↓

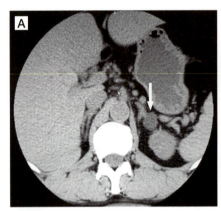 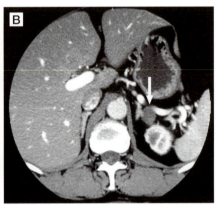

図2 アルドステロン産生副腎腺腫(左副腎)
A：単純CT, B：造影CT

で測定する。

　レニン-アンジオテンシン系に影響の大きいアルドステロン受容体拮抗薬は，薬剤を変更して4週間以降に，アンジオテンシン変換酵素阻害薬，アンジオテンシンⅡ受容体拮抗薬，β-ブロッカー，利尿薬は，薬剤を変更して2週間以降にホルモン値を評価することが望ましい。

2) 血清K濃度，尿中K排泄量

　典型例，特に副腎腺腫や癌によるPAでは低カリウム血症を認めることが多いが，PA全体の60～90％は正常Kである。未補正の低カリウム血症にもかかわらず，1日尿中K排泄量が低下していない(30mEq/日以上)場合には，アルドステロン過剰による排泄亢進が疑われる。

3) 副腎CT, MRI(図2)

　APAは径1cm以下の小腫瘍のこともあり，CTやMRIでの検出率が低い。また，副腎には非機能性腺腫や結節が存在する頻度が高く，PAの局在診断における画像検査の有用

性は低い。しかしながら、径5cm以上の腫瘍の場合は副腎癌によるPAが疑われることから、画像検査は施行する必要がある。また、副腎静脈サンプリングの際のカテーテル挿入の成功率向上に、thin slice CTやmulti-detector row CT（MDCT）で事前に副腎静脈の走行を確認することが有用である。

典型的なAPAの所見は径1～3cm、単純CTで低密度、造影効果がきわめて乏しい腫瘍である。前述の通り画像検査のみで局在診断を確定することは困難で、あくまでも診断の補助所見である。MRIではT1強調像、T2強調像ともに低信号の腫瘍である。小腫瘍のためMRIの腫瘍検出能は低い。

IHAの両側副腎は腫大が認められることもあるが、正常ないし軽度の腫大であることが多いため、CTで両側副腎に明らかな病変が認められない場合にはミクロ腺腫によるAPAとIHAの鑑別が困難である。また、一側に明らかな副腎腫瘍が認められても非機能性腺腫であり、対側にミクロ腺腫が存在する症例もある。

3 確定診断および鑑別診断のための検査

確定診断のために機能確認検査を施行する。日本内分泌学会の診断ガイドライン[1]ではフロセミド・立位試験、カプトプリル試験、生理食塩水負荷試験のうち2種類以上が陽性の場合、高血圧ガイドライン（日本高血圧学会）[3]では前述の機能確認検査のうち1種類以上が陽性の場合にPAと診断する。

米国内分泌学会の診療ガイドライン[4]では経口食塩負荷試験、生理食塩水負荷試験、カプトプリル試験、フルドロコルチゾン試験のうち1種類以上が陽性の場合にPAと診断する。

迅速ACTH試験は主にわが国で用いられている機能確認検査であるが、PAの確定診断におけるエビデンスに乏しいため、各種ガイドラインには採用されていない。

1) カプトプリル試験

①方法

検査は早朝空腹時に行い、検査前30分は安静臥床とする。カプトプリル 50mgを10mLの水とともに内服する。

	前	60分	90分
PRA	◎	△	◎
PAC	◎	△	◎

②注意点

腎機能障害合併例では、カプトプリル投与による腎機能悪化が懸念されるため施行しない。15分ごとに血圧をチェックして低血圧に注意する。

③判定

正常では負荷後のARRが200未満（PAC：pg/mL）。

PAでは，アルドステロンの自律性分泌により既にアンジオテンシンⅡが抑制されているため，刺激後のPACの低下反応および刺激後のPRAの増加反応が認められない。負荷後のARRが200以上（PAC：pg/mL）でPAと診断される[1]。

2) フロセミド・立位試験
①方法

検査は早朝空腹時に行い，検査前30分は安静臥床とする。フロセミド40mgを静注後，2時間立位（排尿時，高齢者ではときどき坐位可）。

	前	1時間	2時間
PRA	◎	△	◎
PAC	◎	△	◎

②注意点

起立性低血圧，低カリウム血症の出現・増悪に注意する（検査中，気分不快のため中止する場合は中止時に採血）。

③判定

低レニン性本態性高血圧ではPRAが2.0ng/mL/時以上に増加する。

PAではPRAの増加反応がみられない。負荷後のピークPRAが2.0ng/mL/時未満でPAと診断される[1]。

3) 生理食塩水負荷試験
①方法

検査は早朝空腹時に行い，検査前30分は安静臥床とする。生理食塩水2L/4時を点滴静注し，4時間後に反対側の静脈から採血する。

	前	4時間
PAC	◎	◎

②注意点

重症高血圧，腎機能障害合併例，不整脈，心不全，重症低カリウム血症の症例には施行しない。15分ごとに血圧をチェックして高血圧に注意する。

③判定

正常では負荷後のPACが60pg/mL未満に抑制される。

PAではアルドステロンの自律性分泌のためPACが低下しない。負荷後のPACが60pg/

mL以上であればPAと診断される[1]。

4) 選択的副腎静脈サンプリング

　　一側性病変の場合は手術治療の適応がある。患者が手術治療を希望する場合は，病変の局在確定のため選択的副腎静脈サンプリングを施行する。左右の副腎からそれぞれのアルドステロン分泌量を直接的に評価可能であり，PAの病変部の局在診断には最も有用な検査である。ACTH負荷を併用したサンプリングが施行されることが多い。

　　検査成功時の診断率はきわめて高いが，侵襲的であり，右副腎静脈へのカテーテルの選択的挿入が困難であるため，術者の熟練を必要とする。

5) 副腎皮質アドステロールシンチグラフィ

　　デキサメタゾン抑制副腎シンチグラフィでは，腫瘍側副腎への取り込み増加，対側副腎への取り込み低下を認める。一側性病変でも微小腫瘍では陽性率が低く，局在診断における有用性は低い。

　　また，デキサメタゾン抑制を行わない場合には左右差の判別が困難である。糖尿病合併例では，デキサメタゾン投与中の血糖コントロールが悪化する可能性があるため注意を要する。

①方法

　　普通食下で行う。アイソトープ静注前後でデキサメタゾンおよびヨウ化カリウムを内服する。撮影はアイソトープ静注の5，7日目に施行する。

②施行例

　　アイソトープ静注の4日前からデキサメタゾン（0.5mg）6錠分3（食後），アイソトープ静注の翌日からデキサメタゾン（0.5mg）4錠分2（朝，夕食後）を7日間内服する。静注後，5，7日目に撮影を行う。

　　甲状腺ブロック用のヨウ化カリウム（50mg）3錠分3（食後）は，アイソトープ静注の2日前から7日間内服する。

6) デキサメタゾン負荷試験

　　糖質コルチコイド反応性アルドステロン症が疑われる際に施行する。デキサメタゾン1～2mg/日（4回に分けて）を2～4週間経口投与する。本疾患では血圧低下，K正常化，PAC低下，PRA正常化を認める。

4 合併症評価のための検査

　　心血管系合併症および糖代謝異常合併の評価のために，心臓超音波検査，眼底検査，頸動脈超音波検査，頭部MRI・MRA，75g経口ブドウ糖負荷試験などを施行する。

●文献

1) Nishikawa T, et al：Guidelines for the diagnosis and treatment of primary aldosteronism-The Japan Endocrine Society 2009-. Endocr J. 2011；58(9)：711-21.
2) 日本内分泌学会：わが国の原発性アルドステロン症の診療に関するコンセンサス・ステートメント．2016．
3) 日本高血圧学会 高血圧治療ガイドライン作成委員会：高血圧緊急症および切迫症の診断と治療．高血圧ガイドライン2014．日本高血圧学会 高血圧治療ガイドライン作成委員会 編．ライフサイエンス出版，2014，p120-2．
4) Funder JW, et al：The Management of Primary Aldosteronism：Case Detection, Diagnosis, and Treatment：An Endocrine Society Clinical Practice Guideline. J Clin Endocrinol Metab. 2016；101(5)：1889-916.

〔田辺晶代〕

E 検査各論

⑯ 褐色細胞腫

褐色細胞腫が疑われる際の検査

A. 必須検査項目
   1) 血漿エピネフリン，ノルエピネフリン
   2) 24時間尿エピネフリン，ノルエピネフリン排泄量
   3) 24時間尿メタネフリン，ノルメタネフリン排泄量
   4) CT，MRI
B. 参考検査項目
   1) 随時尿メタネフリン，ノルメタネフリン排泄量（クレアチニン補正値）
   2) 24時間尿VMA排泄量
   3) 副腎エコー
C. 鑑別診断のための検査
   1) ^{123}I-MIBGシンチグラフィ
D. 遠隔転移検索のための検査
   1) ^{123}I-MIBGシンチグラフィ
   2) FDG-PET
E. 合併症・合併疾患診断のための検査
   1) 血中Ca，リン，PTH
   2) カルシトニン
   3) 膵臓ホルモン・膵臓CT，MRI
   4) 腎臓CT，MRI，脳MRI，脊髄MRI
   5) 眼底検査

1 概念，定義

副腎髄質や交感・副交感神経節に存在するクロム親和性細胞から発生する腫瘍で，多くの症例でカテコールアミンを過剰に産生する。副腎原発の腫瘍を褐色細胞腫，傍神経節原発の腫瘍を傍神経節細胞腫（副腎外褐色細胞腫）と称する。

1) どのような患者をスクリーニングの対象とするか？

高血圧が主要な症状であり，他に高血糖，代謝亢進による体重減少を伴う症例もみられる。高血圧には発作型，持続型，混合型がある。発作型，混合型では発作性頻脈（動悸），発汗，頭痛を伴う症例があるが，持続型では高血圧以外に自他覚症状に乏しいものも多い。

治療抵抗性の高血圧を呈する症例はもちろん，自他覚症状を示さない高血圧患者もスクリーニングの対象となる。普段の血圧は正常で発作時にのみ血圧が上昇する症例もある。

また，約10％はMRIやCTで発見される偶発腫瘍である。多発性内分泌腫瘍症（MEN）2型，von Hippel-Lindau病，神経線維腫症などの遺伝子異常が原因の場合は，褐色細胞腫以外に多種多様な疾患を合併する。

2 │ 診断

1）生化学的検査

カテコールアミン〔エピネフリン（E），ノルエピネフリン（NE）〕，およびその代謝産物〔メタネフリン（MT），ノルメタネフリン（NMT）〕を測定する。簡便なスクリーニングとして，随時尿中MT，NMT（尿中クレアチニン補正値）が有用である（**表1**）。

確定診断には血漿・尿中カテコールアミン濃度を測定する。カテコールアミン値は変動が大きく，健常者でも正常範囲を超える数値を示すことがあるため，正常上限の3倍以上の高値が持続する場合に褐色細胞腫を強く疑う[1]。

これらのホルモン値は測定条件によって変動するため，測定には注意が必要である。採血検体は採血針留置後30分の安静臥位を保ったあとに採取することが望ましい。α，β，αβ-ブロッカーは随時尿中MT，NMTの測定系に干渉し，高値を示す可能性がある。さらに，前述の交感神経遮断薬により血漿・尿中カテコラミンが高値になる可能性がある。

検査前には，測定に干渉するバナナ，チョコレート，バニラ含有の菓子類などの摂取を禁じる。なお，24時間蓄尿は，酸性蓄尿が必要である。

表1 随時尿中メタネフリン（MT），ノルメタネフリン（NMT）の算出法

随時尿中MTあるいはNMT（μg/dL）/随時尿中クレアチニン（mg/dL）

当院での正常値：尿中MT　0.05〜0.23 μg/mg・Cr
　　　　　　　　尿中NMT　0.07〜0.26 μg/mg・Cr

2）負荷試験

カテコールアミン測定や画像検査の精度が低かった時代には，診断の補助として様々な負荷試験が報告されてきた。しかし，近年は負荷試験以外の検査で確定診断が可能であることから負荷試験は必須ではない。カテコールアミン測定値に影響を及ぼす薬剤やパニック障害などによる偽性褐色細胞腫の鑑別が必要な場合にはクロニジン負荷試験が有用な場合があるが，あくまでも補助的である。特にレジチン試験は過度の降圧，グルカゴン負荷試験・メトクロプラミド試験などの分泌刺激試験は急激な昇圧をきたす危険を伴うため，やむをえない場合を除き施行すべきでない。

①クロニジン負荷試験（カテコールアミン分泌抑制試験）

クロニジンは中枢神経の$α_2$-受容体を刺激して交感神経を抑制する薬物である。健常者

や本態性高血圧ではカテコールアミン分泌が抑制され降圧効果がみられるのに対して、カテコールアミンが自律的に分泌されている本症では降圧効果はみられない。クロニジン0.3mg経口投与後、血漿ノルエピネフリン濃度が50％以上抑制される場合を正常反応とする。

【検査方法】

検査前30分は安静臥床とし、当日の朝食・内服薬はなし。クロニジン0.3mgを250mLの水とともに内服する。

【注意】

既にクロニジンを内服している患者には施行しない。

	前	3時間後
血中E	○	○
血中NE	○	○

この間、30分〜1時間ごとに血圧をチェックして低血圧に注意する。

【判定】

本態性高血圧では血中E、NEが低下する。褐色細胞腫では血中E、NEが不変である。

②グルカゴン負荷試験（カテコールアミン分泌刺激試験）

グルカゴン1A（約1mg）を静注し、2分後にノルエピネフリン濃度が3倍以上に増加した場合を本症に陽性と判定する。

③メトクロプラミド試験（カテコールアミン分泌刺激試験）

本症ではメトクロプラミドを5mg静注後に有意な血圧上昇、血中・尿中カテコールアミンの著明な増加が認められる。

④レジチン試験

レジチン5mg静注後、直ちに有意な血圧低下（収縮期35mmHg以上、拡張期25mmHg以上）が認められれば本症の疑いが強い。

3 合併疾患の鑑別

1) 多発性内分泌腫瘍症（MEN）2A型、2B型

原因遺伝子は*RET*遺伝子。家族内発症例の約10％に相当する。MEN 2Aでは甲状腺髄様癌（約100％）、副腎原発褐色細胞腫（約50％）、副甲状腺機能亢進症（約5〜15％）、MEN 2Bでは甲状腺髄様癌（約100％）、副腎原発褐色細胞腫（約50％）、粘膜下神経腫、腸管神経節腫、マルファン様体型がみられる。

孤発性褐色細胞腫でも*RET*遺伝子例があり、甲状腺髄様癌早期発見の観点から褐色細胞腫症例における*RET*遺伝子検索が有用であるとされる。血清Ca、P、PTH、カルシトニン、CEAを測定する。

2) von Hippel-Lindau (VHL) 病

原因遺伝子は*VHL*遺伝子。VHL病では網膜や神経系（特に小脳と脊髄）血管腫・血管芽腫（約50％），腎細胞癌（約50％），副腎原発褐色細胞腫（約20％），膵内分泌腫瘍，子宮広間膜腺腫などがみられる。*VHL*遺伝子変異陽性例では約90％が副腎原発褐色細胞腫である。

3) 神経線維腫症I型 (NF I)

原因遺伝子は*NF1*遺伝子。NF Iでは皮膚のカフェオレ斑や神経線維腫（約95％），神経虹彩小結節（約80％），骨異常（約10％）がみられる。褐色細胞腫の合併はきわめて稀であるが，一般の発生頻度より高い。

4 画像検査

褐色細胞腫は必ず腫瘍が存在するため，生化学的検査で褐色細胞腫が疑われた場合には，CTかMRIで腫瘍を検索する。褐色細胞腫の約90％は副腎原発であるが約10％は副腎外原発で，傍神経節細胞腫は全身の交感神経節（頭蓋内，脊椎に沿った交感神経節，後縦隔，膀胱後壁など）から発生するため，副腎部に腫瘍が認められない場合には全身を検索する必要がある。

良性，悪性にかかわらず腫瘍は円形，表面平滑であり，症状を呈する症例は腫瘍径が3cm以上，無症候性は径3cm未満の場合が多い。単純CTでは低吸収あるいは腫瘍内の出血，壊死，囊胞性変化のため内部が不均一となり低～高吸収域が混在した像を示す（**図1A**）。充実性成分は造影剤により早期に良好に造影される（**図1B**）。

海外の診療ガイドライン[2]では造影CTが診断に最も有用であると推奨されているが，わが国において褐色細胞腫の患者およびその疑いのある患者では造影剤の使用は原則禁忌である。やむをえず造影検査を実施する場合には静脈確保，α-ブロッカー（メシル酸フェントラミンなど）およびβ-ブロッカー（塩酸プロプラノロールなど）の十分量を用意し，これらの発作に対処できるよう十分に準備し，慎重に投与する。

MRI画像ではT1強調像で低信号域，T2強調像でシグナル増強が特徴的な所見であるが，時に不均一な強度を示すこともある（**図1C，1D**）。

カテコールアミンが明らかに高値の褐色細胞腫疑い症例において，CTやMRIで副腎に褐色細胞腫に典型的な腫瘍が確認されれば^{123}I-MIBGシンチグラフィは必須ではない。副腎外発生，悪性症例の転移巣検索には^{123}I-MIBGシンチグラフィが有用であるが，陰性例が約20％認められる。最近では，^{18}F-FDG-PETにより^{131}I-MIBGシンチグラフィで検出されない微小な転移巣の検出が可能である。

5 治療

局在診断がつき次第，速やかに外科的摘出術を施行する。術中・術後に著しい血圧の変動やクリーゼを起こし重篤な状態になる場合があるので，術前にはαあるいは$\alpha\beta$-ブロッ

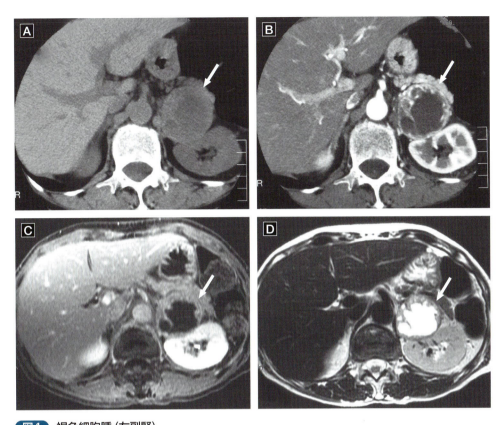

図1 褐色細胞腫（左副腎）
A：単純CT像, B：造影CT像, C：MRI T1像, D：MRI T2像

カーを十分量（例：ドキサゾシン6～12mg／日）投与する。
　術前治療や手術困難例では薬物療法を行うが, β-ブロッカー単独投与は禁忌であり, まずαあるいは$\alpha\beta$-ブロッカーを投与し, 頻脈を生じた際にはβ-ブロッカーを併用する。血圧コントロールが困難な場合にはCa拮抗薬などの降圧薬を併用する。摘出困難例や切除不能な広範な転移を有する症例では化学療法や^{131}I-MIBGの内照射療法などが施行される。

●文献

1) 厚生労働省「褐色細胞腫の実態調査と診療指針の作成」研究班：褐色細胞腫診断指針2012.
2) Lenders JW, et al：Pheochromocytoma and paraganglioma：an endocrine society clinical practice guideline. J Clin Endocrinol Metab. 2014；99(6)：1915-42.

（田辺晶代）

E 検査各論

⑰ 腎血管性高血圧症

腎血管性高血圧症が疑われる際の検査

A. 必須検査項目
  1) 血清K濃度, 尿中K排泄量
  2) 尿定性, 血清クレアチニン濃度
  3) 腎エコー
B. 確定診断および鑑別診断のための検査
  1) CTアンギオグラフィ
  2) MRアンギオグラフィ
  3) 血管造影
  4) カプトリル負荷レノグラム・レノシンチグラム
  5) 腎静脈血中レニンサンプリング
  6) 血漿レニン活性
  7) カプトプリル試験

1 病態, 原因

1) 病態

腎血管性高血圧症は全高血圧患者の約1％で, 頻度の高い続発性高血圧症のひとつである[1]。腎動脈狭窄の原因としては動脈硬化(高齢者に多い), 線維筋性異形成(FMD；若年女性に多い), 大動脈炎症候群などがある。狭窄の解除により高血圧が治癒可能であることから, 早期発見・早期治療が重要である。

腎動脈狭窄の原因により疑うべき患者の特徴は違うが, 以下の症例では積極的に本症を疑うべきである。
- 30歳以下の若年発症の高血圧
- 突然発症の高血圧
- 治療抵抗性の高血圧
- 悪性高血圧
- ACE-IまたはARB投与により腎機能障害が出現した症例
- 片側の腎萎縮を認める症例

2) 原因

腎血管性高血圧症の約90％は動脈硬化が原因で, 狭窄の好発部位は腹部大動脈分岐部

から近位3分の1である．ついで多いのがFMDで，狭窄の好発部位は腹部大動脈分岐部から遠位3分の2で数珠状（string of beads）が特徴的所見である．

2 必須検査項目

1）血清K濃度，尿中K排泄量

本症は代表的な低カリウム血症を合併する高血圧症である．高血圧に低カリウム血症を合併するにもかかわらず，尿中K排泄量が低下していない（20mEq/日以上）場合は続発性高血圧症を疑う．

2）尿定性，血清クレアチニン濃度

尿蛋白陽性，尿沈渣異常，腎機能障害を合併することがある．

3）腎エコー

腎形態の評価や腎サイズの左右差をみるために腎エコーを行う．片側の腎萎縮や，腎サイズに1.5cm以上の左右差がある場合には腎血管性高血圧症が疑われる．実施には技術的習熟が必要である．

超音波ドプラ法は腎動脈狭窄の診断において感度84〜98％，特異度62〜99％と報告されている[2]．その指標を表1に示す．

表1 超音波ドプラ法における腎動脈狭窄の指標

腎動脈の拡張末期血流速度（EDV）：150cm/秒以上
収縮期最高血流速度（PSV）：180〜200cm/秒以上
腎動脈起始部PSV/腹部大動脈PSV比（PAR）：3.5以上
収縮期加速時間（AT）：0.07秒以上

EDV：end diastolic velocity，PSV：peak systolic velocity，
PAR：renal/aorta ration，AT：acceleration time

3 確定診断および鑑別診断のための検査

確定診断には腎動脈血管造影が必要であるが，侵襲の低い検査から施行する．

以下の4）〜7）に示す検査は，CTやMRIと比較して感度・特異度がやや劣り，スクリーニング検査としては適さないことから，補助的に施行されるべきである．

1）CTアンギオグラフィ（図1）

腎動脈狭窄を視覚的に確認でき，副動脈の検出はMRAよりも優れている．感度59〜96％，特異度82〜99％と報告されている[2]．腎血流低下に伴う腎実質の吸収値上昇不良や，腎萎縮なども確認できる．

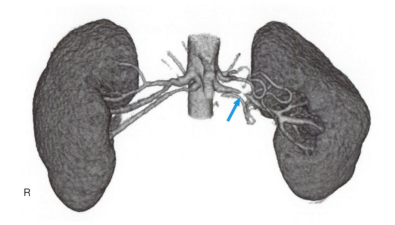

図1 腎臓3DCT
左腎動脈(↑)に狭窄を認める。

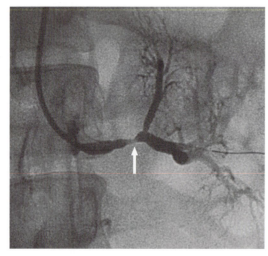

図2 腎動脈血管造影検査
左腎動脈(↑)に狭窄を認める。

2) MRアンギオグラフィ

　腎動脈狭窄を視覚的に確認できる。感度90〜100％，特異度76〜94％とともに高い。しかし，腎動脈遠位側や副動脈の検出率は低く，腎動脈遠位側に病変のあるFMDでは狭窄を確認できない場合がある。

3) 血管造影 (図2)

　腎動脈病変の有無，病変の部位と程度の範囲を知り，手術の適応や様式を決定するために必須である。腎血管性高血圧では腎動脈の75％以上の狭窄・狭窄後拡張・側副血行路を認める。腎機能低下例では造影剤使用により，さらに腎機能が低下する可能性があるため注意が必要である。

4) カプトリル負荷レノグラム・レノシンチグラム

腎血管性高血圧症ではレノグラムで患側血管相や機能相の低下・遅延がみられ，レノシンチグラムでは患側腎の萎縮や集積低下がみられる。カプトプリル負荷後にレノグラム・レノシンチグラムを行うと，異常が明瞭となり感度74％，特異度59％と報告されている[2]。

①方法

カプトプリル（カプトリル®50mg）を検査1時間前に内服，30分前に水300mL程度を飲水し負荷をかける。血清クレアチニン2.0mg/dL以上の症例では施行しない。

5) 腎静脈血中レニンサンプリング

左右の腎静脈血中レニン活性を測定する。カプトプリル投与後に行うと，より左右差が明確となる。

左右差1.4倍以上で高血圧罹病期間5年以内の症例では，血行再建術後の高血圧寛解率は95％以上と報告されている[3]。

6) 血漿レニン活性（PRA）

本症は高レニン性，高アルドステロン性高血圧症（続発性アルドステロン症）の代表疾患である。しかし，腎血管性高血圧症の約20％でPRAが正常であることから，スクリーニングで正レニン性血症でも本症は否定できない。また，本態性高血圧症の約15％でPRAの上昇がみられる。

両側性の腎動脈狭窄では，初期にはレニンの上昇がみられるが，慢性期には体液の貯留に伴ってレニンは低下する。

①方法

早朝空腹時に安静臥床の状態でPRAを測定する。PRAは降圧薬の影響を受けることから，検査2週間以上前から内服薬を中止するか，影響の少ない薬剤（α-ブロッカーやCa拮抗薬）に変更してから測定する。

食塩制限によりレニン分泌が増加するため，検査前には過度な食塩制限をしない。

7) カプトプリル試験

レニン分泌はアンジオテンシンⅡのネガティブフィードバックにより抑制されるが，ACE阻害薬であるカプトプリルを投与するとアンジオテンシンⅡが減少し，レニン分泌の抑制が解除されレニン分泌が亢進する。

本試験は感度61％，特異度86％と報告されているが，一方で偽陰性43％，偽陽性34％とも報告されている[2]。

また，慢性腎不全や両側腎動脈狭窄の症例では正確な評価はできない。

①方法

早朝空腹時に安静臥床の状態で負荷前のPRAを採血する。その後，カプトプリル50mg

（カプトリル®50mg：粉砕する）を内服し，1時間後にPRAを測定する．この間15分ごとに血圧を測定し，低血圧に留意する．

②判定（表2）

正常ではPRAが前値の約2倍に反応し，PACは抑制される．腎血管性高血圧症ではレニン-アンジオテンシン系が亢進しているため，PRAが過大反応を示す．

表2 判定基準（Müllerらの判定基準[4]）

> 1時間後の血漿レニン活性が
> ①12ng/mL/時以上
> ②前値より10ng/mL/時以上の増加
> ③前値より150％以上の増加（前値が3ng/mL/時未満：400％以上の増加）
> 以上のすべてを満たした場合を陽性とする．

③注意点

負荷試験中・後に急な血圧低下を認めることがあり，注意が必要である．腎機能が低下している症例では，アンジオテンシンⅡで代償的に維持されていた糸球体内圧が，カプトプリル投与により急激に低下し腎機能の悪化をきたすことがあるので，血清クレアチニン2.0mg/dL以上の症例では施行しないほうがよい．

●文献

1) 日本高血圧学会：高血圧治療ガイドライン2014．ライフサイエンス出版，2014．
2) Hirsch AT, et al：ACC/AHA Guidelines for the Management of Patients with Peripheral Arterial Disease (lower extremity, renal, mesenteric, and abdominal aortic): a collaborative report from the American Associations for Vascular Surgery/Society for Vascular Surgery, Society for Cardiovascular Angiography and Interventions, Society for Vascular Medicine and Biology, Society of Interventional Radiology, and the ACC/AHA Task Force on Practice Guidelines (writing committee to develop guidelines for the management of patients with peripheral arterial disease)--summary of recommendations. J Vasc Interv Radiol. 2006；17(9): 1383-97.
3) Hughes JS, et al：Duration of blood pressure elevation in accurately predicting surgical cure of renovascular hypertension. Am Heart J. 1981；101(4): 408-13.
4) Müller FB, et al：The captopril test for identifying renovascular disease in hypertensive patients. Am J Med. 1986；80(4): 633-44.

〈立木美香〉

E 検査各論

⑱ 副腎皮質機能低下症

副腎皮質機能低下症が疑われる際の検査

A. 診断の契機となる検査項目
　1) 血算（白血球分画を含む），生化学（Na，K，BUN，血糖）

B. 診断に必須な検査項目
　1) 血中コルチゾール，ACTH

C. 確定診断・病型診断に必須な検査項目
　1) 迅速ACTH試験（原発性）
　2) 血漿レニン活性，血漿アルドステロン濃度，血中DHEA-S
　3) CRH試験，インスリン低血糖試験，連続ACTH試験（続発性）

D. 原因疾患，随伴疾患の検索に必要な検査項目
　1) 各種自己抗体（抗副腎抗体，甲状腺自己抗体など）
　2) 画像検査：腹部CT，下垂体MRI
　3) ツベルクリン反応
　4) 17-ヒドロキシプロゲステロン（承認されたキットのみ保険適用）

1 概念，分類

　副腎皮質機能低下症（副腎不全）とはコルチゾールの作用または分泌が低下する疾患で，副腎自体の異常により生じる原発性と，それ以外の原因（下垂体，視床下部障害など）で生じる続発性に分類される。また，その臨床経過から急性，慢性に分けることも多く，急性副腎皮質機能低下症は副腎クリーゼ，慢性原発性副腎皮質機能低下症のうち特発性や結核性などの後天的の成因のものはアジソン病とも呼ばれる。本項では特に成人の原発性副腎皮質機能低下症の診断と治療につき述べる（詳細は文献1～4を参照）。

2 疫学，原因

　わが国での全国調査によると，副腎皮質機能低下症の発症率は911人/5年と推計され，成因は特発性（自己免疫性副腎皮質炎）が49％と最も多く，ついで結核をはじめとする感染症が11％を占める。表1に主要な原因と特徴を示す[1]。

表1 原発性副腎皮質機能低下症の主要原因と特徴

成因		特徴
自己免疫		
	単独	他の自己免疫疾患併発なし
	APS 1型	慢性皮膚カンジダ症，副甲状腺機能低下症併発
	APS 2型	自己免疫性甲状腺疾患，1型糖尿病併発
浸潤・損傷		
	副腎出血	敗血症，抗凝固薬，抗リン脂質抗体症候群に随伴
	副腎転移	肺癌，乳癌，大腸癌，黒色腫，リンパ腫
	感染	結核，ウイルス（HIV，サイトメガロウイルスなど），真菌（カンジダなど）
	浸潤	ヘモクロマトーシス，原発性アミロイドーシス
	両側副腎摘出	制御不能なクッシング症候群，両側褐色細胞腫
薬剤		ステロイド合成酵素阻害薬：ミトタン，メチラポン，ケトコナゾール，アミノグルテチミド，エトミデート
		コルチゾール代謝促進薬：リファンピシン，フェニトイン，バルビツール酸，レボチロキシン
代謝疾患		副腎白質ジストロフィー（男性）
先天性副腎過形成		小児例で最も多い原因だが，それ以降に診断される可能性もある
先天性副腎低形成		
ACTH不応症		

APS：多腺性自己免疫症候群　　　　　　　　　　　　　　　　　　　　（文献2より引用）

3 臨床症候，一般検査所見

　副腎皮質機能低下症の主要症候を**表2**に，一般検査成績を**表3**に示す。症状は多彩な一方で，皮膚粘膜の色素沈着を除き特異的な所見はなく，一般検査も典型例で認められる低ナトリウム血症，高カリウム血症，低血糖，貧血がすべてそろうとは限らない。したがって，症状や検査所見の一部が認められ，原因同定ができない場合は本症を積極的に疑い精査を進めることが重要である。また，他の自己免疫疾患，感染症の既往と服薬歴は必ず聴取する。

　このほか，高カルシウム血症，代謝性アシドーシス，心電図での低電位，徐脈，T波増高を認めることがある。

4 診断に必須な内分泌学的検査

　副腎皮質機能低下症は稀だが，致死性疾患であることから，本症を否定できない状況では広くスクリーニングすることが推奨されている。スクリーニング検査の第一選択は血中コルチゾール濃度で，早朝に非ストレス下での検体採取が望ましいが，患者の状態によっては時刻にかかわらず副腎皮質ステロイド薬投与前に採血を行い，治療を優先するのがよい。

表2　副腎皮質機能低下症の主要症候

1. 原発性と続発性に共通する症状

    コルチゾール欠乏症状
    1) 易疲労感, 脱力感
    2) 食思不振, 体重減少
    3) 消化器症状（悪心, 嘔吐, 便秘, 下痢, 腹痛）
    4) 血圧低下（アルドステロン欠乏も関与）
    5) 精神症状（無気力, 嗜眠, 不安, 性格変化）
    6) 発熱
    7) 低血糖症状
    8) 関節痛

    副腎アンドロゲン欠乏症状
    1) 女性の腋毛, 恥毛脱落

2. 原発性のみにみられる症状
    1) 色素沈着（歯肉, 関節, 手掌の皮溝, 爪床, 乳輪, 手術痕などに顕著）

表3　副腎皮質機能低下症の一般検査成績

1. 低血糖（70mg/dL以下）
2. 低ナトリウム血症（135mg/dL以下）
3. 正球性正色素性貧血（男性13g/dL以下, 女性12g/dL以下）
4. 血中総コレステロール低値（150mg/dL以下）
5. 末梢血好酸球増多（8%以上）
6. 末梢血相対的好中球減少, リンパ球増多
7. 高カリウム血症

　わが国の診療指針では, 早朝の血中コルチゾール濃度が18μg/dL以上なら本症を否定可能, 4μg/dL未満なら可能性が高い, 4～18μg/dLでは可能性を否定できないという判定を提唱している。

　血中コルチゾールのほとんどはCBG（コルチゾール結合グロブリン）やアルブミンと結合して存在するため, CBGが増加するエストロゲン含有薬服用者や妊婦, CBGが低下する肝疾患, 重症疾患罹患などでは判定に注意する。

　血中ACTH測定は, 第一義的には副腎皮質機能低下症の病型診断であるが, その後の検査計画決定に有用な情報を与えるため, 最初に行うべき内分泌検査に位置づけられる。したがって, 前述のコルチゾール分泌評価目的の検体採取に際しては, 必ずACTHをペアで測定する習慣を身につける必要がある。

　血中コルチゾール濃度が低く, ACTHが高値なら原発性を, 低値～正常なら続発性副腎皮質機能低下症を疑う。なお, 本症における尿中遊離コルチゾール測定の診断精度は低く, 推奨されない。

5　確定診断に必須な内分泌学的検査

1) 迅速ACTH試験

　これまで副腎皮質機能低下症診断のゴールドスタンダードとしてインスリン低血糖試験

が取り上げられてきたが，原発性を疑う場合には迅速ACTH試験を行うとよい．

方法：早朝空腹時に30分以上の安静臥床をとらせたあと，注射用合成1-24ACTH製剤（コートロシン®，250μg含有）を静注して，負荷前，負荷後30，60分の計3回血中コルチゾール濃度を測定する．

判定：ACTH負荷後の値が18μg/dL未満であれば副腎皮質機能低下と診断する．ただし，原発性では感度97.5％，特異度95％と報告されており[2]，偽陽性，偽陰性が少数存在することに留意する．

低用量ACTH試験（1μgの注射用合成1-24ACTH投与）：軽症例，潜在性例の一部で有用との報告もあるが，米国内分泌学会の診療ガイドライン[3]では本症に関して否定的な見解が示されている．

6 病型診断に必須の内分泌学的検査

1) 血漿レニン活性，血漿アルドステロン濃度，血中DHEA-S

原発性副腎皮質機能低下症では，副腎束状層だけではなく球状層，網状層も破壊されるため，アルドステロンとDHEA-S血中濃度は低下し，血漿レニン活性が高値を示す．続発性ではこのような変化はなく，病型診断の一助となる．また，これらのホルモンの測定は治療上も重要なため，必須の検査事項と言える．

2) CRH試験

CRH試験は下垂体性皮質機能低下症の否定に有用な検査である．

方法：1mLの生理食塩水で溶解したCRH（ヒトCRH静注用®，100μg）を静注して，負荷前，負荷後30，60，90分での血中ACTHを測定する．

判定：ACTHの頂値が負荷前値の2倍以上かつ30pg/mL以上となれば，下垂体性を否定できる．

3) インスリン低血糖試験

インスリン低血糖試験は，副腎皮質機能低下症自体の診断のみならず，視床下部性と下垂体性の鑑別に用いることもできる．病型によらず本症を疑う場合は，重症低血糖を引き起こすリスクがあるため，インスリン投与量を通常の半分（速効型インスリン0.05単位/kg）以下にするなどの配慮が必要である．

方法：インスリン負荷前，負荷後30，60，90分でのACTH，コルチゾール，血糖測定を原則とするが，低血糖様の症状が現れればその時点で採血を行い，低血糖が確認された場合は安全性を重視して試験を終了してもよい．

判定：低血糖時の血中コルチゾール濃度が18μg/dL未満なら副腎皮質機能低下症と診断し，ACTHの増加反応があれば視床下部性を，なければ下垂体性を疑う．

4) 連続ACTH試験

迅速ACTH試験は，副腎自体の障害のない続発性副腎皮質機能低下症でも低反応を示

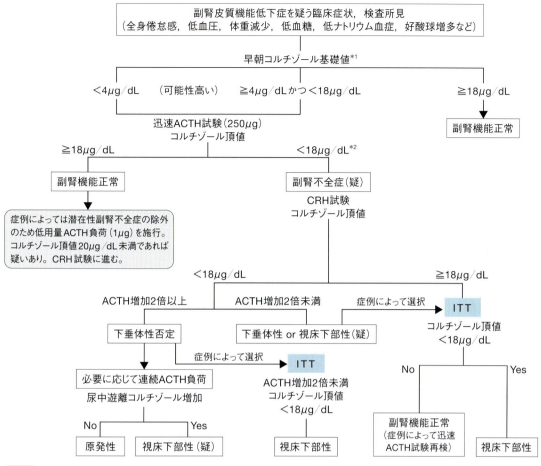

図1 副腎皮質機能低下症の診断フローチャート(案)

*1: 血中ACTH基礎値も同時に参考にする
　　ACTH正常～高値:原発性, ACTH低値～正常:続発性
　　上記の可能性を想定しながら, 診断を進める. 血中ACTH高値を伴い, 色素沈着を認める場合は原発性副腎不全症の可能性が高い
*2: ＜15μg/dLでは原発性副腎不全症の可能性が高い

(文献1より引用)

すことがある. このような場合は連続ACTH試験(持続性合成1-24ACTH, コートロシンZ®を3日間, 連日筋注)を行うと, 正常な反応(尿中遊離コルチゾールが負荷前値の2倍以上の上昇)が得られる. ただし, 蓄尿が必要で, 治療開始後の例では副腎皮質ステロイド薬を3日間中止するリスクがある.

図1に日本内分泌学会より提唱された副腎皮質機能低下症の診断フローチャート(案)を示す[1].

7 原因疾患, 随伴疾患の検索に必要な検査項目

原因, 随伴疾患とも多岐にわたるため, 検査事項のすべてを網羅することは困難だが, 頻度の面からは抗副腎抗体(保険未適用), 副腎CT, 下垂体MRI, ツベルクリン反応検査,

17-ヒドロキシプロゲステロンなどは優先度の高い検査と言える。

　特発性（自己免疫性）副腎皮質機能低下症における抗副腎抗体の陽性率は40〜70％にとどまり，結核性においても10％程度の陽性例が存在することから，より特異性が高く，鋭敏な抗体の開発が望まれている。

　自己免疫性が強く疑われる場合には多腺性自己免疫症候群（autoimmune polyglandular syndrome；APS）の併存を精査し，成人に多いAPS 2型では甲状腺自己抗体，抗GAD抗体，抗胃壁細胞抗体，抗内因子抗体測定や白斑，脱毛の有無を検討する。

　副腎CTは浸潤性疾患，転移性癌以外に，副腎結核罹患を示唆する石灰化像（図2）の検

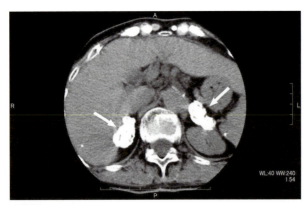

図2 結核性アジソン病の単純CT検査所見

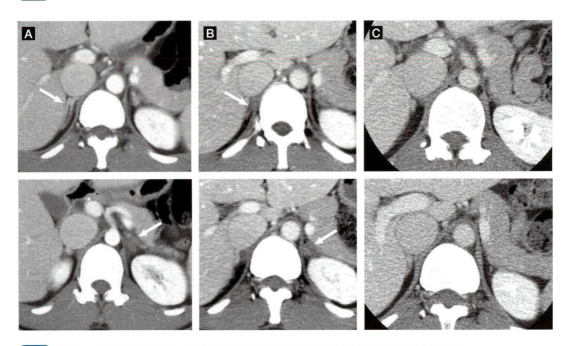

図3 抗リン脂質抗体症候群による副腎皮質機能低下症例での造影副腎CTの経時的変化

A（左上と左下）は受診時，B（中央上と中央下）は受診後4カ月，C（右上と右下）は受診後6カ月に撮像した。受診時の右副腎は形態学的な異常はなく，造影剤によりエンハンスされたが，その後造影不良となり，最終の検査では副腎自体が同定できなくなった。左副腎は当初腫大していたが，エンハンス不良で，受診後6カ月のCTでは右副腎と同様に同定されなかった。

出にも有用である．また，副腎出血，梗塞などの経時的変化の観察にも有用である（図3）．下垂体MRIは続発性，ツベルクリン反応検査は結核性，17-ヒドロキシプロゲステロンは副腎酵素欠損症の精査に有用である．

8 | 治療

　原発性副腎皮質機能低下症では，ヒドロコルチゾン（コートリル®）を朝10mg，夕5mg，あるいは朝15mg，夕5mgの服薬例が多い．本症では状況に合わせた増量を行うことが生死に関わるため，十分な指導が必須である〔詳細は「**副腎クリーゼ**」（241頁）〕．また，現状の薬剤では健常者にみられるコルチゾールの脈動性，周期性分泌を再現することは困難なため，薬剤選択，投与量，投与法の可否を受診ごとに確認する必要がある．

　鉱質コルチコイドの不足もある場合は，0.05～0.1mgのフルドロコルチゾン（フロリネフ®）を朝1回投与する．副腎アンドロゲン欠乏例に対するホルモン補償は，女性患者で性欲や活力の低下，うつ症状を伴う場合に適応ありと判定するが，わが国ではDHEA-S製剤の保険適用はなくほとんど行われていない．

●参考文献

1) 日本内分泌学会，日本小児内分泌学会，日本ステロイドホルモン学会，他：副腎クリーゼを含む副腎皮質機能低下症の診断と治療に関する指針．日本内分学会誌．2015；91（suppl）：1-76．
2) Bornstein SR, et al：Diagnosis and Treatment of Primary Adrenal Insufficiency：An Endocrine Society Clinical Practice Guideline. J Clin Endocrinol Metab. 2016；101（2）：364-89.
3) Allolio B：Extensive expertise in endocrinology. Adrenal crisis. Eur J Endocrinol. 2015；172（3）：R115-24.
4) Puar TH, et al：Adrenal Crisis：Still a Deadly Event in the 21st Century. Am J Med. 2016；129（3）：339.e1-9.

（五十嵐佳那，方波見卓行）

E 検査各論

⑲ 先天性副腎皮質過形成

> **先天性副腎皮質過形成が疑われる際の検査**
>
> A. 必須検査項目
>   ACTH，コルチゾール，DHEA-S（17-KS），テストステロン，血漿レニン活性，アルドステロン
> B. 確定診断および鑑別診断のための検査項目
>   1) 迅速ACTH試験（コルチゾール，17-OHプロゲステロン，プロゲステロン，17-OHプレグネノロン，DHEA，アンドロステンジオン，DOC，11-デオキシコルチゾール）
>   2) 遺伝子診断（出産前診断も可能）

　先天性副腎皮質過形成（congenital adrenal hyperplasia；CAH）は，ステロイド合成，特にコルチゾールの生成過程に関与する酵素の欠損によりACTHが過剰に分泌され，副腎の過形成を呈する疾患で，常染色体劣性遺伝形式をとる。この疾患にはリポイド過形成症，21-水酸化酵素欠損症（21 hydroxylase deficiency；21-OHD），11β-水酸化酵素欠損症（11β-hydroxylase deficiency；11β-OHD），17α-水酸化酵素欠損症，3β-ヒドロキシステロイドデヒドロゲナーゼ欠損症（3β-hydroxysteroid dehydrogenase deficiency；3β-HSD），およびP450オキシドレダクターゼ（P450 oxidoreductase；POR）欠損症があるが，本項ではCAHの90％以上を占める21-OHDを中心に，診断に必要な検査および補充療法中の検査について概説する。

1 | 21-OHDの診断

1) 病態

　21水酸化酵素（P450 c21）はステロイド合成経路の中で，17-OHプロゲステロン（17-OHP）から11-デオキシコルチゾールへ，またプロゲステロンから11-デオキシコルチコステロン（DOC）への変換を触媒する。この酵素が欠損すると，コルチゾールとアルドステロンの合成が障害され，一方で蓄積された17-OHPより副腎アンドロゲンの過剰な合成が進む（図1）。

　本症は古典型の塩喪失型と単純男性型，軽症の非古典型に分類される。古典型の約75％は塩喪失型であり，アルドステロン合成低下による低ナトリウム血症，高カリウム血症，高レニン血症を呈する。

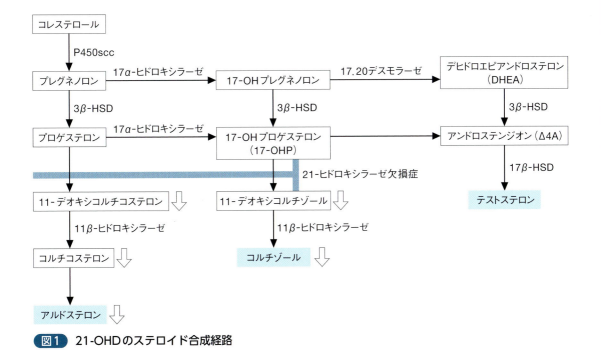

図1 21-OHDのステロイド合成経路

2) 検査

　21-OHDの診断に有用な検査は，血中の17-OHP測定である．17-OHPの測定は保険適用のある検査だが，承認されたキットで測定したときのみ保険が認められる点に留意する（2016年6月現在，SRL使用のELISAキットは保険適用なし）．

　1989年より濾紙血で17-OHPを測定する新生児マススクリーニングが施行されるようになり，生後早期の診断率は向上したが，現在の測定法（主にELISA法）では偽陽性例が多いという問題もある．特に早産児や低出生体重児では，胎児副腎由来のステロイドが多量に分泌され，17-OHPと交叉反応があるため偽陽性例が多く，確定診断にはその後の17-OHPの再検査，および尿中ステロイドプロファイルなどの追加検査が必要となる．一方，男性で軽症の単純男性型や非古典型では小児期に発見されず，成人になって初めて診断される症例もある．原因不明の性腺機能異常（不妊，無月経）を認めた場合には21-OHDの鑑別診断も考慮する．2014年，日本小児内分泌学会は21-OHDの診断・治療のガイドライン改訂版を作成しており[1]，その検査所見の項を抜粋し表1に示した．

3) 判定

　21-OHDを診断するには，まず早朝17-OHP（午前8時前に採血）を測定する．17-OHPの早朝基礎値は1回目の測定結果が正常範囲内であっても21-OHDを完全に否定できないため，特に疾患を疑う場合は複数回の検査が望まれる．早朝基礎値で判定が困難であれば，迅速ACTH試験（コートロシン250μg静脈内投与）後の17-OHP値が有用となる．値の目安として2010年にSpeiser PWらが提示したガイドライン[2]を図2に示すが，迅速ACTH試験後の頂値30～45nmol/L（10～15ng/mL）のほとんどの症例はヘテロ型であったとす

表1 21-OHDの診断のための手引き（検査所見のみ抜粋）

B．検査所見
  1. 血清17-OHP高値
     a. 随時採血
     b. ACTH負荷後
  2. 尿中PTL（プレグナントリオロン）高値と
     11-OHAn（11β-ヒドロキシアンドロステロン）/PD5（プレグネンジオール）比高値
  3. 21-DOF（21-デオキシコルチゾール）高値

C．参考所見
  1. 血漿ACTH高値

D．病態把握のための検査所見
  1. 低ナトリウム，高カリウム血症
  2. 代謝性アシドーシス
  3. 血漿レニン活性（または濃度）異常高値

E．除外項目
  1. 3β-ヒドロキシステロイドデヒドロゲナーゼ欠損症
  2. 11β-水酸化酵素欠損症
  3. P450オキシドレダクターゼ欠損症
  4. ステロイドホルモン産生腫瘍
  5. 外因性薬剤の影響

（文献1より引用）

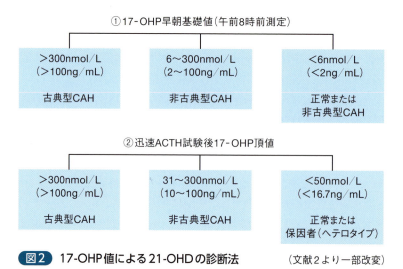

図2 17-OHP値による21-OHDの診断法　　　（文献2より一部改変）

る報告や，負荷後45nmol/L（15ng/mL）以上であれば21-OHD（非古典型を含む）と診断するという報告もあり，カットオフ値については早朝基礎値を含め，統一された見解はない。

また，マススクリーニングで21-OHD以外に17-OHPが高値となる11β-OHD，POR欠損症との鑑別には，迅速ACTH試験時に，コルチゾール，DOC，11-デオキシコルチゾール，プロゲステロン，17-OHプレグネノロン，デヒドロエピアンドロステロン（DHEA），およびアンドロステンジオン（Δ4A）を測定することが有用である。

11β-OHDでは，欠損酵素の基質であるDOCや11-デオキシコルチゾールの上昇を認め，POR欠損症では，21-水酸化酵素と17α-水酸化酵素の複合欠損をきたすため，プロゲステロン，17-OHプレグネノロン，DOCおよびコルチコステロンの上昇を認める一方で，DHEA，アンドロステンジオンの上昇は認めない。3β-OHDも時に17-OHP高値を示すことがあるが，この疾患ではプレグネノロン/プロゲステロン，17-OH プレグネノロン/17-OHP，DHEA/Δ4Aのそれぞれの比が高値となることが21-OHDとの鑑別になる。

　そのほか，17-OHPが21-水酸化の代わりに11-水酸化を受けた21-デオキシコルチゾール（21-DOF）や，尿中ステロイドプロファイルであるプレグナントリオロン（PTL：21-DOFの代謝産物）および11β-ヒドロキシアンドロステロン/プレグネンジオールの比（Δ4Aとプレグネノロンの代謝産物の比）が高いことも21-OHDの診断に有用であるが，いずれも保険未収載の検査である。

　これらの内分泌学的検査および臨床所見で確定診断が困難な場合は，CYP21A2遺伝子診断の方法もある。保険未収載だが，コマーシャルラボでの解析が可能である。

2 | 21-OHDに対する補充療法中の検査

　21-OHDの治療は，糖質コルチコイドの補充と塩喪失型に対する鉱質コルチコイドの補充である。糖質コルチコイドの至適投与量の設定のためのモニタリングには，血清17-OHP値が最もよい指標となる。治療目標値についてわが国での明確な設定はないが，諸外国の過去の臨床報告より糖質コルチコイド服用前の早朝の17-OHP値4～12ng/mL（12～36nmol/L）が，おおむね一致した目安と考える。

　また，17-OHPの尿中代謝産物であるプレグナントリオールを24時間蓄尿で測定する方法もある。血中Δ4Aやテストステロンもモニタリングの目安になるが，Δ4Aの測定は保険適用がなく，テストステロンは思春期以降の男性では精巣から生成されるため指標にはならず，また性別・年齢別の目標設定もなされていない。

　鉱質コルチコイドの補充量を調整する指標は，血圧のほか，血中Na値，K値，血漿レニン活性またはレニン濃度である。鉱質コルチコイドの過剰投与の場合，血圧は上昇し，血中K値およびレニン活性は低下する。血圧正常，血中Na，K値正常，かつレニン活性が基準範囲の中間から上限となるよう補充量を調整する。

●文献

1) 日本小児内分泌学会, 他：21-水酸化酵素欠損症の診断・治療のガイドライン（2014年改訂版）. 2014, p1-49.
2) Speiser PW, et al：Congenital adrenal hyperplasia due to streroid 21-hydroxylase deficiency：an Endocrine Society clinical practice guideline. J Clin Endocrinol Metab. 2010；95(9)：4133-60.

（明比祐子，柳瀬敏彦）

E 検査各論

⑳ 性腺機能低下症（男性）

男性の性腺機能低下症が疑われる際の検査

A. 必須検査項目
  1) 総テストステロン，遊離テストステロン
  2) LH，FSH
  3) 精液検査（妊孕性の判定が必要な場合）
  4) AMS質問紙（特にLOH症候群を診断する場合）
B. 続発性機能低下症の診断，鑑別診断
  1) GnRH（LHRH）試験
  2) 連続GnRH（LHRH）試験
  3) hCG負荷試験
C. 確定診断および鑑別診断のための検査
  1) 画像検査（視床下部-下垂体，精巣）
  2) 染色体検査，遺伝子検査

　男性の性腺機能低下症は，精巣からのテストステロン分泌低下による男性化障害および精子形成能の低下が種々の程度に認められる疾患群の総称である。男性の性腺機能は，視床下部からのゴナドトロピン放出ホルモン（GnRH）の刺激を受けて下垂体から分泌される黄体化ホルモン（LH）および卵胞刺激ホルモン（FSH）が，精巣を刺激することにより維持される。LHとFSHを総称してゴナドトロピンと呼ぶ。

　具体的にはLHが精巣間質のライディッヒ細胞を刺激してテストステロンを分泌させ，分泌されたテストステロンとFSHが協調して精細管のセルトリ細胞を刺激し精子形成が促される。したがって，これらの系統のいずれかに異常が生じれば性腺機能低下症を発症する。

　臨床的には，精巣に障害がある原発性性腺機能低下症と視床下部-下垂体系に障害がある続発性性腺機能低下症に大別される（図1）。それぞれの主な原因疾患を表1に示す。

1 | 臨床徴候

　性成熟以前の発症では二次性徴障害を認め，男性不妊，外性器の発育不良，体毛の発育不良，骨格・筋肉の発育不良，変声が起こらないなどの症状がみられる。また，テストステロンによって通常起こる骨端線の閉鎖が生じないことから高身長となり，典型例では類宦官症を呈する。性成熟後に発症した場合は，性欲低下，勃起障害（erectile dysfunction；

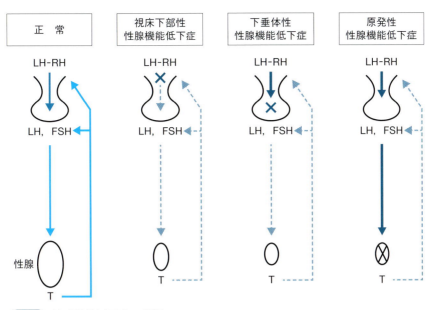

図1 性腺機能低下症の分類
→ 正常, ➡ 増加, ⇢ 減少, T：テストステロン, ✕ 障害部位
LHRH：黄体ホルモン放出ホルモン
LH, FSH：ゴナドトロピン

表1 性腺機能低下症の原因疾患

原発性性腺機能低下症	続発性性腺機能低下症
性腺形成不全症	ゴナドトロピン単独欠損症
性染色体異常症	Kallmann症候群
Klinefelter症候群	Prader-Willi症候群
アンドロゲン受容体異常症	Laurence-Moon症候群
精巣性女性化症候群	Bardet-Biedl症候群
Reifenstein症候群	Fröhlich症候群
自己免疫性精巣機能不全	LH単独欠損症
精巣腫瘍	先天性副腎過形成（副腎性器症候群）
流行性耳下腺炎後	先天性副腎低形成（DAX-1異常症）
医原性（精巣の放射線照射後など）	リンパ球性（自己免疫性）下垂体炎
	下垂体腫瘍（プロラクチノーマなど）
	視床下部（鞍上部）腫瘍
	医原性（脳腫瘍術後，放射線照射後など）

ED），髭や体毛の減少，女性化乳房などがみられる。

　一方，健常者との境界病態として，近年，加齢男性性腺機能低下症，late-onset hypogonadism（LOH）症候群が提唱されている。加齢に伴うテストステロンの低下に起因する症候群と位置づけられている。その症状は，性欲・勃起能の低下，認知力・見当識の低下，疲労感，抑うつ，睡眠障害，内臓脂肪型肥満，骨量減少など多岐にわたる。

2 病態，分類

1) 原発性性腺機能低下症

　精巣の障害により，テストステロンの合成や精子形成能の障害をきたす病態で，フィードバックによりゴナドトロピンの高値をきたす。高ゴナドトロピン性性腺機能低下症とも称される。この範疇に入る代表的な疾患としては性腺形成不全症，Klinefelter症候群（核型47,XXY），アンドロゲン不応症（精巣性女性化症候群），Sertoli-cell-only症候群，自己免疫性精巣機能不全症，ムンプス精巣炎などがある。血中テストステロンは低値を示すことが多い（精巣性女性化症候群では例外的に低値を示さない）。

2) 続発性性腺機能低下症

　視床下部-下垂体系の障害によりゴナドトロピンの分泌障害をきたし結果的に性腺機能低下症をきたす病態であり，低ゴナドトロピン性性腺機能低下症とも呼ばれる。血中テストステロンは低値を示す（例外的に副腎性器症候群では高値）。血中LHやFSHは通常，低～正常値を示す。この範疇に入る疾患として，Kallmann症候群，Prader-Willi症候群，DAX-1異常症などの先天性疾患がある。

　先天性副腎過形成のうち男性化をきたす副腎性器症候群（21水酸化酵素欠損症など）では，適切な糖質コルチコイド補充が長期に行われないと，副腎アンドロゲン過剰に伴うゴナドトロピン抑制が起こり，結果的に精巣萎縮や無精子症が起こる。また，副腎性器症候群では異所性副腎遺残腫瘍（testicular adrenal rest tumor；TART）が精巣に存在し，正常精巣組織を破壊し乏精子症やライディッヒ細胞機能障害を引き起こすことや，細精管を圧迫することにより精子の排出が阻害されるために乏精子症を引き起こす機序も想定されている。

　後天性疾患としては，プロラクチノーマなどの下垂体腫瘍，視床下部（鞍上部）腫瘍，自己免疫性下垂体炎などがある。

3 検査

1) ホルモン検査

　男性の性腺機能低下症を疑った場合，血中LH，FSHおよびテストステロンの測定は必須である。血中テストステロン（総テストステロン）の約98％は，性ホルモン結合型グロブリン（sex hormone binding globulin；SHBG）およびアルブミンとの結合型であり，残り1～2％が遊離テストステロンとして存在する。遊離テストステロンは，標的器官に取り込まれて5α-reductaseによりジヒドロテストステロン（DHT）に変換されてアンドロゲン作用を示す。アルブミンと結合したテストステロンは結合力が弱く，容易にアルブミンから遊離するため，遊離テストステロンとアルブミン結合型テストステロンが実際の生物活性を発揮すると考えられており，この両者を合わせたものをbioavailable testosterone（BAT）と呼ぶ。国際的にはこのBATの測定が生物活性を最も正確に反映する指標として推奨されており，総テストステロン値，SHBG値，アルブミン値からweb上で算出する

（http://www.issam.ch/freetesto.htm）ことも可能であるが，SHBGの測定はわが国では保険適用外である．現在わが国では，総テストステロンと遊離テストステロンの測定が保険診療上可能である．

わが国の男性において，総テストステロン値は加齢による変動が認められず（図2），遊離テストステロン値は加齢による漸減を認めた（図3）ことから，LOH症候群の診断基準には遊離テストステロン値（20歳代の平均値−2SDの8.5pg/mL未満を明らかな低値とす

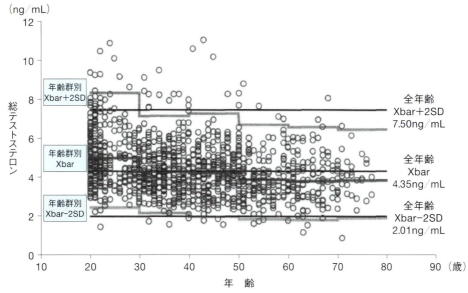

図2 加齢による総テストステロンの変動 （文献1より引用）

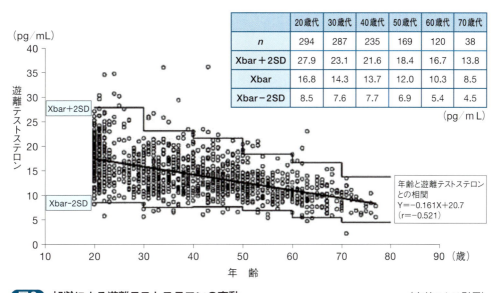

図3 加齢による遊離テストステロンの変動 （文献2より引用）

る）が採用されている．しかし，わが国の診断基準設定当時と現在とでは遊離テストステロン測定キットが異なる（両測定法による測定値に相関は認められている）ことに留意して診断する必要がある．

一方，ISSAM（International Society for the Study of the Aging Male）のガイドラインでは総テストステロンについても12.1 nmol/L（3.5 ng/mL）を基準値下限と設定，これ未満の値で有症状の場合にLOH症候群と診断するよう推奨している．わが国においては，LOH症候群の診断に総テストステロンは用いないが，図2で示されるように総テストステロン2 ng/mL未満は明らかに低値と考えてよい．

LH，FSH，テストステロン値から病変部位を推定し，必要に応じ下記の機能検査を実施する．GnRH（LHRH）試験は下垂体を刺激，hCG負荷試験はhCGがLH様作用を有するため精巣を刺激しその反応をみる試験である．

①GnRH（LHRH）試験

前採血の後GnRH（LH-RH注0.1 mg）100 μgを静注し，（15），30，60，90，（120）分後に採血を行う〔（　）内の時間の採血は，行っている施設と省略している施設がある〕．LHとFSHを測定する．健常者ではLH頂値は前値の5～10倍（30分で頂値），FSH頂値は前値の1.5～2.5倍（60～90分で頂値）となる．典型例では，下垂体性性腺機能低下症であれば低反応を，視床下部性性腺機能低下症であれば遅延反応を呈する．

②連続GnRH（LHRH）試験

試験1～7日目（日数は施設ごとに種々設定されている）まで毎日GnRH（LH-RH注0.1 mg）100 μgを筋注する．8日目に①のGnRH試験を行う．下垂体性性腺機能低下症であればGnRHの連続負荷後でも反応は認められないが，視床下部性性腺機能低下症の場合は連続負荷後に反応性の回復を認める．筆者らの施設では8日目のGnRH試験において①と同様の判定基準を用い，反応の有無を診断している．施設によっては試験1日目に①のGnRH試験を実施し，連続負荷後のGnRH試験における反応性との比較も行われる．

③hCG負荷試験

試験1日目の朝に，前採血（LH，FSH，テストステロンを測定）の後hCG 5,000単位を筋注し，2日目，3日目の午前中も同様にhCG 5,000単位を筋注する．4日目の朝に採血し，テストステロンを測定する（2，3日目もテストステロンを測定する施設もある）．

健常者であればテストステロンが負荷前値の2.5～3倍（2～4倍とする施設もある）に上昇する．原発性性腺機能低下症であればhCGの連続負荷に対してもテストステロンの反応はみられないが，続発性性腺機能低下症の場合は反応がみられる．

2) 精液検査

男性不妊を主訴とする場合には必須の検査で，治療効果を判定する際にも実施される．個体差，あるいは採取状況による変動が大きいため，少なくとも2週間の間隔をおいて複数回検査することが推奨されている．

WHOによる判定基準では，精子濃度≧15×10^6/mL，精液量≧1.5mL，精子数（1回の射精当たり）≧39×10^6，運動率≧40％，正常形態率≧4％を正常とする。

3) AMS質問紙

aging males' symptoms (AMS) スコアは，LOH症候群において生じる様々な症状をスクリーニングするために用いられる。自己記入式の質問紙であり，心理的因子5項目，身体的因子7項目，性機能因子5項目の計17項目からなる。

4) 画像検査（視床下部-下垂体，精巣）

続発性性腺機能低下症の原因となりうる視床下部-下垂体領域の器質的異常を検索するための画像検査としては，MRIが最も有用である。視床下部-下垂体領域の腫瘍性，炎症性疾患，ラトケ嚢胞，トルコ鞍空洞症候群，下垂体茎断裂などが鑑別できる。また，Kallmann症候群においてはMRI上嗅球の無形成，低形成といった形態異常を呈することがある。

副腎性器症候群による性腺機能低下症例で，異所性副腎遺残腫瘍の存在の診断にも画像検査が有用とされている。＞2cmのものは触診でも診断できるが，小さいものでは超音波検査またはMRIが有用であり，前者では辺縁明瞭な低エコー性の結節として描出される。

5) 染色体検査，遺伝子検査

Klinefelter症候群（47,XXYが代表的）の診断には染色体検査が有用である。そのほかPrader-Willi症候群，Kallmann症候群，DAX-1異常症においても遺伝子検査が有用である。

●文献

1) 岩本晃明，他：日本人成人男子の総テストステロン，遊離テストステロンの基準値の設定．日本泌尿器科学会雑誌．2004；95(6)：751-60.
2) 日本泌尿器科学会，日本 Men's Health 医学会：加齢男性性腺機能低下症候群（LOH症候群）診療の手引き．2007.

（田邉真紀人，柳瀬敏彦）

E 検査各論

㉑ 性腺機能低下症（女性）

女性の性腺機能低下症が疑われる際の検査

A. 内分泌検査
1) LH，FSH
2) PRL
3) エストロゲン，プロゲステロン，テストステロン
4) TSH，free T_3，free T_4
5) 基礎体温
6) 負荷試験：GnRH負荷試験，TRH試験，プロゲステロン負荷試験，エストロゲン・プロゲステロン負荷試験

B. 身体所見
1) Tanner stage
2) 婦人科的診察

C. 画像検査
1) 超音波
2) MRI

D. その他
1) 染色体検査
2) AMH（抗ミュラー管ホルモン）

　女性の性腺機能低下症では，エストロゲンやプロゲステロンの分泌低下により無月経を呈することが多い。初経発来が認められない原発性無月経と，それまであった月経が3カ月以上停止した続発性無月経に分類される。

1 病態，分類

　女性の性機能は，視床下部-下垂体-卵巣系の内分泌的制御によって支配されている。視床下部から分泌されるゴナドトロピン放出ホルモン（GnRH）が下垂体に作用して黄体化ホルモン（LH）および卵胞刺激ホルモン（FSH）を分泌させる。LHおよびFSHは卵巣に対し協働して卵胞発育を促し排卵を導く。その過程で分泌されたエストロゲンとプロゲステロンが視床下部および下垂体に作用してフィードバック機構を形成し，視床下部-下垂体-卵巣系のサーキットを形成している。

　性腺機能低下の原因が卵巣の障害による場合を原発性性腺機能低下症，視床下部-下垂

表1 無月経の分類

原因	生理的無月経（初経以前，閉経以後，妊娠・分娩・授乳期） 病的無月経（性成熟期における月経の異常な停止）
時期	原発性無月経（満18歳になっても初経が起こらないもの） 続発性無月経（これまであった月経が3カ月以上停止したもの）
障害部位	視床下部，下垂体，卵巣，子宮
重症度	第Ⅰ度無月経（黄体ホルモン負荷のみで消退出血が起こるもの） 第Ⅱ度無月経（卵胞ホルモン併用で消退出血が起こるもの）

体の障害による場合を続発性性腺機能低下症と呼ぶ。前者ではエストロゲン，プロゲステロンの分泌低下によりゴナドトロピンが上昇し，hypergonadotropic hypogonadismを呈する。一方，後者ではゴナドトロピンの低下によりエストロゲン，プロゲステロンの分泌が低下し，hypogonadotropic hypogonadismとなる。

臨床的には，月経異常，主として無月経を呈することになる（表1）。以下，原発性無月経および続発性無月経の臨床的扱いとして解説する。

2 原発性無月経

満18歳になっても初経が起こらないものを言う。また，16歳以上18歳未満で初経がない状態を遅発月経と呼ぶ。原発性無月経は性分化疾患（disorders of sex development；DSD）などの卵巣性（図1）が半数を占める。疾患としては，卵巣性はTurner症候群などのDSDのほかに小児癌経験者（CCS）などがある。また，視床下部の障害に起因するものにはKallmann症候群などの先天異常や摂食障害，子宮・腟の先天的欠如によるものとしてアンドロゲン不応症や先天性腟欠損症などが挙げられる（表2）。

3 続発性無月経

これまであった月経が3カ月以上停止したものを言う。図1に示すように，視床下部性のものが多数を占める。近年では，ダイエットや摂食障害に起因する体重減少性無月経が増加している。下垂体性では高プロラクチン血症や汎下垂体機能低下症，卵巣性では早発卵巣不全（premature ovarian insaficiency；POI），そのほか多嚢胞性卵巣症候群（polycystic ovary syndrome；PCO）などがある（表3）。

4 検査

1）内分泌検査

①LH，FSH

月経周期による生理的変化があるので，測定時期に注意する。診断のためには月経の3～7日目に測定する。LH，FSHがともに高値の場合は卵巣性であり，Turner症候群など

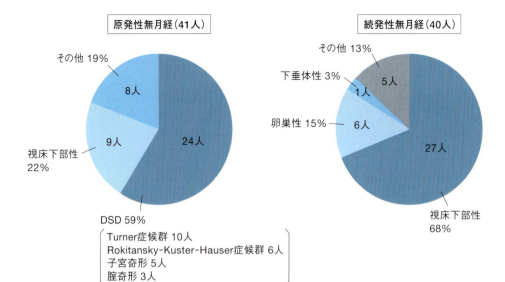

図1 無月経の内訳（*n*=81）
横浜市立大学産婦人科（2006年1月〜2011年12月）

表2 原発性無月経の分類

見せかけの無月経	・処女膜閉鎖 ・腟閉鎖・腟欠損 ・腟中隔
子宮性無月経	
卵巣性無月経	・性腺形成異常（Turner症候群など） ・卵巣形成異常
性分化異常による無月経	・先天性副腎過形成 ・アンドロゲン不応症
視床下部・下垂体の異常による無月経	

表3 続発性無月経の分類

視床下部性無月経	・間脳性腫瘍，動脈瘤 ・外傷，放射線障害 ・視床下部疾患 ・Chiari-Frommel症候群，Argonz-del-Castillo症候群 ・薬剤性（ドーパミン拮抗薬，セロトニン増加薬など） ・心因性 ・摂食障害 ・その他
下垂体性無月経	・高プロラクチン血症 ・汎下垂体機能低下症
卵巣性無月経	・早発卵巣不全 ・染色体異常 ・外科的治療後，放射線障害，抗癌薬治療後など
多嚢胞性卵巣症候群	
その他	

の原発性性腺機能低下症やPOIなどの続発性性腺機能低下症が疑われる。LH, FSHがともに低値の場合は視床下部性または下垂体性であり，体重減少や汎下垂体性機能低下症などが疑われる。LHのみが高値の場合は多嚢胞性卵巣症候群を疑う。

②PRL

下垂体腫瘍（プロラクチノーマ），薬剤（向精神薬，降圧薬，胃腸薬など），原発性甲状腺機能低下症などにより高プロラクチン血症が起きる。一方，汎下垂体機能低下症などではPRL低値を示す。

③エストロゲン，プロゲステロン，テストステロン

エストロゲンとしてはエストラジオール（E_2）を測定する。プロゲステロンは排卵後に卵巣から分泌されて約12日間持続し，黄体の退縮とともに分泌が低下する。通常，性腺機能不全では両者とも低下する。テストステロン高値の場合は，PCOや副腎疾患を疑う。アンドロゲン不応症でも高値を認める。男性化徴候が認められる場合には，デヒドロエピアンドロステロン（DHEA）やその硫酸化エステルであるDHEA-Sを測定する。

④TSH, free T_3, free T_4

甲状腺機能低下により月経異常をきたすことがある。原発性甲状腺機能低下症のほかに，体重減少性無月経でも低値を示す。

⑤基礎体温

排卵の有無の診断に使われる。毎朝，覚醒直後に口腔内に婦人体温計を挿入して測定した体温のこと。卵胞期に低温相を示し，排卵後に高温相に移行する。したがって，高温相への移行がなく低温相が持続する場合は無排卵である。

⑥負荷試験

GnRH負荷試験は障害部位が視床下部か下垂体かを判定するため，卵胞期初期に行う。GnRH 100μgを静注し，負荷前，負荷後15, 30, 60, 120, 180分にLHとFSHを測定する。反応パターンにより視床下部不全型，下垂体不全型，卵巣不全型，多嚢胞性卵巣型に分けられる。

TRH試験は卵胞期初期に行うプロラクチン分泌刺激試験である。TRH 200〜500μgを静注後に負荷前，負荷後15, 30, 60, 120分に測定する。基礎値が低値で負荷後に高値となる場合は潜在性高プロラクチン血症と診断する。黄体機能不全などの軽度の障害の場合に多く認められる。

プロゲステロンのみを投与するプロゲステロン負荷試験で消退出血が認められる場合は第Ⅰ度無月経であり，内因性のエストロゲン産生があることを意味する。プロゲステロン負荷試験で消退出血が認められない場合はエストロゲン・プロゲステロン負荷試験を行う。消退出血が認められなければ子宮性である。

表4 Tanner分類

乳房発育の段階	第1期(B1)	乳頭だけが突出
	第2期(B2)	乳頭だけが突出し，乳房が小さい高まりを形成
	第3期(B3)	乳輪と乳房実質がさらに突出
	第4期(B4)	乳輪部が乳腺実質の上に盤状に突出
	第5期(B5)	丸みを持った半球状の乳房を形成
陰毛発育	第1期(PH1)	発毛なし
	第2期(PH2)	陰唇に沿ってまばらに発生
	第3期(PH3)	腟の上方にまばらに発生
	第4期(PH4)	成人型の発毛に近づくが，発毛区域が小さい
	第5期(PH5)	成人型の発毛

2) 身体所見

①Tanner分類（表4）
第二次性徴を乳房発育と陰毛発育の状態で評価する。原発性無月経の場合には重要な指標となる。

②婦人科的診察
外性器では腟口の有無（先天性腟欠損症など）や処女膜（処女膜閉鎖など），陰毛のほかに陰核肥大の有無（先天性副腎過形成など）も注意する。内診では子宮欠損（アンドロゲン不応症など）に注意する。

③その他
多毛やニキビを認める場合は男性化徴候としてアンドロゲン過剰症を疑う。

3) 画像検査

①超音波
基本的には経腟で行う。子宮の大きさ，内膜の状態や卵巣の大きさ，卵胞発育などを評価する。性交未経験者などでは経腹または経直腸で行う。

②MRI
内診や超音波で内性器の状況が十分に評価できない場合には，骨盤のMRIを行う。また，プロラクチノーマが疑われる場合には下垂体のMRIを施行する。

4) その他

①染色体検査
Turner症候群やアンドロゲン不応症などの性染色体異常によるDSDが疑われる場合などに行われる。培養したリンパ球の核型分析により染色体の数的異常，構造異常，モザイ

クの存在などを解析する。

②AMH（抗ミュラー管ホルモン）
　卵巣の顆粒膜細胞から分泌されるホルモンで，原発性性腺機能低下症における卵巣予備能の評価に使われる。

（榊原秀也）

E 検査各論

㉒ 多嚢胞性卵巣症候群

1 概念

　1935年に排卵障害，多毛，肥満，両側卵巣腫大を特徴とするStein-Leventhal症候群が報告されたが[1]，これが多嚢胞性卵巣症候群（polycystic ovary syndrome；PCOS）の初めての記載となる。PCOSはそれ以後，多くの亜型が存在することが報告されてきた。わが国では多毛などの男性化徴候を示さない症例が多く，海外でも肥満を認めないPCOSが多数報告されている[2]。PCOSは生殖年齢の女性に幅広く認められる疾患であるが，その原因は複数にわたり，同様の症状や内分泌学的特徴を示すため，あえて症候群と呼ばれる。病因が多岐にわたるうえ，人種差などもあり，国際的に統一された診断基準はない。

2 PCOSの内分泌学的特徴

1) 中枢レベル

　PCOSでは視床下部からのGnRH律動性分泌の頻度が増し，結果として下垂体からのLH律動性分泌が亢進するが，FSH分泌は正常範囲内にある。排卵後は卵巣からのプロゲステロンのフィードバック機構により，GnRHの律動性分泌頻度の減少に伴いLH律動性分泌が減少するが，PCOSではエストロゲン存在下のプロゲステロンのフィードバック機構が障害されている[3]。また，アンドロゲンはプロゲステロンによるGnRH律動性分泌頻度減少を抑制することも報告されている[4]。

2) 卵巣局所レベル

　PCOSでは，血中に増加したLHは卵巣の内莢膜細胞に作用してアンドロゲンの産生を促進する。しかし，顆粒膜細胞の転換酵素（アロマターゼ）を活性化しアンドロゲンからエストロゲンへの転換を促進するFSHが相対的に低下しているため，卵巣（卵胞）局所のアンドロゲン産生が増加するもののエストロゲンへの転換は増加せず，結果として卵巣局所のアンドロゲン濃度が高くなり，卵胞発育や排卵も抑制される。

　アンドロゲンのひとつであるテストステロンは，血中では性ステロイド結合グロブリン（SHBG）に結合しているが，PCOSでは肝臓で産生されるSHBGが減少するため，活性のある遊離テストステロンが増加する。このように，排卵障害から卵巣のプロゲステロン分泌欠如，GnRHとLH律動性分泌の抑制が減弱，さらにアンドロゲン過剰がこの病態をさらに加速するという悪循環が形成される。

3) 全身レベル

　さらに，過剰に産生されたアンドロゲンのうちアンドロステンジオンは血中に移行し，全

身の筋組織や脂肪組織などに存在する転換酵素によりエストロンに転換され，血中に増加したエストロンはドーパミンや内因性オピオイドなどのGnRH分泌抑制物質を低下させ[5]，結果としてGnRH分泌が増加するような悪循環の構図も想定されている。

PCOSの中には副腎から分泌されるアンドロゲンであるDHEAやDHEA-Sが増加しているものもあるが，これも末梢でエストロンに転換されて前述の悪循環が形成されると考えられている。

PCOSのもう1つの内分泌学的特徴として，インスリン抵抗性が挙げられる。

3 病態，病因

1) PCOSとインスリン抵抗性

PCOSに特徴的な所見として，過剰な卵巣アンドロゲン産生[6]，遺伝的素因[7,8]，インスリン抵抗性，過度の酸化ストレスなどが挙げられる。PCOSにみられるインスリン抵抗性，すなわち高インスリン血症はPCOSの病態のひとつというだけでなく，PCOSの発症そのものに深く関わっていることが明らかとなってきた。

肥満はインスリン抵抗性を伴うが，肥満を合併したPCOSは肥満のみの症例よりインスリン抵抗性が強く，非肥満のPCOSでもインスリン抵抗性がみられる[9]。

PCOSでは酸化ストレスがインスリン抵抗性と高アンドロゲン血症を引き起こすとも報告されている[10]。インスリン抵抗性を示すPCOS患者のインスリン受容体遺伝子には異常がみられないため[11]，PCOSのインスリン抵抗性は受容体以降の細胞内情報伝達系の異常であることも報告されている[12〜14]。

PCOSの高インスリン血症は，卵胞発育に重要な働きを演じているインスリン様成長因子（IGF-ⅠとIGF-Ⅱ）の系を介してPCOSの病態発現に関わることが報告されている。IGF-ⅠとIGF-Ⅱは内莢膜細胞のアンドロゲン産生を促進するが，PCOSでは顆粒膜細胞より内莢膜細胞に強くIGF-Ⅰ受容体が発現しており[15]，PCOSの高アンドロゲン血症にIGFが関与していることが示唆される。

インスリンはIGFの結合蛋白のひとつであるIGFBP-1の産生を抑制するため，インスリン抵抗性を示すPCOS症例では血中IGFBP-1濃度は低値である[16]。PCOSでは生物学的活性が高くIGFBPに結合していない遊離IGFが増加しているが，IGFBP-1の低下がその原因とされ，IGF活性の増加がLHの過剰分泌と相まって，卵巣のアンドロゲン産生過剰を引き起こすと考えられてきた（図1）[17]。同時に，高インスリン血症により肝臓のSHBG産生が低下し，生物学的活性の強い遊離型アンドロゲンが増加して，高アンドロゲン環境を形成する。

これらPCOSの特徴を一元的に説明する仮説として，出生前に原因があるとの説が提唱されてきた。出生前原因説では，低出生体重児や巨大児など胎児発育異常に遺伝的素因が相まって早発思春期の状態となり，副腎からのアンドロゲンの過剰分泌，インスリン抵抗性，内臓脂肪沈着を引き起こす。思春期を迎えると高アンドロゲン血症や無排卵がみられ，成人に向かってこれらの異常がより顕著となってPCOSと診断されると考えられている[18]。

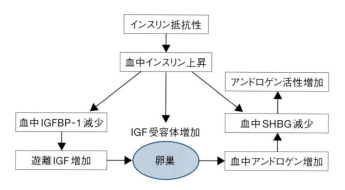

図1 PCOSにみられるインスリン抵抗性　　（文献17より引用）

4 PCOSの診断と検査

　PCOSの診断基準は欧米の診断基準とは異なり，わが国では日本産科婦人科学会の診断基準を用いる（表1）[19]。Ⅰ～Ⅲのすべてを満たす場合を多囊胞性卵巣症候群とする。
月経異常：無月経，稀発月経，無排卵周期症のいずれかに該当するものとされており，基礎体温を記録することにより容易に診断できるため記録を指示する。
多囊胞性卵巣：超音波断層検査で両側卵巣に多数の小卵胞がみられ，少なくとも一方の卵巣で2～9mmの小卵胞が10個以上存在するものと定義されており，診断には経腟超音波検査が適している。

表1 PCOSの診断基準（日本産科婦人科学会，2007年）

Ⅰ．月経異常
Ⅱ．多囊胞性卵巣
Ⅲ．血中男性ホルモン高値またはLH基礎値高値かつFSH基礎値正常

（文献19より引用）

1) 内分泌検査

　内分泌検査にもいくつかの留意点がある。排卵誘発薬や女性ホルモン薬を投与していない時期に1cm以上の卵胞が存在しないことを確認の上，内分泌検査を行う。また，月経ないし消退出血から10日目までの時期は高LHの検出率が低いことに留意する。LH高値の判定は，スパック®-Sによる測定ではLH≧7mIU/mL（正常女性の平均値＋1×標準偏差）かつLH≧FSHとし，肥満例（BMI≧25）ではLH≧FSHのみでも可とする。他の測定系による測定値は，スパック®-Sとの相違を考慮して判定する。
男性ホルモン：テストステロン，遊離テストステロンまたはアンドロステンジオンのいずれかを測定し，各測定系の正常範囲上限を超えるものとする。
　そのほか，ホルモン値の解釈では，クッシング症候群，副腎酵素異常，体重減少性無月経の回復期など，本症候群と類似の病態を示すものを除外することも重要である。

2）注意点

　PCOSは慢性的に高エストロゲン環境にさらされるため，子宮体癌のリスク因子となる．不妊治療開始前に，子宮内膜細胞診を施行することが勧められる．

　また，PCOSのインスリン抵抗性は2型糖尿病発症のリスクとなり，欧米ではこれに合併する脂質代謝異常，高血圧，心血管疾患などの生活習慣病のリスクも指摘されている[18]．わが国ではPCOSと生活習慣病の合併頻度が高いことを示すデータは少ないが，肥満例ではこれらの疾患も留意して治療前に精査する必要があるだろう．

●文献

1) Stein IF, et al：Amenorrhoea associated with bilateral polycystic ovaries. Am J Obstet Gynecol. 1935；29：181-91.
2) Moran C, et al：Relationship between insulin resistance and gonadotropin dissociation in obese and nonobese women with polycystic ovary syndrome. Fertil Steril. 2003；80(6)：1466-72.
3) Pastor CL, et al：Polycystic ovary syndrome：evidence for reduced sensitivity of the gonadotropin-releasing hormone pulse generator to inhibition by estradiol and progesterone. J Clin Endocrinol Metab. 1998；83(2)：582-90.
4) Pielecka J, et al：Androgens increase gonadotropin-releasing hormone neuron firing activity in females and interfere with progesterone negative feedback. Endocrinology. 2006；147(3)：1474-9.
5) Wagner EJ, et al：Neurochemical evidence that estrogen-induced suppression of kappa-opioid-receptor-mediated regulation of tuberoinfundibular dopaminergic neurons is prolactin-independent. Neuroendocrinology. 1994；59(3)：197-201.
6) Nelson VL, et al：Augmented androgen production is a stable steroidogenic phenotype of propagated theca cells from polycystic ovaries. Mol Endocrinol. 1999；13(6)：946-57.
7) Chen ZJ, et al：Genome-wide association study identifies susceptibility loci for polycystic ovary syndrome on chromosome 2p16.3, 2p21 and 9q33.3. Nat Genet. 2011；43(1)：55-9.
8) Yildiz BO, et al：Heritability of dehydroepiandrosterone sulfate in women with polycystic ovary syndrome and their sisters. Fertil Steril. 2006；86(6)：1688-93.
9) Chang RJ, et al：Insulin resistance in nonobese patients with polycystic ovarian disease. J Clin Endocrinol Metab. 1983；57(2)：356-9.
10) González F, et al：Reactive oxygen species-induced oxidative stress in the development of insulin resistance and hyperandrogenism in polycystic ovary syndrome. J Clin Endocrinol Metab. 2006；91(1)：336-40.
11) Talbot JA, et al：Molecular scanning of the insulin receptor gene in women with polycystic ovarian syndrome. J Clin Endocrinol Metab. 1996；81(5)：1979-83.
12) Ciaraldi TP, et al：Cellular mechanisms of insulin resistance in polycystic ovarian syndrome. J Clin Endocrinol Metab. 1992；75(2)：577-83.
13) Dunaif A, et al：Excessive insulin receptor serine phosphorylation in cultured fibroblasts and in skeletal muscle. A potential mechanism for insulin resistance in the polycystic ovary syndrome. J Clin Invest. 1995；96(2)：801-10.

14) El Mkadem SA, et al : Role of allelic variants Gly972Arg of IRS-1 and Gly1057Asp of IRS-2 in moderate-to-severe insulin resistance of women with polycystic ovary syndrome. Diabetes. 2001 ; 50(9) : 2164-8.

15) Samoto T, et al : Altered expression of insulin and insulin-like growth factor-I receptors in follicular and stromal compartments of polycystic ovaries. Endocr J. 1993 ; 40(4) : 413-24.

16) Thierry van Dessel HJ, et al : Elevated serum levels of free insulin-like growth factor I in polycystic ovary syndrome. J Clin Endocrinol Metab. 1999 ; 84(9) : 3030-5.

17) 岩下光利 : PCOSとインスリン様成長因子. 産科と婦人科. 2004 ; 71 : 729-35.

18) El Hayek S, et al : Poly Cystic Ovarian Syndrome : An Updated Overview. Front Physiol. 2016 ; 7 : Article 124.

19) 日本産科婦人科学会 生殖・内分泌委員会 : 本邦における多嚢胞性卵巣症候群の新しい診断基準. 日産婦誌. 2007 ; 59 : 1131.

(岩下光利)

E 検査各論

㉓ 思春期早発症

> **思春期早発症が疑われる際の検査**
>
> A. 必須検査項目
>   1) 詳細な病歴の聴取
>   2) 成長曲線の作成
>   3) 二次性徴の評価（Tannerのステージ分類）
>   4) 手部のX線撮影による骨年齢
>   5) 血中LH，FSH，テストステロン，エストロゲン値の測定
>
> B. 確定診断および鑑別診断のための検査
>   1) 血中DHEA-S，hCG-β，TSH，free T_3，free T_4，PRL値の測定
>   2) LHRH試験（LH基礎値が高いときは不要）
>   3) 頭部MRI
>   4) 腹部エコー

1 病態と分類

1) 病態

　思春期早発症とは，何らかの原因で二次性徴が早期に出現し，その結果，身体的・精神的発達に問題を生じる疾患である。一般に，健常児集団の-2SDよりも早期に起こるものを思春期早発症と定義している。

　正常の思春期においては，視床下部のゴナドトロピン分泌刺激ホルモン（GnRH，LH-RH）が脈動的に増加することにより下垂体性ゴナドトロピン（LHとFSH）が増加し，その結果，性腺発育と性ステロイドホルモン分泌増加が起こり二次性徴が発現する。

2) 分類

　思春期早発症は，視床下部からのGnRHが早期に増加することによって起こるGnRH依存性（中枢性）思春期早発症と，GnRHに依存しないGnRH非依存性思春期早発症に大別される。

　GnRH依存性思春期早発症には，特発性のものと中枢神経の病変（脳腫瘍・水頭症など）を伴う器質性のものとがある（表1）。GnRH依存性思春期早発症は女児に多く，その大部分（70〜90％）が特発性である。これに対し，男児では器質性の頻度が高い（60％以上）。

　GnRH非依存性思春期早発症はhCGや性ステロイドホルモンの分泌増加に伴うもので，表2の診断基準Ⅳに挙げられているような疾患が原因となる。GnRH非依存性思春期早発

> **表1** 思春期早発症の病因分類

1. GnRH依存性(＝中枢性)思春期早発症
   1) 特発性
   2) 頭蓋内の器質的異常
      ・腫瘍(視床下部過誤腫,視神経膠腫など)
      ・水頭症,脳炎後遺症,てんかん,放射線照射後など
2. GnRH非依存性思春期早発症
   1) hCG産生腫瘍(胚細胞腫,肝芽腫)など
   2) 女児の機能性卵巣嚢腫
   3) McCune-Albright症候群
   4) 先天性副腎皮質過形成症,副腎腫瘍
   5) テストトキシコーシス

症の状態が過去に存在すると,増加した性ステロイドホルモンにより中枢の成熟が起こり,二次的にGnRH依存性の思春期早発症をきたすことがある(表2の注3)。

2 診断手順

思春期早発症の診断には,表2に示す「中枢性思春期早発症の診断の手引き」が一般に使用されている。その診断手順を以下に示す。

1. 主症状：二次性徴をTanner分類(表3)で評価し,早期に起こっていることを確認
2. 副症状：身長促進現象や骨年齢の進行があるかをみる
3. 2項目以上の二次性徴の早発があるか,1項目であっても身長促進や骨年齢の進行があれば思春期早発症と考えられる
4. 検査所見で下垂体性ゴナドトロピンの分泌亢進と性ステロイドホルモンの分泌亢進の両方が認められればGnRH依存性(中枢性)と診断される。性ステロイドホルモンが思春期レベルに上昇しているにもかかわらずゴナドトロピンが低値の場合はGnRH非依存性思春期早発症と考えられる
5. 思春期早発症と診断されれば,器質性か特発性かを鑑別するために,頭部MRIや腹部エコーなどが必要となる

3 主症状と副症状

1) 主症状

思春期早発症の主症状は二次性徴の早期発現と進行である。二次性徴の評価にはTanner分類が用いられている(表3)。男女の二次性徴発来時期の調査はいくつかあるが,Matsuoらの結果を表4に示す。－2SDより早期の発現を目安に,各二次性徴の早発の基準が定められている。

初診時に診断基準を満たさない場合でも,年に数回の定期的な経過観察を行い症状を確認する。1項目の二次性徴発現のみにとどまる早期乳房発育症や早期恥毛発育症は一般に治療を必要としない。

表2 中枢性思春期早発症の診断の手引き

Ⅰ．主症状
　a）男児の主症状
　　1）9歳未満で精巣・陰茎・陰嚢などの明らかな発育が起こる
　　2）10歳未満で陰毛発生をみる
　　3）11歳未満で腋毛・ひげの発生や声変わりをみる
　b）女児の主症状
　　1）7歳6カ月未満で乳房発育が起こる
　　2）8歳未満で陰毛発生，または小陰唇色素沈着などの外陰部成熟，あるいは腋毛発生が起こる
　　3）10歳6カ月未満で初経をみる
Ⅱ．副症状　発育途上で次の所見をみる（注1）
　1）身長促進現象：身長が標準身長の2.0SD以上，または年間成長速度が2年以上にわたって標準値の1.5SD以上
　2）骨成熟促進現象：骨年齢－歴年齢が2歳6カ月以上を満たす場合。または歴年齢5歳未満は骨年齢／歴年齢1.6以上を満たす場合
　3）骨年齢／身長年齢1.5以上を満たす場合
Ⅲ．検査所見
　下垂体性ゴナドトロピン分泌亢進と性ステロイドホルモン分泌亢進の両者が明らかに認められる（注2）
Ⅳ．除外規定（注3）
　副腎性アンドロゲン過剰分泌状態〔先天性副腎皮質過形成（注4），副腎腫瘍など〕，性ステロイドホルモン分泌性の性腺腫瘍，McCune-Albright症候群，テストトキシコーシス，hCG産生腫瘍，性ステロイドホルモン（蛋白同化ステロイドを含む）や性腺刺激ホルモン（LHRH，hCG，hMGを含む）の長期投与中〔注射，内服，外用（注5）〕，性ステロイドホルモン含有量の多い食品の大量長期摂取中などのすべてを否定する。

【診断基準】
確実例
　1）Ⅰの2項目以上とⅢ，Ⅳを満たすもの
　2）Ⅰの1項目およびⅡの1項目以上とⅢ，Ⅳを満たすもの
疑い例
　Ⅰの年齢基準を1歳高くした条件で，確実例の基準に該当するもの。なお疑い例のうちで，主症状発現以前の身長が－1SD以下のものは，治療上は確実例と同等に扱うことができる。
【病型分類】
　中枢性思春期早発症が診断されたら，脳の器質的疾患の有無を画像診断などで検査し，器質性・特発性の病型分類をする

（注1）発病初期には必ずしもこのような所見を認めるとは限らない
（注2）各施設における思春期の正常値を基準として判定する
（注3）除外規定に示すような状態や疾患が，現在は存在しないが過去に存在した場合には中枢性思春期早発症をきたしやすいので注意する
（注4）先天性副腎皮質過形成は治療の有無にかかわらず，中枢性思春期早発症を既に併発している場合もある
（注5）湿疹用軟膏や養毛剤などの化粧品にも性ステロイドホルモン含有のものがあるので注意する

（文献1より引用）

2）副症状

　性ステロイドホルモンが増加すると，思春期の成長スパートが認められるため一時的に身長SDは発症前より高くなる。しかし，骨年齢が歴年齢を上回って進行するため早期に骨端線が閉鎖し，最終身長は発症時身長SDより低く終わってしまう。この成長と骨年齢の促進が診断基準の副症状とされている。
　成長促進を評価するために，病歴を聴取して必ず成長曲線を作成する。これによって発

表3 二次性徴のTanner分類

部位	ステージ	所見
陰毛	1度	陰毛なし
	2度	長くやや黒さを増したうぶ毛様のまっすぐなまたはややカールした陰毛を認める (女児：主として大陰唇に沿ってみられる，男児：陰茎起始部にみられる)
	3度	陰毛は黒さを増し，硬くカールして，まばらに恥骨結合部に拡がる
	4度	陰毛は硬くカールして，量，濃さを増し成人様となるが，大腿中央部までは拡がっていない
	5度	成人型：陰毛は大腿部まで拡がり逆三角形となる
乳房	1度	思春期前：乳頭のみ突出
	2度	蕾の時期：乳房，乳頭がややふくらみ，乳頭輪径が拡大
	3度	乳房，乳頭輪はさらにふくらみを増すが，両者は同一平面上にある
	4度	乳頭，乳頭輪が乳房の上に第二の隆起をつくる
	5度	成人型：乳頭のみ突出して乳房，乳頭輪は同一平面となる
男性外性器	1度	幼児型
	2度	陰嚢，精巣は大きさを増し，陰嚢はきめ細かくなり，赤みを帯びる
	3度	陰茎は長くなり，やや太くなる。陰嚢，精巣はさらに大きさを増す
	4度	陰茎は長く，太くなり，亀頭が発育する。陰嚢，精巣はさらに大きさを増し，陰嚢は黒ずんでくる
	5度	成人型となり，大きさを増すことはない

表4 日本人小児の二次性徴発来時期

		年齢(平均±SD)
男児	精巣容量≧3mL	10.8±1.3
	陰毛発生	12.5±0.9
女児	乳房発育	10.0±1.4
	陰毛発生	11.7±1.6
	初経	12.3±1.3

(文献2より引用)

症時期を推定することもできる。骨年齢は，左手の単純X線写真を撮影し"骨年齢判定のための基準"アトラスと比較するGreulich & Pyle法(GP法)や，個々の骨を評価してスコア化するTanner Whitehouse法(TW法)を用いて評価する。

4 検査所見

2項目以上の二次性徴の早発があるか，1項目であっても身長促進や骨年齢の進行があ

れば思春期早発症と判定される。下垂体性ゴナドトロピン（LH，FSH）の分泌亢進と性ステロイドホルモン（男児ではテストステロン，女児ではエストラジオール）分泌亢進の両者が明らかに認められればGnRH依存性である。

　小児において，ゴナドトロピンの分泌は胎児期から生後6カ月までは高く，乳幼児期〜思春期前の小児では低値となり，特にLH基礎値は測定感度以下のきわめて低い値をとる。この時期はテストステロン・エストロゲンも測定感度以下の低値である。思春期に入ると，LH分泌が急激に上昇しはじめる。思春期前からまず夜間のLHパルスがみられ，思春期の進行につれて振幅が大きくなり，昼間も血中濃度が上昇していく。並行して性ステロイドホルモンの分泌増加が起こり，その結果二次性徴が進行する。LH基礎値が明らかに上昇してくるまでの間，LH分泌能が思春期レベルに達しているかどうかの判定にはLHRH試験が有用である。測定キットによる差はあるが，LHRH試験のLH反応頂値が6を超え10に近い値であれば，ゴナドトロピンは思春期レベルである可能性が高い（表5）。

　性ステロイドホルモンが思春期レベルに上昇しているにもかかわらず，ゴナドトロピンが低値の場合はGnRH非依存性思春期早発症と考えられる。ただし，二次的にGnRH依存性思春期早発症を併発する場合もあるため，GnRH非依存性思春期早発症の除外診断は常に念頭に置く必要がある。

5 │ 器質性疾患の鑑別

　GnRH依存性思春期早発症の診断後は，必ず頭部MRIを行って脳腫瘍などの器質的疾患の有無を確認する。腹部エコーで子宮発育を評価し，卵巣に病変がないかをみることも必要である。幼児期の発症者や男児の場合は，器質的疾患のある可能性が高くなるので特に注意する。

　GnRH非依存性の場合は，表2 IVの除外規定に挙げられている各疾患の鑑別を行う。

　器質的疾患によるGnRH依存性および非依存性思春期早発症の場合は，原疾患に対する

表5　GnRH（LHRH）試験におけるLHの思春期段階による反応

男児	前思春期		思春期	
	10歳未満	10歳以上	Tanner 2〜3	Tanner 4〜5
LH基礎値（mIU/mL）	0.02〜0.15	0.04〜0.25	0.44〜1.63	1.64〜3.53
LH頂値（mIU/mL）	1.70〜3.77	2.03〜11.8	10.9〜20.6	21.7〜39.5

女児	前思春期		思春期
	10歳未満	10歳以上	Tanner 2〜3
LH基礎値（mIU/mL）	0.01〜0.09	0.02〜0.11	0.05〜2.44
LH頂値（mIU/mL）	1.93〜4.73	2.14〜7.82	5.70〜18.5

（文献3より引用）

治療を行った上で思春期早発症の治療が必要か否かを検討する。

6 診断後の対応と予後

　仮性思春期早発症および器質性の中枢性思春期早発症の場合は，原因疾患の治療が必要か否かをまず検討する。特発性中枢性思春期早発症の中には，二次性徴や骨年齢がゆっくり進行する緩徐進行型があり，これは無治療でも身長予後は悪くないことが報告されている。診断基準を満たすからと言って一律に治療を行うのではなく，症状を経時的に観察しつつ，個々の症例の必要度に応じて慎重に治療適応を決定する必要がある。

　思春期早発症を治療する目的は2つある。1つは二次性徴が早い年齢で発現してしまったことによる心理的・社会的問題を避けること，もう1つは骨成熟が進んで成人身長が低く終わってしまうのを防止することである。

　二次性徴の抑制は比較的容易で，GnRHアナログ製剤の投与によりほとんどの症例で進行が停止し，骨年齢進行も抑制される。最終身長に対する効果は，治療開始時の骨年齢などから計算される予測身長は上回るが，両親の身長から計算される目標身長には達しないとの報告が多く，患者が満足できる効果を得ることは難しい。

　予測される身長予後を含めて患児・家族に十分説明し，治療のメリット・デメリットを総合的に判断するためには，専門医が診断・治療に関与すべき疾患であると考える。

●文献

1) 厚生労働科学研究費補助金難治性疾患克服研究事業　間脳下垂体機能障害に関する調査研究班：中枢性思春期早発症の診断の手引き．平成15年度総括・分担研究報告書．2004, p119-20.
2) Matsuo N：Skeletal and sexual maturation in Japanese children. Clin Pediatr Endocrinol. 1993；2 (Suppl)：1-4.
3) 伊藤純子, 他：時間分解蛍光免疫測定法(TR-FIA)による小児血中LH, FSHの検討 LHRH負荷試験，夜間分泌値の思春期における変化．日児誌．1993；97(8)：1789-96.

（伊藤純子）

E 検査各論

㉔ 神経性やせ症

神経性やせ症が疑われる際の検査

A. やせをきたす器質的疾患の除外のために必要な検査
1) 尿一般
2) 便（脂肪滴，筋線維，デンプン顆粒，ヒトヘモグロビン）
3) 血液一般
4) 血液生化学（総蛋白，アルブミン，AST，ALT，LDH，ALP，CK，アミラーゼ，BUN，クレアチニン，Na，K，Cl，Ca，Mg，リン，総コレステロール，中性脂肪，血糖など）
5) 感染症や炎症性腸疾患との鑑別：炎症反応（血沈，CRP）
6) 心電図，胸・腹部単純X線
7) やせをきたす内分泌疾患との鑑別：血漿GH，血漿ACTH，血清コルチゾール，尿中遊離コルチゾール，血清T_3あるいはfree T_3，free T_4，TSH
8) 下垂体CT・MRI
9) 超音波，内視鏡検査，必要なら妊娠反応

B. 栄養状態や合併症の評価のために必要な検査
1) 栄養アセスメント：血清IGF-Ⅰ，T_3あるいはfree T_3，プレアルブミン，レチノール結合蛋白，トランスフェリン，微量元素（Cu，Zn，Se，Fe）
2) 性腺機能の評価：LHRH試験，ゴナドトロピン，エストラジオール，プロゲステロン
3) 偽性バーター症候群：血清電解質，尿生化学，血漿レニン，血清アルドステロン
4) 身長曲線，骨年齢（X線）
5) 骨密度測定，骨代謝マーカー，血漿intact PTH，血中25（OH）D（保険未収載），低カルボキシル化オステオカルシン

1 疫学

　厚生労働省による小学校～高等学校を対象に実施した疫学調査（2010～2013年度）では，神経性やせ症は女子に多く，小学4年生から発症がみられ，中学3年生で急増し，高校生女子の有病率は0.17～0.56％で，米国の13～18歳女子の有病率に近似している。また，15歳以下や30歳以上の発症が増加している。男性例は患者全体の5％以下である。
　入院治療を受けた患者の6.3年追跡による死亡率は6.0％で，若年者の疾患としては高い。20歳以降の発症や最低体重の低さ，アルコール症の合併が予後不良因子とされてい

る。主な死因は飢餓による衰弱，低血糖，電解質異常，不整脈，心不全，感染症などの内科的合併症や自殺である。

2 診断

1) 診断基準

　　精神疾患の診断・統計マニュアル（DSM-5；米国精神医学会，2013年改訂）では，診断項目はやせ，肥満恐怖，ボディイメージの障害である。DSM-Ⅳにおける正常体重の85％以下という数値基準と無月経が削除され，BMIによる重症度（mild：≧$17kg/m^2$，moderate：16〜16.99，severe：15〜15.99，extreme：＜15）が付記された。

　　日本人は体格が小さいので，この重症度分類が適用しにくい。少食のrestricting type（制限型）と，過食して自己誘発性嘔吐や下剤・利尿薬による排出行為でやせているbinge eating/purging type（むちゃ食い/排出型）の2病型がある。制限型で始まり，飢餓に対する生理的な反動として過食が出現してむちゃ食い/排出型に移行することが多い。DSM-5の改訂に合わせて，日本精神神経学会はanorexia nervosaの病名を神経性やせ症に統一した。

　　1990年に厚生省が定めた診断基準を表1に示す。

【標準体重の算出方法】
　　身長150cm以下：身長－100kg
　　身長150〜160cm：50＋（身長－150）×0.4kg
　　160cm以上：（身長－100）×0.9kg

表1　神経性食欲不振症の診断基準（厚生労働省，1990年）

1. 標準体重の－20％以上のやせ（3カ月以上）
2. 食行動の異常（不食，多食，隠れ食い，など）
3. 体重や体型についてのゆがんだ認識（体重増加に対する極端な恐怖など）
4. 発症年齢：30歳以下
5. （女性ならば）無月経（その他の身体症状としては，うぶ毛密生，徐脈，便秘，低血圧，低体温，浮腫などを伴うことがある。時に男性例がある）
6. やせの原因と考えられる器質性疾患がない

【備考】
1. 2, 3, 5は既往歴を含む（たとえば，－20％以上のやせがかつてあれば，現在はそうでなくても基準を満たすとする）。6項目すべて満たさないものは，疑診例として経過観察する
2. 食べないばかりでなく，経過中には多食になることが多い（この点では食欲不振症という病名は適切ではない）。多食には，しばしば自己誘発性嘔吐や下剤（利尿薬）乱用を伴う。そのほか，食物の貯蔵，盗み食いなどがみられる。また，過度に活動する傾向を伴うことが多い
3. 極端なやせ願望，ボディイメージの障害（たとえば，ひどくやせていても肥っていると感じたり，下腹や足など体のある部分がひどく肥っていると信じたりすること）などを含む。これらの点では病的とは思っていないことが多い。この項は，自分の希望する体重について問診したり，低体重を維持しようとする患者の言動に着目したりすると明らかになることがある
4. 稀に30歳以上での初発もみられるが，ほとんどが25歳以下であり，思春期の発症が多い
5. 性器出血がホルモン投与によってのみ起こる場合は無月経とする。その他の身体症状としては，うぶ毛の密生，徐脈，便秘，低血圧，低体温，浮腫などを伴うことがある。時に男性例がある
6. 精神分裂病による奇異な拒食，うつ病による食欲不振，単なる心因反応（身内の死亡など）による一時的な摂食低下を鑑別する

本症は病歴と問診でほぼ診断され，やせをきたす器質的疾患が除外されれば診断は確定する。「体重を増やしたい」と言いながら行動に移していないことや病識のなさが特徴である。

2) 病歴，理学的所見，および行動異常と精神症状

診断に有用な問診項目を表2に，神経性やせ症の理学的所見を表3に示した。低血圧（収縮期80mmHg＞：27％），徐脈（50回/分＞：10％），低体温，背中の濃いうぶ毛（75％），カロチン血症（37％）は診断の助けになる。自己誘発性嘔吐をしている場合は，唾液腺の腫脹や手の甲の吐きだこもみられる。

心理面の特徴は肥満恐怖とやせ願望である。やせると現実のストレスへの感受性が鈍麻するという心理的メリットが得られる。やせ願望が明らかでない場合でも，小食・偏食（炭水化物，油，肉を避けて，大量の野菜，キノコ，海草を摂取），自己誘発性嘔吐や過活動（ジョギングや縄跳び，長い入浴）などのやせを維持するための行動で明らかである。

低栄養は，その反動で食への執着（料理関連の雑誌や番組に執着，レシピの収集，有名レストラン巡り）や過食を起こす。

飢餓は，不安定な気分，抑うつ，強迫性の増強，病的な頑固さなどの飢餓症候群と呼ばれる精神症状を引き起こすことが健常者の半飢餓臨床試験で証明されている。自分だけ太く見えるという視覚的認知障害も起こし，日常生活が食に振り回されて支障をきたすようになる。

表2 問診項目

身長・体重の推移	成長曲線，発病前の最高体重，発病時の体重，発病後の最低体重，受け入れられる体重
既往歴	体重や体型が変化する疾患（甲状腺疾患，ステロイド治療など）
月経・出産歴	初潮年齢，月経の状態，無月経時期と無月経期間，出産の有無
体型や体重が関係するスポーツや職業歴	体操，陸上，バレエ，モデルなど
家族歴	摂食障害，うつ病，アルコール症など
ストレスイベント歴	就学・就労上の出来事や心身に過剰な負担，人間関係やいじめ問題，家庭内葛藤や家族の病気や別離など

表3 神経性やせ症でみられる理学的所見と検査異常

	症状と徴候	検査所見
皮膚	うぶ毛の密生，脱毛，カロチン症，低体温，凍瘡，吐きだこ	
耳鼻咽喉	耳閉感，唾液腺の腫脹	耳管開存症
循環器	低血圧，徐脈，心雑音，不整脈，浮腫	心陰影の縮小，心電図異常，僧帽弁逸脱症
口腔	歯肉炎，エナメル質障害，う歯	唾液腺型アミラーゼ上昇
消化器	腹部膨張感，嘔気，腹痛，便秘，下痢，痔核	内臓下垂，胃排出能低下，萎縮性胃炎 麻痺性イレウス，上腸間膜動脈症候群
腎・尿路	乏尿，失禁，夜尿，浮腫	膀胱筋力低下，腎稀釈・濃縮能障害，腎不全 偽性バーター症候群
肝・膵		トランスアミラーゼ上昇，膵型アミラーゼ上昇 総蛋白・アルブミン・rapid turnover proteinの低下
脂質代謝		高あるいは低コレステロール血症
血液	貧血，点状出血斑	貧血，白血球減少，血小板減少症
電解質	不整脈，意識障害，痙攣	低ナトリウム血症，低クロール血症，低カリウム血症，低カルシウム血症，低リン血症，低マグネシウム血症
微量元素	味覚障害	血清Cu，Zn，Se低下
ビタミン	夜盲症，骨痛，脚気・ウェルニッケ脳症	ビタミンA，D，B_1，K欠乏
内分泌系	無月経，低身長，骨粗鬆症	T_3やfree T_3低下，GH上昇，IGF-Ⅰ低下，性ホルモン低下，レプチン低下，アディポネクチン上昇
骨・筋肉系	側彎，骨折，筋力低下，筋肉痛，末梢神経障害	横紋筋融解症，骨密度低下・骨粗鬆症，くる病・骨軟化症
中枢神経系	不眠，思考・判断・集中力の低下，認知障害	脳萎縮，異常脳波

3 臨床検査

　神経性やせ症の診断には臨床検査項目は含まれない。臨床検査の目的は，①やせをきたす器質的疾患の除外，②重症度の判定，③合併症・後遺症の精査である。

1) やせをきたす器質的疾患の除外
①検査
　尿，便，血液検査（一般，生化学），炎症反応，画像検査を行い，下垂体・視床下部腫瘍，クローン病などの炎症性腸疾患，慢性膵炎，甲状腺機能亢進症，糖尿病，悪性腫瘍，結核などの感染症や妊娠を鑑別診断する。
　神経性やせ症そのもので種々の異常検査所見を認める。低栄養による汎血球減少症に対して骨髄穿刺や，肝機能障害に肝生検を行う過剰検査に陥ることは避けたい。

表4 神経性やせ症にみられる内分泌異常と頻度

（自験60例）

内分泌異常の種類	頻度(%)
血漿GH基礎値高値	49.1
GRHに対するGH過大反応	39.1
インスリンに対するGH低〜無反応	75
TRHに対するGH奇異反応	12.5
LHRHに対するGH奇異反応	16.7
CRHに対するGH奇異反応	11.1
IGF-Ⅰ低値（年齢比較）	75
T_3低値	76.6
TRHに対するTSHの低〜無反応	50
午前中血漿コルチゾール高値	50
コルチゾールの日中変動の消失	81.8
0.5mgデキサメタゾンによる抑制不良	50
CRHに対するACTH, コルチゾールの低〜無反応	71.4

②判定

　本症で認められる内分泌異常の種類と頻度を表4に示した。健常者でも絶食で血漿GHが上昇するが，本症では約50％で血漿GHは上昇している。血清IGF-Iは炭水化物や蛋白質の摂取と相関するので，栄養状態が低下するとIGF-Iも低下し，そのネガティブフィードバックが解除されて血漿GHは上昇する。また，末端肥大症のように血漿GHが視床下部ホルモンに対して奇異反応を呈することがある。

　胃から分泌されるグレリンは，健常者では体重に反比例するが，本症では分泌細胞の萎縮によって低下する症例もある。健常者でも24時間の絶食で血中T_3やfree T_3値は低下し，炭水化物の摂取で回復するが，本症では低栄養に対する生体の防衛反応として低T_3症候群を呈する。

　TSHも15μIU/mL程度の上昇はあるが，甲状腺ホルモンの補充は必要ない。脂肪細胞が分泌し，性腺機能刺激作用を有するレプチンは体重や体脂肪率に正の相関を有するため低下するが，アディポネクチンは上昇する。

　クッシング病に似たACTH-コルチゾール系の異常を認め，血漿コルチゾールや尿中遊離コルチゾールは上昇する。CRH試験に対して低〜無反応で，脳脊髄液中CRHは高値であることから，内因性CRH過剰分泌があることが示唆される。ラットにおけるCRHの脳室内投与は，摂食量低下，性腺機能低下症，自発運動の増加，覚醒度の亢進という本症に類似した症状を引き起こす。

　神経性やせ症と下垂体前葉機能低下症との鑑別には，早朝空腹時の血漿GH，ACTH，血清コルチゾールや尿中遊離コルチゾールの測定で十分である。胚細胞腫などの視床下部腫瘍では，神経性やせ症に類似した症状を呈することがあるので，その鑑別に頭部CTやMRIを行う。

2) 栄養アセスメントによる重症度の判定

　重症度は治療方針の基礎になる。体重が最も重要で，標準体重75％以上は軽症，65％

以上75％未満は中等症，65％未満は重症の栄養障害と判断される．標準体重の55％以下で意識障害・運動障害が40％にみられ，やせの程度は重篤な合併症を予測する主要な因子と言える．

体温や脈拍は，体重増加がみられない時期でも栄養状態の改善によって増加する．軽症の体重減少で減少スピードが速ければ栄養状態は重症なので，検査値による栄養パラメータが必要である．

血清総蛋白やアルブミンは，脱水によって見かけ上濃縮されて適切な指標にならないことが多い．

低血糖，中性脂肪の異常低値，rapid turnover proteinの低下は重症である．

内分泌検査ではfree T_3とIGF-Iはよい栄養マーカーである．

3) 内分泌学的合併症・後遺症の精査

① refeeding症候群

再栄養補給時に循環血漿量の減少による心機能低下や，急激に分泌されたインスリン作用で細胞内にリン，K，Mgが取り込まれ，低リン血症が死因になりうる．

慢性アルコール症，利尿薬乱用，低体重(標準体重の50％以下)，急激で過剰なエネルギー負荷，厳格な菜食主義者(リン含有食品である肉・魚の不食)は危険因子である．

② 性腺機能低下症

自験例では，無月経時期は体重減少前17.5％，体重減少と同時24.5％，体重減少後58％である．LHとFSHの基礎値が低下し(LH＜FSH)，LHRH試験ではLHとFSHの反応が遅延し(LHがより低反応)，視床下部性パターンを示す．血清エストラジオール(E_2)，プロゲステロン(男性ではテストステロン)は低下する．LH，FSH，エストラジオール値はBMIの増加に伴い上昇する．

また，LHRHに対するLHとFSHの反応性も改善し，BMIが16〜18.5では過大反応することがある．一般に，体重が標準体重の平均93％まで回復して数カ月以降，血中E_2：35pg/mL以上で月経は再来する．

③ 偽性バーター症候群

食事制限，自己誘発性嘔吐，利尿薬や下剤の乱用による脱水と尿中Cl排泄低下によって血漿レニンやアルドステロン値が上昇し，低カリウム血症やアルカローシスを伴う．外因性アンジオテンシンIIに対する昇圧反応の低下も認め，バーター症候群に類似しているため偽性バーター症候群と呼ばれる．

④ 低身長

身長のスパートの時期にある患者では体重減少時に一致して伸びが鈍化し，本来の成長曲線から外れ，最終身長は推定最終身長より低下することがある．身長に最も関係のあるIGF-Iの低栄養による分泌不全が原因で，骨Caの頂値(peak bone mass)の低下を伴う(表5)．身長曲線は本症の早期発見に有用である．

表5 神経性やせ症患者の身長と骨密度
（14歳未満で発病，18歳までに体重と月経が回復）

患者（$n=11$）	正常身長	低身長
初潮年齢（歳）	11.8±0.3	11.6±0.2
発病年齢（歳）	12.9±0.3	12.1±0.3
発病時身長（cm）	150.8±2.0	149.2±1.5
発病時体重（kg）	40.8±1.4	42.8±2.1
病悩期間中の最低体重（kg）	27.9±1.6	28.7±0.7
最終身長（cm）	156.0±1.9	151.6±2.1*
最終体重（kg）	46.6±2.7	44.0±1.7
BMI≦16の期間（月）	9.8±1.6	24.9±3.2*
最終骨密度（g/cm^2）	0.857±0.025	0.732±0.040*

＊：最終身長が推定最終身長の－0.5SD以上を正常身長群，－0.5SD未満を低身長群とした。低身長群でBMI＜16の期間が有意に長く，腰椎骨密度はより低かった

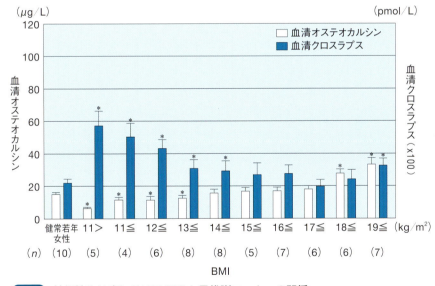

図1 神経性やせ症におけるBMIと骨代謝マーカーの関係

骨形成マーカーの血清オステオカルシンは低下し，骨吸収マーカーの血清クロスラプス（I型コラーゲンのC端テロペプチド）は増加している。
mean±SEM ＊$p<0.05$ vs 健常若年女性

⑤骨粗鬆症

　低体重，低栄養，IGF-I血症，低エストロゲン血症，高コルチゾール血症など骨密度の低下をきたしやすい多くの要因があり，骨粗鬆症は主たる合併症である。本症の骨代謝は体重依存性に変化する（図1）。BMIの低下に伴って骨形成マーカーである血清オステオカルシンは低下し，骨吸収マーカーであるI型コラーゲン架橋ペプチド断片（CTXやNTX）

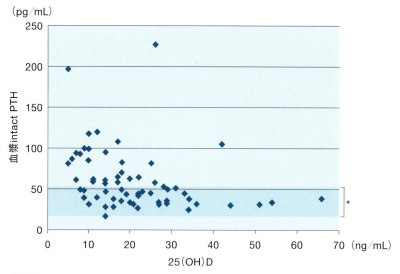

図2 神経性やせ症の血中25(OH)Dと血漿intact PTH値

ビタミンD剤やサプリメントを内服していない神経性やせ症患者63名（すべて女性，病型：制限型31名，むちゃ食い／排出型32名，年齢：18〜46歳，BMI：9.9〜20.1）における血中25(OH)Dとintact PTH値を示した。血中25(OH)D≧30ng/mLのビタミンD充足者は10名しかおらず，20≦血中25(OH)D＜30ng/mLのビタミンD不足者は18名，血中25(OH)D＜20以下のビタミンD欠乏者は35名であった。
＊：20〜30歳代健常女性の血漿，intact PTH値のmean±SDの範囲

は増加する。BMIが16〜18kg/m^{2}では同年齢健常女性の値と差を認めなくなり，BMIが18kg/m^{2}以上の回復期では両マーカーはともに亢進する。これは，体重や栄養状態の回復に伴い骨代謝が代償性に亢進しているためと考えられる。腰椎骨密度の回復は体重に依存し，BMI16.4±0.3以下ではさらに低下する。

本症患者の86％がビタミンD不足と診断される（図2）。オステオカルシンが活性型として骨基質に取り込まれるにはビタミンKの充足が必要であるが，約30％の患者がビタミンK欠乏である。

〔鈴木（堀田）眞理〕

E 検査各論

㉕ 糖尿病

糖尿病が疑われる際の検査

1) 血糖値
2) 尿糖
3) HbA1c
4) 経口ブドウ糖負荷試験 (oral glucose tolerance test ; OGTT)
5) 血中インスリン (immuno-reactive insulin ; IRI)
6) 血中および尿中C-ペプチド (C-peptide reactivity ; CPR)
7) HOMA-IR (homeostasis model assessment insulin resistance)
8) 尿中および血中ケトン体

1 診断

糖尿病の診断は，高血糖などの代謝異常による症状（口渇，多飲，多尿，体重減少，易疲労感）や合併症が疑われる症状（視力低下，足のしびれ感，歩行時下肢痛，勃起障害，無月経，発汗異常，便秘，下痢，足潰瘍・壊疽など）を確認し，身体所見，既往歴（体重歴，妊娠・出産歴），家族歴，治療歴や生活歴などを参考にして総合的に判断する[1]。

1) 検査[1]

①糖代謝異常の判定区分と判定基準（表1）

2012年に発表された糖代謝異常の判定区分と判定基準（表2）に基づき，正常型，境界型，糖尿病型に判定する。

表1 糖代謝異常の判定区分と判定基準

判定基準	判定区分
①早朝空腹時血糖値126mg/dL以上 ②75gOGTTで2時間値200mg/dL以上 ③随時血糖値*200mg/dL以上 ④HbA1cが6.5％以上	①〜④のいずれかが確認された場合は糖尿病型と判定する。
⑤早朝空腹時血糖110mg/dL未満 ⑥75gOGTTで2時間値140mg/dL未満	⑤および⑥の血糖値が確認された場合は正常型と判定する。

上記の糖尿病型，正常型いずれにも属さない場合は境界型と判定する。

＊随時血糖値：食事と採血時間との時間関係を問わないで測定した血糖値。糖負荷後の血糖値は除く

（文献1, p19より引用）

表2 空腹時血糖値[注1]および75gOGTTによる判定区分と判定基準

	血糖測定時間			判定区分
	空腹時		負荷後2時間	
血糖値 （静脈血漿値）	126mg/dL以上	または	200mg/dL以上	糖尿病型
	糖尿病型にも正常型にも属さないもの			境界型
	110mg/dL未満	および	140mg/dL未満	正常型[注2]

注1）血糖値は，特に記載のない場合には静脈血漿値を示す。
注2）正常型であっても1時間値が180mg/dL以上の場合には180mg/dL未満のものに比べて糖尿病に悪化する危険が高いので，境界型に準じた取り扱い（経過観察など）が必要である。また，空腹時血糖値が100〜109mg/dLは正常域ではあるが，「正常高値」とする。この集団は糖尿病への移行やOGTT時の耐糖能障害の程度からみて多様な集団であるため，OGTTを行うことが勧められる。

（文献2より一部改変，文献1，p19より転載）

②75gOGTT（75g経口ブドウ糖負荷試験）[1]

　検査終了まで喫煙・運動は控える。また，本試験は上部消化管造影X線検査や内視鏡検査後には行わない。
　小児のOGTTについては実際の体重（kg当たり）×1.75g（最大75g）のグルコースを負荷する。

【検査手順】
(1) 朝まで10時間以上絶食後（飲水可），空腹のままで来院させる。この検査は午前9時頃に開始することが好ましい。
(2) 空腹のまま採血し（表3），血糖値を判定する。
(3) 次にブドウ糖〔無水ブドウ糖75gを水に溶かしたもの，またはデンプン分解産物の相当量（例：トレーラン®G）〕を飲用させる。
(4) ブドウ糖負荷後30分，1時間，2時間に採血し，血糖値を測定する。
(5) 空腹時血糖値と75gOGTTによる判定基準（表2）に従い，糖尿病型・正常型・境界型のいずれかに判定する。

2）糖尿病の診断[1]

　糖尿病の診断は，高血糖が慢性に持続していることを証明することによって医師が行う。

　別の日に行った検査で糖尿病型が再確認できれば，糖尿病と診断できる。ただし，初回検査と再検査の少なくとも一方で必ず血糖値の基準を満たしていることが必要で，HbA1cのみの反復検査による診断は不可（図1）。

　血糖値とHbA1cを同時測定し，ともに糖尿病型であることが確認されれば，初回検査のみで糖尿病と診断できる。

　血糖値が糖尿病型を示し，かつ次のいずれかが認められる場合は，初回検査だけでも糖尿病と診断できる。

1. 口渇，多飲，多尿，体重減少などの糖尿病の典型的な症状
2. 確実な糖尿病網膜症

表3 75gOGTT[注1]の必要採血項目（目的別）

	空腹時	30分	60分	120分
血糖値	75　I　R	I	(75)	75
インスリン値	I　R	I		

75 ：75gOGTTの型判定に必要[注2]
I ：インスリン分泌指数（insulinogenic index）の算出に必要[注3]
R ：HOMA-IRの算出に必要

注1）75gOGTTは糖尿病の診断に必須ではなく，自覚症状などから明らかな高血糖が推測される場合には，まず空腹時血糖または随時血糖を測定するべきである．著しい高血糖状態で75gOGTTを行うと，さらなる高血糖を引き起こし有害である．

注2）75gOGTTで，30分，1時間の血糖値は糖尿病の診断には必ずしも必要ないが，糖尿病ハイリスク群を見出すために役立つ．

注3）75gOGTT前後のインスリン反応を測定する場合には，負荷前および負荷後30分にインスリン測定用のサンプルを採取する．負荷後30分の⊿IRI（μU/mL）/⊿血糖（mg/mL）（insulinogenic index）が0.4以上あれば，インスリン初期分泌は保たれていると考えてよい．

75gOGTTが推奨される場合
1. 強く推奨される場合（現在糖尿病の疑いが否定できないグループ）
   ・空腹時血糖値が100～125mg/dLのもの
   ・随時血糖値が140～199mg/dLのもの
   ・HbA1cが6.0～6.4％のもの（ただし明らかな糖尿病の症状が存在するものを除く）
2. 行うことが望ましい場合（将来糖尿病を発症するリスクが高いグループ，高血圧，脂質異常症，肥満など動脈硬化のリスクを持つものは，特に施行が望ましい．
   ・空腹時血糖値が100～109mg/dLのもの
   ・HbA1cが5.6～5.9％のもの
   ・上記を満たさなくても，濃厚な糖尿病の家族歴や肥満が存在するもの

（文献1, p20より一部改変）

検査した血糖値やHbA1cが糖尿病型の判定基準以下であっても，過去に糖尿病型を示した資料（検査データ）がある場合や，前記1., 2. の存在の記録がある場合は，糖尿病の疑いを持って対応する．

3) 境界型[1]

境界型は75gOGTTで，糖尿病型にも正常型にも属さない血糖値を示す群である．WHO分類でのIGT（耐糖能異常）とIFG（空腹時血糖異常）がこの群に相当する（図2）．

境界型の中には糖尿病の発症過程または改善過程にある症例が混在する．その病態として，インスリン分泌障害が主なものと，インスリン抵抗性の増大が主なものとがあり，後者にはメタボリックシンドローム（内臓脂肪症候群）を呈するものが多い．

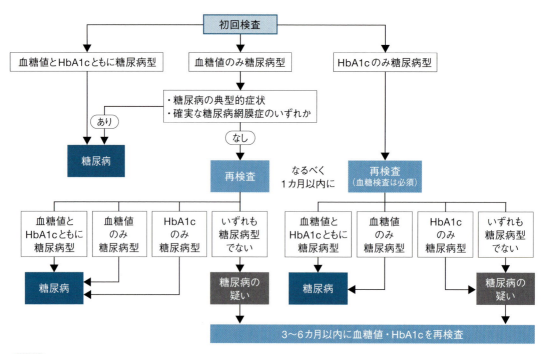

図1 糖尿病の臨床診断フローチャート

（文献1, p21 より改変）

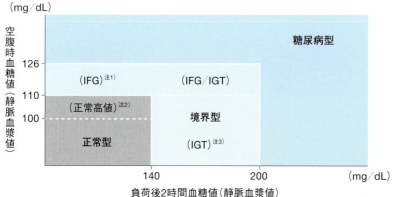

図2 空腹時血糖値および75gOGTTによる判定区分

注1) IFGは空腹時血糖値110〜125mg/dLで，2時間値を測定した場合には140mg/dL未満の群を示す（WHO）。ただしADAでは空腹時血糖値100〜125mg/dLとして，空腹時血糖値のみで判定している。

注2) 空腹時血糖値が100〜109mg/dLは正常域ではあるが，「正常高値」とする。この集団は糖尿病への移行やOGTT時の耐糖能障害の程度からみて多様な集団であるため，OGTTを行うことが勧められる。

注3) IGTはWHOの糖尿病診断基準に取り入れられた分類で，空腹時血糖値126mg/dL未満，75gOGTT2時間値140〜199mg/dLの群を示す。

（文献1, p23 より引用）

2 | 糖尿病の診断に用いる各種検査

1) 血糖値

血糖値はHbA1cを補完する重要な代謝指標である。早朝空腹時の正常値は110mg/dL未満であり，126mg/dL以上または随時200mg/dL以上は糖尿病型と判定される。

血糖の日内変動測定は，早朝空腹時，朝食後2時間，昼食前，昼食後2時間，夕食前，夕食後2時間，就寝前の計7回が基本となる。

また，1型糖尿病例において暁現象（down phenomenon）やソモジー効果（somogyi effect）をとらえるために，午前0～5時の血糖測定が必要なこともある[3]。

2) 尿糖

尿糖検査は，簡便な糖尿病のスクリーニング検査としてよく用いられているが，腎のブドウ糖排泄閾値や内服中の薬剤によって影響を受けるため，糖尿病の診断には用いない[1]。

尿糖の出現は種々の要因で左右されるため，判断には注意が必要である。正常腎機能であれば，血糖値160～180mg/dLを超えると尿糖が出現するとされているが，個人差も大きい。糖尿病でなくても，腎性，ストレス，炭水化物の大量摂取によっても陽性となる[3]。

また，SGLT2阻害薬使用時は，近位尿細管におけるSGLT2阻害により，近位尿細管でのグルコース再吸収が減り，その分だけ尿糖の排泄が増えているため，尿糖検査結果にも注意が必要である。

3) HbA1c

ヘモグロビンにブドウ糖が非酵素的に結合したもので，グリコヘモグロビンとも呼ばれる。過去1～2カ月の平均血糖値を反映し，糖尿病の診断に用いられるとともに，血糖コントロールの指標となる。耐糖能正常者の基準値は4.6～6.2％である。血糖コントロールの指標としては，細小血管症の発症予防や進展の抑制には7.0％未満をめざすように心がける（成人，妊娠例は除く）[1]。

出血，溶血性貧血，脾機能亢進などの赤血球寿命が短縮する場合や，鉄欠乏性貧血の回復期，エリスロポエチン投与中，また劇症1型糖尿病の発症時などでは，血糖コントロールに比し低値を示すため注意が必要である。反対に，アルコール中毒，アスピリン大量服用，HbF（ヘモグロビンF）の増加，異常ヘモグロビン血症，高ビリルビン血症，乳び血症などでは偽高値を呈することがある[3]。

4) グリコアルブミン（GA）

アルブミン分画におけるアルブミン糖化産物の割合を表し（基準値：11～16％），過去2週間の平均血糖値を反映する指標である。血中蛋白濃度の影響を受けないが，体外に蛋白質が失われてアルブミンの半減期が短縮する糖尿病腎症によるネフローゼ症候群，甲状腺機能亢進症などで低値となり，平均血糖値との乖離が起こる[1,3]。

5) 1,5-アンヒドログルシトール (1,5-AG)

食物とともに体内に取り込まれるポリオールのひとつで，大部分が尿細管で再吸収される。高血糖に伴うグルコース排泄により再吸収が競合阻害され，血中濃度は低値を示す（基準値：14.0μg/mL 以上）。血糖指標の中で最も鋭敏で迅速に血糖変化をとらえることができ，食後高血糖などの軽微な変動が把握できる。そのため，軽症糖尿病患者の細かな血糖管理や，食後高血糖が主体であるIGT症例の管理などに有用である。ただし，腎不全，妊娠では低値となることがある[1,3]。

α-グルコシダーゼ阻害薬の中でアカルボース，SGLT2阻害薬内服中は，平均血糖値と比べ異常低値をとるため注意が必要である[1]。一方，一部の漢方薬（人参養栄湯，加味帰脾湯）には1,5-AGが多量に含まれており，異常高値を示す原因となる[4]。

6) インスリン (IRI)

インスリン分泌は基礎分泌と追加分泌に分類できる。空腹時のインスリン値（IRI）は基礎分泌やインスリン抵抗性の評価に用いられ，早朝空腹時で15μU/mL以上の場合は明らかなインスリン抵抗性が示唆される。また，75gOGTTにおけるインスリン分泌指数（ΔIRI／ΔBS）からインスリン追加分泌能を評価することができ，2型糖尿病では0.4未満が多い[1,3,4]。

7) 血中および尿中C-ペプチド (CPR)

CPRはインスリン生合成の過程の副産物であり，膵β細胞からインスリンと等モル分泌されるため，内因性インスリン分泌を反映する。インスリン治療患者やインスリン抗体陽性症例におけるインスリン分泌能評価のため測定する。

24時間蓄尿中のCPRを測定するが，変動が大きいため何回か繰り返し測定するほうがよい[3]。空腹時血中CPR0.6ng/mL未満または尿中CPR20μg/日以下であれば，インスリン依存性の目安となる[1]。

8) HOMA-IR

空腹時血糖値と空腹時血中インスリン濃度より求めたインスリン抵抗性の簡易指標のひとつである。以下の計算式により算出するが，空腹時血糖値が140mg/dLを超える症例では正しく反映されない。

HOMA-IR＝空腹時血中インスリン（μU/mL）×空腹時血糖値（mg/dL）／405

この値が1.6以下の場合は正常，2.5以上の場合はインスリン抵抗性があると考えられる。ただし，インスリン治療中の患者には用いない[1,3]。

9) 尿中および血中ケトン体

血中ケトン体値はインスリン作用不足を主に反映する代謝状態の鋭敏な指標であり，1型糖尿病においてはケトアシドーシスの診断，インスリン投与量の調節指標，1型と2型糖尿病の鑑別などのために重要である。2型糖尿病においては代謝状態の把握，インスリ

表4 糖尿病と糖代謝異常[注1]の成因分類[注2]

Ⅰ．1型：膵β細胞の破壊，通常は絶対的インスリン欠乏に至る
　　A. 自己免疫性
　　B. 特発性
Ⅱ．2型：インスリン分泌低下を主体とするものと，インスリン抵抗性が主体で，それにインスリンの相対的不足を伴うものなどがある
Ⅲ．その他の特定の機序，疾患によるもの
　　A. 遺伝因子として遺伝子異常が同定されたもの
　　　①膵β細胞機能に関わる遺伝子異常
　　　②インスリン作用の伝達機構に関わる遺伝子異常
　　B. 他の疾患，条件に伴うもの
　　　①膵外分泌疾患
　　　②内分泌疾患
　　　③肝疾患
　　　④薬剤や化学物質によるもの
　　　⑤感染症
　　　⑥免疫機序による稀な病態
　　　⑦その他の遺伝的症候群で糖尿病を伴うことの多いもの
Ⅳ．妊娠糖尿病[注3]

注1）一部には，糖尿病特有の合併症をきたすかどうかが確認されていないものも含まれる。
注2）現時点ではいずれにも分類できないものは，分類不能とする。
注3）文献1, p93：妊娠と糖尿病 参照。　　　　　　　　　　　　　　　　　（文献2, p490より引用）

ン依存性の判定，運動療法の強度設定に有益である[4]。

　ケトン体とは，インスリン作用不足時に脂肪組織より放出された遊離脂肪酸の代謝産物のうち，アセトン，アセト酢酸，3-ヒドロキシ酪酸を総称したものである。インスリン作用不足では，肝でのケトン体産生を増加させ，ケトン体の血中濃度を上昇させる[1]。一般の試験紙（ケトスティックスなど）で測定されるケトン体はアセト酢酸とアセトンであり，3-ヒドロキシ酪酸には反応しない。したがって，糖尿病性ケトアシドーシスの場合は3-ヒドロキシ酪酸が増加するため，ケトーシスの状態を反映しないことがあり（偽陰性），注意が必要である。その際には血中3-ヒドロキシ酪酸の測定が必要となる[3]。

10）合併症を見出すための検査

　神経障害，網膜症，腎症，動脈硬化性疾患（脳梗塞，虚血性心疾患，閉塞性動脈硬化症など），壊疽，高血圧，脂質異常症，感染症などを考え，適宜検査を行う。
　耐糖能異常をきたしやすい病態・疾患の合併の有無は表4を参考に考慮する。

3 | 1型糖尿病の診断

1型糖尿病の成因に関する検査

1) HLA
2) 膵島抗体（ICA）
3) グルタミン酸脱炭酸酵素（GAD）抗体
4) インスリン自己抗体（IAA）

　1型糖尿病の診断には，自己抗体（ICA，GAD抗体，IAAなど）や特定のHLAタイプ（DR4，DR9など）が陽性であることが参考になる．特に，発症初期には一見2型糖尿病のような臨床像で，徐々にインスリン分泌が廃絶しインスリン依存状態に至る緩徐進行型1型糖尿病（slowly progressive IDDM；SPIDDM）では，発症以前よりGAD抗体が高抗体価持続陽性を示すことが多い．逆に，劇症1型糖尿病では原則としてGAD抗体などの膵島関連自己抗体が陰性である[3]．

● 文献

1) 日本糖尿病学会, 編著：糖尿病治療ガイド2016-2017. 文光堂, 2016.
2) 日本糖尿病学会 糖尿病診断基準に関する調査検討委員会：糖尿病の分類と診断基準に関する委員会報告（国際標準化対応版）. 糖尿病. 2012；55(7)：492.
3) 浅野麻衣, 他：糖尿病. 最新内分泌検査マニュアル. 第3版. 日本医事新報社, 2010, p174-9.
4) 日本糖尿病学会, 編：糖尿病専門医研修ガイドブック. 改訂第6版. 診断と治療社, 2014.

（浅原哲子）

E 検査各論

㉖ 低血糖

低血糖が疑われる際の検査

A. 必須検査項目
1) 血糖(BS):＜50mg/dL
2) 病歴聴取→どのような状況で低血糖か(空腹時,反応性,薬剤使用歴など)

B. 診断のための検査
1) 血中インスリン(IRI)→血糖(BS)を同時に測定
2) 血中Cペプタイド(CPR),尿中CPR
3) インスリン抗体

空腹時低血糖

a. インスリノーマ
1) インスリン過剰分泌を証明
   IRI(μU/mL)/BS(mg/dL)(Fajans指数)＞0.3で可能性大
   CPR(ng/mL)/BS(mg/dL)＞0.05で可能性大
   IRI/BSを複数回検討し,基準を超えない場合は絶食試験を行い,IRI/BSを検討
   インスリノーマの約65％が絶食開始後24時間以内に低血糖となるとの報告がある[1]
2) 局在診断
   CT,MRI,超音波内視鏡
   選択的動脈撮影
   選択的動脈内カルシウム注入法(arterial stimulation and venous sampling;ASVS)

b. IGF-Ⅱ産生膵外腫瘍
   インスリン分泌が低下している際に疑う
   1) 血中IGF-Ⅰの低値
   2) 大分子量IGF-Ⅱの証明
   3) 腫瘍の局在診断

c. インスリン自己免疫症候群
   1) インスリン抗体陽性

d. 下垂体前葉機能低下症(36頁参照),原発性副腎皮質機能低下症(169頁参照)

反応性低血糖

1) 75g OGTT〔血糖と血中インスリンを測定,ブドウ糖負荷後3(～5)時間まで延長して検討〕

> 低血糖とは，種々の原因により血糖値が著しく低下した状態で，一般には血糖値50mg/dL以下を指す。
> どのような状況で低血糖をきたすのか，現病歴，既往歴をとり，低血糖をきたす可能性のある原因疾患(表1)について考え，対処する。

　低血糖症は，空腹時低血糖症と反応性低血糖症（一過性の高血糖に対する反応）に大別される。また，種々の薬剤が低血糖の原因となる。表1に成人における低血糖症の原因別の分類を示す。空腹時（自発性）低血糖症の内因性の原因としてインスリノーマ，下垂体機能低下症，副腎不全，膵外（非膵島細胞）腫瘍による低血糖症，インスリン自己免疫症候群などが挙げられる。外因性としてはインスリン，経口血糖降下薬などの投与，アルコールによるものなどが挙げられる。一方，食後2～5時間後に低血糖が生じる場合を反応性低血糖症と呼ぶが，20分ほどで症状が自然消失することも多く，一般的に昏睡まで陥

表1 成人における低血糖症

1. 空腹時低血糖症
    1) 内因性
        インスリンを介する
            ・インスリノーマ
            ・nesidioblastosis（びまん性膵島過形成）
        インスリン非依存性
            ・重要臓器障害（肝障害，腎障害，心不全）
            ・敗血症
            ・下垂体機能低下症（ACTH，GH分泌不全症）
            ・副腎不全（コルチゾール欠乏）
            ・膵外（非膵島細胞）腫瘍
            ・糖原病
            ・神経性やせ症
            ・褐色細胞腫術後
            ・インスリン自己免疫症候群
            ・インスリン受容体抗体による低血糖
    2) 外因性（薬剤性）
        糖尿病治療中または人為的な血糖低下薬の投与（factitious）
            ・インスリン
            ・経口血糖降下薬
        薬剤誘発性
            ・シベンゾリン，ペンタミジン，キニーネ，NSAIDs，メチマゾール，ジソピラミド，ACE阻害薬，β-ブロッカーなど
            ・アルコール
2. 反応性低血糖症
    初期の2型糖尿病に関連した反応性低血糖症
    胃切除後の食事性低血糖
    特発性・機能性
3. その他（見かけ上）
    白血球増多，脂質異常症

（文献2，3を基に作成）

ることは少ない。初期の2型糖尿病に伴う反応性低血糖（食事摂取後のインスリンの過剰遅延分泌による）や胃切除後の食事性低血糖がこれに属する。

ここでは空腹時（自発性）低血糖について述べる。

1) 血中IRI, CPRを血糖と同時に測定

低血糖症の精査の第一段階として、可能であれば低血糖を疑わせる自覚症状が出現したタイミングでの血糖値の確認、そしてその症状が食事やブドウ糖の摂取で改善するかどうかの確認を行う。低血糖症が確認された場合や臨床的に低血糖の疑いが強い場合には、わが国において自発性の低血糖症の中で頻度の高いのは順に①インスリノーマ、②膵外腫瘍、③インスリン自己免疫症候群であるので、まずインスリノーマを考えてIRIを血糖と同時に測定する。インスリン抗体を測定し陽性の場合、インスリン治療の既往がなければインスリン自己免疫症候群と考える。

IRI/BS（Fajans指数）が0.3以上あればインスリノーマの可能性が大である。しかし、近年はこのFajans指数を満足しないインスリノーマが増えている。これは、1992年以降インスリンの測定キットが変更され、最近のキットではプロインスリンの交差率が低下していることがその要因である。こういう点からIRI/BS比が高くないインスリノーマではプロインスリンを測定することは診断に有用であるが、現在プロインスリンの測定は保険収載されていない。日常臨床上、インスリンのキットに比べCPRのキットはプロインスリンの交差が高い点からCPRを測定し、CPR/BS比が0.05以上であればインスリノーマの可能性が大であることが示唆されている。

さらに、田港らは現状の測定系に即した指数（Taminato指数＝〔100－血糖〕×〔IRI－3〕）を考案し、インスリノーマでは280以上の値をとることを提案している[3]。

2) インスリノーマの局在診断

インスリノーマは小さな腫瘍が多く、その局在診断の陽性率は腹部CTで70～80％、MRIで85％、超音波内視鏡では90％を超える程度であり、画像検査で腫瘍像が指摘できなくてもインスリノーマの存在を否定することはできない[4]。選択的動脈内カルシウム注入法（ASVS法）はインスリン産生腫瘍の栄養血管にCaを注入した際のインスリンの増加反応をみる検査であり、機能的局在診断法で、陽性率も高い。ASVS法は現時点では、機能と局在をみるよい検査であるが、血管の奇形がある場合は違った結果をもたらす点に注意が必要である。

3) 低血糖を呈する膵外腫瘍（non-islet cell tumor hypoglycemia；NICTH）

インスリン分泌が抑制されている場合に疑う。多くはIGF-Ⅱ産生NICTHであり、血中IGF-Ⅰが低値である。血中IGF-Ⅱは約50％の症例でのみ高値であるが、IGF-Ⅰは抑制されており、血中IGF-ⅡはIGF-Ⅰに比べて相対的に高値である点が特徴である。IGF-Ⅱ産生NICTHでは大分子量IGF-Ⅱを産生しており[5]、本症の診断にはWestern immunoblotなどを用いた血中大分子量IGF-Ⅱの検出が有用であるが、現在のところ、わが国の検査センターでは大分子量IGF-Ⅱの測定は一般に行われていないが、筆者らの研究室で行っている。

4）下垂体前葉機能低下症，原発性副腎機能低下症

「下垂体前葉機能低下症」（36頁）および「副腎皮質機能低下症」（169頁）参照。

●文献

1）Service FJ, et al：The prolonged fast. J Clin Endocrinol Metab. 2000；85(11)：3973-4.
2）Glaser B, et al：低血糖．ジョスリン糖尿病学．第2版．金澤康徳，他 監訳，メディカル・サイエンス・インターナショナル，2007，p1271.
3）田港朝彦，他：血中インスリン測定値とインスリノーマ診断指数．DITN. 2003；299：3-6.
4）Cryer PE, et al：Evaluation and management of adult hypoglycemic disorders：an Endocrine Society Clinical Practice Guideline. J Clin Endocrinl Metab. 2009；94(3)：709-28.
5）Fukuda I, et al：Clinical features of insulin-like growth factor-II producing non-islet-cell tumor hypoglycemia. Growth Horm IGF Res. 2006；16(4)：211-6.

〔福田いずみ，杉原　仁〕

E 検査各論

㉗ 特発性浮腫

特発性浮腫が疑われる際の検査

A. 診断に際し必要な情報
　1) 病歴，既往歴，薬剤の内服歴，月経周期，食習慣
　2) 体重の日内変動および体位による変動
　3) 精神・感情障害の有無
B. 他の浮腫性疾患の除外診断に要する検査
　1) 尿検査（尿蛋白，潜血，尿沈渣）
　2) 血液検査
　　a．心機能（BNP）
　　b．腎機能（BUN，Cr，eGFR）
　　c．肝機能（AST，ALT，ChE）
　　d．低蛋白血症（TP，Alb）
　　e．甲状腺機能（TSH，free T_3，free T_4）
　　f．貧血の有無（RBC，Hb，Ht）
　3) 生理学的検査〔心電図，超音波検査（心臓，腹部，下肢静脈）〕
　4) 画像検査（胸部単純X線，必要に応じて胸部〜骨盤部CT）
C. 病態の把握と生活指導に必要な検査
　1) 水負荷試験（立位・臥位）

　特発性浮腫では，心疾患，腎疾患，肝疾患，低蛋白血症，内分泌疾患，アレルギー疾患，静脈・リンパ管閉塞など，浮腫をきたしうる器質的疾患に起因せず組織間に体液が貯留する病態を呈する。利尿薬の濫用例を除いて予後は良好なため，国際的にも報告は限られており，その正確な病因および病態メカニズムも明らかではない。

1 臨床的特徴

　特発性浮腫は20〜40歳代の閉経前の女性に好発し，男性の発症頻度はきわめて少ない。周期的・間欠的に出現する両下肢の圧痕性浮腫を認め，体幹，上肢に出現することもある。
　症状は立位で増悪し，典型例では夕刻に下肢の浮腫が増悪する。また，不安・抑うつなどの精神・感情障害を認めることもある。体重や容姿を過度に気にする傾向があり，過食や絶食といった食事の間欠的摂取や利尿薬・下剤を常用している例もある[1]。薬剤服用の聴取には注意を要する。

2 診断

1) 鑑別

　特発性浮腫の診断は，両下肢の浮腫の原因となる基礎疾患や薬剤などに起因する浮腫の除外による．浮腫をきたす臓器障害の診断は比較的容易である．すなわち，尿検査上の軽度の蛋白尿や潜血のみでは立位性浮腫をきたさないが，高度で持続する蛋白尿，血尿や多彩な円柱などを伴う腎機能障害によって水・Na貯留をきたす病態が存在するかどうかを確認する．

　心疾患や肝硬変，甲状腺機能異常などに起因する浮腫についても，肝酵素や血清アルブミン値，甲状腺機能検査，心電図や心エコー，腹部エコー検査所見などに加えて，胸部単純X線による心拡大や胸水貯留の有無を評価し，さらに静脈還流・リンパ流障害が疑われる際は下肢静脈エコーなどに加えてCTなどにより器質的疾患の有無を評価する．

　若年の女性に好発して周期的・間欠的に出現するという観点から，エストロゲン過剰に伴う水・Na貯留を主病態とする月経前浮腫との鑑別も重要であり，特発性浮腫では詳細に聴取すると月経周期とは無関係であることが確認できる．また，浮腫をきたす可能性のある薬剤(表1)の内服歴に関して聴取が必要であり，漢方薬やサプリメントによる浮腫も稀ではない．

2) 診断基準

　本症の診断には古くからThornの診断基準[2]が用いられる(表2)．この3項目について，朝夕の体重差1.4kgに関する根拠はなく，日本人では1.4kg以上を満たす症例はきわめて稀である．一方で，健康な女性でも夕方に軽度の浮腫が顕在化して体重増加をきたすことも多く，特発性浮腫の範疇に含まれると考えられても精神・感情障害を認めないこともあるなど，本診断基準の問題は多い．

　McKendryのスコアによる診断基準[3](表3)では，30点中15点以上で特発性浮腫と診断されるが，現時点では日本人に用いられる診断基準はない．

表1 浮腫をきたす可能性のある薬剤

利尿薬	特にループ利尿薬
下剤	
NSAIDs	
ホルモン剤	エストロゲン，プロゲステロン，テストステロン製剤
降圧薬	β-ブロッカー，Ca拮抗薬，メチルドーパ，ヒドララジン，クロニジン
漢方薬	甘草，小柴胡湯
フルドロコルチゾン	
向精神薬	クロルプロマジン

表2 Thornの基準

朝と夜の体重差が1.4kg以上ある
浮腫をきたす器質的疾患が除外されている
精神的もしくは感情的な障害がある

（文献2より引用）

表3 McKendryの診断基準

項目	スコア
顔面・体幹・上肢に非圧痕性浮腫を認める（月経とは無関係である）	5
8時から20時の間の体重増加が2ポンド（0.9kg）以上ある（3日のうち1日以上）	5
月経周期とは無関係に1日で4ポンド（1.8kg）以上体重増加を示す日がある	4
浮腫を認める時期に神経的な緊張，易興奮性，頭痛が発症ないし増悪する	4
月経不順の既往がある	3
糖尿病，巨大児の出産，尿糖，反応性低血糖，反復性流産の既往がある	3
糖尿病，9ポンド（4.1kg）以上の巨大児の家族歴がある	2
神経質または自律神経失調を有する	2
過体重である	1
発症年齢が20歳から60歳である	1

30点中15点以上で特発性浮腫が考慮される　　　　　　　　　　（文献3より引用）

3) 水負荷試験

　浮腫の評価と浮腫を軽減するための生活指導の目的で，水負荷試験[4]が有用となることがある．夜間12時間絶水後，早朝空腹時に20mL/kg体重の水を30分程度で飲水し，以降4時間後まで尿量を測定する．これを臥位および立位で施行する．

　健常者においては臥位，立位ともに負荷した水の70％以上が4時間以内に排泄されるが[5]，本症では臥位では正常であるのに対し，立位では排泄量が顕著に減少することが多い．臥位，立位における尿中Na排泄率から，Na排泄不全を合併するかどうかが診断できる．

　本検査は特発性浮腫に特異的なものではなく，種々の原因による水・Na排泄障害の病態を判断するために有用である．

3 成因と病態

　特発性浮腫の患者ではしばしば，利尿薬や下剤を常用して体重減少を図る習慣が背景にあるとされている．立位の姿勢が長時間に及んだ日には，より過剰な体重増加を認めることが多く，立位性の塩類・水排泄障害の存在が示唆されている．

　特発性浮腫の成因に関する報告からはいくつかのメカニズムが推定されているものの，単一でその病態を説明することは困難であり，依然として詳細な病態は不明である．

1) 毛細血管透過性亢進

テクネシウムで標識したアルブミンを特発性浮腫の患者に静脈注射した研究で，血管から間質への移行が亢進していることが示され[6]，毛細血管の透過性亢進が特発性浮腫における成因として推測されている。

一般に，立位では生理的に細胞外液が下肢へ貯留して軽度の血漿量減少をきたすため，尿中Na排泄率は低下することがあり，特に女性では夕方に浮腫が出現して朝夕の体重差がみられることがある。特発性浮腫では立位での浮腫の増悪が顕著となり，血漿レニン活性，ノルアドレナリン，抗利尿ホルモンなどの体液貯留ホルモンの代償的分泌亢進をきたす。末梢血管抵抗性，脈拍数，腎交感神経活性は増加し，一方で心拍出量，尿中Na・K排泄，腎血漿流量，血漿心房性Na利尿ペプチド濃度は減少する[7]。

2) 摂食障害

特発性浮腫の患者は表2に示したように感情的に不安定なことがあり，容姿や体重を過剰に気にする傾向がみられる。これらを背景に，極端なダイエット後の過食や，後述の利尿薬・下剤の使用が加わって脱水と反跳性の体液貯留をきたす[8]。

飢餓状態のあとに摂食を行うと食後にインスリン分泌が著増するが，インスリンは腎尿細管でNaの再吸収を促進する。また，持続的に塩分摂取量の低下が続くと，レニン-アンジオテンシン-アルドステロン（RAA）系が亢進するが，この状況下での突然の塩分摂取に伴い水・Na貯留をきたす。食事摂取の極端な変動に伴うこれらの要因が病態形成に関与していると考えられている[9]。

3) 利尿薬誘発性浮腫

利尿薬の連用により浮腫が増悪して特発性浮腫が誘発されることが知られている[10]。軽度のむくみを自覚した女性が利尿薬を服用するたびに循環血漿量が減少して，RAA系をはじめとするNa貯留性ホルモンが亢進するが，ここで利尿薬の服用を急に中止すると急激な体液の貯留をきたす。そのため，利尿薬が再開されて長期に連用する結果，浮腫が難治化する。下剤の長期大量連用や習慣性嘔吐によっても同様のメカニズムで本症が発症・増悪することが知られており，医師に告げずに隠れて利尿薬・下剤を入手して連用することがしばしば認められる。

大量のループ利尿薬を隠れて服用する症例では高尿酸血症や低カリウム血症を呈するが，外来受診時に検査異常を示さない症例でも，随時尿と血中のCr・尿酸値に加えて電解質の同時測定が診断に有用である。すなわち，利尿薬服用直後の利尿効果が出ている時間帯に採尿した検体では尿中Cr濃度は低下し，尿酸の分別排泄率（FEUA = C_{UA}/C_{Cr}，正常値は6～10％）は著増するが，服用後一定時間以上が経過して浮腫が消失した時点では血清尿酸値は上昇してFEUAは低下する。採尿のたびに尿中Cr，Na，K濃度，FEUAが大きく異なる場合は利尿薬の隠れた服用が強く疑われるが，このような検査をしなければならない偽性バーター症候群では，利尿薬を中止すると浮腫の増悪が顕著であったり，既に腎尿細管障害をきたしていたりする可能性がある[11]。患者本人の口から薬剤の連用や習慣性嘔吐の病歴を聞き出せないこともあり，合併症の発症や浮腫の増悪を防止するための補

助的治療を行うこととなる。

4) その他の病因

上記以外にも，本症の成因について多くの可能性が検討されてきたが，現在ではRAA系[12]，抗利尿ホルモン[13]，心房性Na利尿ペプチド[14]，ドーパミン[15, 16]，甲状腺ホルモン[17]などによる病因への直接的な関与は否定的と考えられている。

4 治療

1) 生活環境の是正

特発性浮腫の治療に際して，浮腫を増悪させる原因となりうる病歴の詳細な聴取が最も重要である。前述の通り，特発性浮腫の患者は過度のダイエットのあとに摂食を再開することがしばしばある。この場合，インスリン分泌やRAA系の亢進により体液貯留をきたすことが考えられるため，食習慣の適正化を図る。

食塩の過剰摂取も浮腫の病態を悪化させるため，減塩の指導も重要である。また，本症では精神・感情障害を有する例も多く，精神的な側面への介入も必要となる。浮腫は進行性ではなく，危険な状態ではないことをよく説明し，理解を得ることが治療に際し必要である。

利尿薬や下剤の内服歴を有する例においては，レニン-アルドステロン系の亢進によって浮腫を増悪させるため，内服の中止を試みる。利尿薬の中断によって胸水や心嚢水などが貯留する重症例を除き，減塩食を施行した上で利尿薬を中止すると，一時的に浮腫の悪化をきたすこともあるが，多くは緩徐に改善をみる[18]。浮腫が安定的に軽減するまで数週間かかる場合もあることなどを説明して，理解を得る必要がある。

2) 非薬物療法

水負荷試験の結果，臥位に比較して立位での水・Na排泄障害の認められる症例では，臥床時間の長さに応じて浮腫が軽減するため，夜間尿が多くなる傾向がある。立位，臥位水負荷試験を施行できない症例では，夜間尿の頻度や生活習慣による浮腫の増悪の程度などから立位性水排泄障害の程度を推測しつつ，生活習慣の改善を指導することが必要である。

短時間でも安静臥床させたり，臥床の際にわずかでも下肢を挙上したりすることによって尿量およびNa排泄が増加して浮腫が軽減する例では，生活の中に臥床を取り入れることが症状の改善に有用である。弾性ストッキングが浮腫の軽減に有用で，立位時の水やNa排泄を増加させるとされているが[19]，着用感の問題などもあり継続使用が困難なことが多い。運動では，水泳が水圧による間質浮腫の改善効果があるとされ推奨されている[20]。基本的に，下肢の浮腫そのものは予後に何ら問題はないことがほとんどであり，過度の心配をさせず心身を安静にすることも治療に際し重要である。

3) 薬物療法

まずは前述の基本的治療を試み，なるべく薬剤投与は行わず，日常生活に支障をきたさない程度の軽度の浮腫であればそのまま経過観察することが望ましい．一方で，浮腫はこれらの生活指導のみでは消失しない例が多い．

本症における続発性高アルドステロン症に対し，アルドステロン拮抗薬であるスピロノラクトンの効果が期待できることがある[21]．立位で循環血漿量が低下した段階では，利尿薬の利尿作用は減弱する．睡眠の妨げとならないタイミングで臥位をとり水・Na排泄効果がより増強する工夫をして，少量を内服することが効果的である．一方で，ループ利尿薬は一時的な浮腫の軽減効果は認めるが，長期使用により続発性高アルドステロン症の増悪に伴い浮腫を悪化させるため，安易な投薬は厳に慎むべきである．ループ利尿薬の長期連用の中止により浮腫の増悪が顕著で，やむをえず薬物療法の継続が必要となる場合，できるだけ少量にとどめるか，アルドステロン拮抗薬に変更する必要がある．

立位性の前毛細血管括約筋の機能異常を是正し，重力による毛細血管床への血液の貯留を減少させる目的で，交感神経作動性アミンの使用が検討される．エフェドリン，交感神経α_1刺激薬であるミドドリン，交感神経終末よりノルエピネフリンの放出を促すアンフェタミンなどが有効とする報告もあるが[19,22]，効果はやはり限定的である．これらの薬剤の使用に際しては，不眠，動悸，不安・焦燥などの副作用に留意する必要がある．

最終的に，治療の成否は患者の疾患に対する理解，生活習慣の適正化，浮腫を誘発する薬剤の完全な中止などに依存するところが大きく，"患者個人"の性格特性や生活状況，精神面にも配慮した適切な対応を要する．

●文献

1) Kay A, et al: Idiopathic edema. Am J Kidney Dis. 1999;34(3):405-23.
2) Thorn GW, et al: Approach to the patient with "idiopathic" edema or "periodic swelling". JAMA. 1968;206(2):333-8.
3) McKendry JB, et al: Idiopathic edema. Can Nurse. 1973;69(5):41-3.
4) Ramanathan M: Idiopathic oedema: a lesson in differential diagnosis. Med J Malaysia. 1994;49(3):285-8.
5) Streeten DHP, et al: Studies of the pathogenesis of idiopathic oedema: the roles of postural changes in plasma volume, plasma renin activity, aldosterone secretion rate and glomerular filtration rate in the retention of sodium and water. Clin Sci Mol Med. 1973;45(3):347-73.
6) Valensi P, et al: Clinical implications of impaired microcirculation. Int Angiol. 1995;14(3 Suppl 1):26-31.
7) Powell AA, et al: Peripheral edema. Am Fam Physician. 1997;55(5):1721-6.
8) Fairburn CG: Binge-eating and bulimia nervosa. Smith, Kline & French, 1982.
9) Bihun JA, et al: Idiopathic edema and eating disorders: evidence for an association. Int J Eat Disord. 1993;14(2):197-201.
10) de Wardener HE: Idiopathic edema: Role of diuretic abuse. Kidney Int. 1981;19(6):881-92.

11) Shichiri M, et al：Long-term furosemide treatment in idiopathic edema. Arch Intern Med. 1984；144(11)：2161-4.
12) Suzuki H, et al：Effect of the angiotensin converting enzyme inhibitor, captopril (SQ14, 225), on orthostatic sodium and water retention in patients with idiopathic edema. Nephron. 1985；39(3)：244-9.
13) Thibonnier MJ, et al：Influence of previous diuretic intake on the humoral and hormonal profile of idiopathic oedema. Eur J Clin Invest. 1981；11(1)：19-24.
14) Solomon LR, et al：Effect of posture on plasma immunoreactive atrial natriuretic peptide concentrations in man. Clin Sci(Lond). 1986；71(3)：299-305.
15) Sowers J, et al：Effects of bromocriptine on renin, aldosterone, and prolactin responses to posture and metoclopramide in idiopathic edema：possible therapeutic approach. J Clin Endocrinol Metab. 1982；54(3)：510-6.
16) Kuchel O, et al：Catecholamine excretion in "idiopathic" edema：decreased dopamine excretion, a pathogenic factor? J Clin Endocrinol Metab. 1977；44(4)：639-46.
17) Streeten DH：Orthostatic disorders of the circulation：mechanisms, manifestations, and treatment (Chapt 3). Plenum Medical, 1987, p73.
18) MacGregor GA, et al：Is "Idiopathic" oedema idiopathic?. Lancet. 1979；313(8113)：397-400.
19) Oelkers W, et al：Spontaneous changes in weight, leg volume, renin, aldosterone and sex hormones in patients with cyclical oedema. Klin Wochenschr. 1975；53(11)：509-17.
20) Streeten DH：Idiopathic edema：pathogenesis, clinical features, and treatment. Metabolism. 1978；27(3)：353-83.
21) Streeten DH：Idiopathic edema. Pathogenesis, clinical features, and treatment. Endocrinol Metab Clin North Am. 1995；24(3)：531-47.
22) Edmonds ME, et al：Ephedrine：a new treatment for diabetic neuropathic oedema. Lancet. 1983；321(8324)：548-51.

〔正木嗣人，七里眞義〕

F

内分泌疾患緊急マニュアル

内分泌疾患緊急マニュアル

① 下垂体卒中

1 病態

　　下垂体卒中は，下垂体腺腫など下垂体腫瘍あるいは頭部外傷，頭蓋底骨折に伴う急性の血管障害（出血，梗塞）である．しばしば脳外科的，内分泌学的緊急疾患としての対応が必要である．

2 緊急時の考え方

　　下垂体腺腫と診断された，あるいは疑いのある症例において，突然の激しい頭痛と視力・視野障害，複視など眼球運動障害を認めた場合には，まず下垂体卒中を疑い頭部CTを撮像する．明らかな所見を認めない場合にはMRIも必要である．

　　中枢性副腎不全の合併が多いので，下垂体ホルモンおよび標的ホルモンの基礎値を提出後，疑わしい症状（倦怠感，血圧低下，低ナトリウム血症，低血糖など）がある場合には直ちに水溶性ハイドロコートンを投与する．意識レベル低下，高度の視力障害を呈しているときには緊急手術を考慮する．

　　回復後には，必要性に応じて下垂体前葉機能検査で下垂体機能を評価し，適切なホルモン補充療法を施行する[1, 2]．

3 背景

　　多くは下垂体腺腫の存在下に，高血圧，糖尿病，鎌状赤血球症，急性脱水などに関連して発症するが，それまで下垂体腫瘍がまったく指摘されていない症例も稀ではない．ラトケ嚢胞や頭蓋咽頭腫に合併する場合もある．

　　卒中の危険因子あるいは誘因として，大手術，妊娠，ガンマナイフ後，抗凝固療法，肝不全による凝固異常，前葉機能検査（特にTRH，LHRH試験），ブロモクリプチンあるいはカベルゴリン投与が報告されている．

　　下垂体腺腫の中では非機能性（52～63％），プロラクチノーマ（7～31％）が多いがいずれも発症しうる．非機能性腫瘍における卒中の頻度は，無症候性を含めて8％という報告もある．分娩時の大量出血に伴う下垂体梗塞による汎下垂体機能低下症（シーハン症候群）も下垂体卒中に分類される場合がある．

4 症状

　　主な症状を表1に示す．重症の場合にはショック，意識障害（0～22％）をきたす．眼球

表1　下垂体卒中の主な症状

症状	頻度(%)
急激な頭痛	63～96
嘔吐	17～78
眼球運動障害，複視	39～51
視力・視野障害	35～88

運動障害は動眼神経(81%)，外転神経(35%)の順に障害されやすい。項部硬直や低血糖を認めることもある。しばしば下垂体機能低下症，特にACTH分泌低下症を伴うため，副腎不全の症状が重なることも多い。

多くは比較的大きな下垂体腺腫に起こるため，卒中前より潜在性に下垂体機能低下症が存在している可能性も示唆されている。また，無症候性の下垂体卒中も稀ではない。

5｜画像検査

出血の場合，単純CTで急性期に比較的境界鮮明な高信号が認められるが，純粋な出血よりも梗塞あるいは出血性梗塞が多いため，非典型的な画像もよくみられる。

診断にはMRIが有用で，より感度が高い。出血，梗塞，発症からの期間によってヘモグロビンが経時的に分解され，様々な信号強度，画像所見を呈する。

梗塞の場合には，急性期は腫瘍中心部が造影されないのが特徴である(ring enhancement)。亜急性期にはT1強調画像で高信号を呈することが多く，凝固壊死を反映している。

出血の場合には，亜急性期以降はヘモジデリンが反映され，そのT2短縮効果により辺縁が低信号を示す。

6｜内分泌学的検査

分泌低下症の頻度の高い病態を表2に示す。中枢性尿崩症(6～8%)は比較的稀だが，合併しうるので注意が必要である。また，機能性腺腫の場合には，原因によって一部のホルモンが高値を示す場合もある。

表2　下垂体卒中において頻度の高い疾患

疾患	頻度(%)
中枢性副腎不全	40～82
中枢性甲状腺機能低下症	45～89
中枢性性腺機能低下症	43～79
GH分泌不全症	88

下垂体機能低下症の診断には原則として前葉機能検査（負荷試験）が必要であるが，大きな腺腫では稀に卒中の誘因になる場合（後述）があるので，必要性を慎重に判断する。多くの場合，大型腺腫の存在と下垂体ホルモンおよびその標的ホルモン基礎値の測定，症状からホルモン分泌低下の判断は可能であるが，下垂体機能低下症の指定難病申請のためには負荷試験が必要とされることがある。

7 鑑別診断

　脳動脈瘤（内頸動脈後交通動脈分岐部）の破裂や切迫破裂との鑑別が必要である。眼症状を伴わないときには脳卒中との鑑別が困難なことがある。そのほか，クモ膜下出血，髄膜炎，視神経炎などとの鑑別が必要である。

　多くの症例では下垂体腺腫を背景として梗塞で起こるため，急性期はCTではとらえられずMRIが必要なことを念頭に置く。

8 下垂体前葉機能検査に伴う下垂体卒中

　これまで，いわゆる下垂体前葉機能検査（負荷試験）に伴って発症した下垂体卒中が34例報告されている。リスク因子としては一般的な下垂体卒中リスク因子である高血圧，抗凝固療法，ブロモクリプチン，妊娠があり，93％は鞍上部進展した大型腺腫で，1例（3％）のみ鞍内腫瘍だった。非機能性34％，GH産生24％，PRL産生15％，TSH産生9％，ACTH産生6％で腫瘍の種類によらない。TRH試験76％，LHRH試験68％だが，ほとんどは複数同時刺激を行っているため，原因の特定は困難である。

　機序としては，TRHによるノルアドレナリン上昇やLHRHによる腫瘍代謝促進が推測されている。34例中23例で治療について報告されており，20例は手術が行われ，当日の手術で改善している症例が多かった。これらの結果から，鞍上部進展のある大型腺腫の下垂体機能を評価するための下垂体前葉機能検査は，必要性を十分検討し，稀ではあるが下垂体卒中が起こりうるリスクについての説明と，検査後に突然の頭痛や視力・視野障害などを訴えた場合には迅速な画像検査および必要な治療を行うことが重要である。

9 治療

　重篤あるいは進行性の視力障害，神経学的所見，意識障害においては，減圧目的の緊急手術が行われている。基本的に経蝶形骨洞的手術が行われる。一般に，軽度の視力・視野障害や眼球運動障害のみであれば，待期的手術が可能である。

　予後について，視力低下には発症後8日以内の手術の予後がよく，眼球運動障害は保存的にも改善しうるという報告がある。保存的治療において，浮腫や出血の吸収により改善がみられる場合もあるが，急激な症状悪化の可能性もありうるので慎重な経過観察が必要であり，症状の変化を毎日評価し経過の方向性を見きわめることが重要である。

　最近では，英国よりpituitary apoplexy score（PAS）による重篤度の定量的評価と手術

表3 pituitary apoplexy score（PAS）の評価項目

1. 意識レベル（glasgow coma scale）
2. 眼球運動
3. 視野障害
4. 脳神経麻痺

適応の判断も提唱されている。PASにおいては4つのパラメーター（表3）から算出して0から10までスコア化し，4以上では緊急手術が推奨される[2,3]。

適切な治療によって8割で視力・視野障害の改善が，9割で眼球運動障害の改善がみられる。そのほかに，減圧目的で高用量の糖質コルチコイド投与やプロラクチノーマが背景にあるときにはカベルゴリン治療がされたという報告もある。

1）ホルモン補充療法

いずれの場合にも適切なホルモン補充療法がきわめて重要である。特に副腎不全に対する補充の遅れは生命予後を脅かす[4]。意識障害，低血圧，ショック，低ナトリウム血症，低血糖など疑わしい症状があるときには，下垂体ホルモンおよび標的ホルモンの基礎値を提出後，その結果を待たず直ちにストレス用量（50～100mgを8時間ごと）の水溶性ハイドロコートンを投与する。その後必要に応じて，レボチロキシンNaも補充を行う。低浸透圧多尿があるときにはピトレシンあるいはDDAVP投与も検討する。

亜急性期にはSIADHも合併しうるため，電解質，水分の管理が重要である。慢性期にも下垂体機能低下症は恒久的に残存する場合が多い。必要に応じて前葉機能検査で下垂体機能を評価し，適切なホルモン補充療法を施行する。ただし，鞍上部進展のある大型腺腫の場合，機能検査そのものが卒中のリスクになりうるので，必要性を慎重に判断し，場合によっては基礎値と症状で判断し，性腺系，GHなどの適切な補充療法を施行する。

●文献

1) Johnston PC, et al：Pituitary tumor apoplexy. J Clin Neurosci. 2015；22（6）：939-44.
2) Bujawansa S, et al：Presentation, management and outcomes in acute pituitary apoplexy：a large single-centre experience from the United Kingdom. Clin Endocrinol（Oxf）. 2014；80（3）：419-24.
3) Rajasekaran S, et al：UK guidelines for the management of pituitary apoplexy. Clin Endocrinol（Oxf）. 2011；74（1）：9-20.
4) Capatina C, et al：Management of endocrine disease：pituitary tumour apoplexy. Eur J Endocrinol. 2015；172（5）：R179-90.

（髙橋　裕）

内分泌疾患緊急マニュアル

②甲状腺クリーゼ，粘液水腫昏睡

I 甲状腺クリーゼ（バセドウ病クリーゼ）

甲状腺クリーゼは，甲状腺中毒症が何らかの誘因で急速に増悪し，中毒症に対する代償不全が生じ，その結果，多臓器の機能不全を生じるという病態である．その原疾患はバセドウ病が大多数を占める．しかし，TSH産生下垂体腺腫，機能性甲状腺結節，破壊性甲状腺炎，甲状腺ホルモン製剤の過剰摂取などでも発症することが報告されている．

1 原因

日本甲状腺学会・日本内分泌学会および厚生労働省の研究班による全国調査[1]では，発症の誘因として抗甲状腺薬の服薬中止や不規則な服用が最も多く，感染症が次に多い．糖尿病性ケトアシドーシス，外傷，甲状腺以外の手術や精神ストレスも誘因であった．

バセドウ病に対する甲状腺手術が誘因となる症例はなかったが，バセドウ病に対する放射性ヨウ素内用療法後に発症した症例もあり，死亡例も存在した．また，甲状腺クリーゼにて初めてバセドウ病と診断された症例も約20％存在した．

2 診断

クリーゼの診断は臨床的に行い，救命のためには速やかに治療を開始する必要がある．甲状腺疾患の既往があるもの，意識障害や心不全を呈するものでは表1に示す診断基準[2]に合致するかを検討する．

注意すべき点は，必ずしも甲状腺ホルモン値が著明な高値を呈するとは限らないこと，高齢者では典型的な症状を呈しないことである．

3 治療（図1）

一般の救急患者と同様に，静脈ルートの確保と補液治療，高熱に対してはアイスパックを用いたクーリング，解熱薬（アセトアミノフェンが原則．サルチル酸や非ステロイド性解熱薬は避ける）を使用する[3,4]．

甲状腺機能亢進症による甲状腺クリーゼの治療は，抗甲状腺薬（ATD），無機ヨウ素薬（KI），副腎皮質ステロイド薬（GC）を投与して，甲状腺からのホルモン放出と合成を抑制する．成書に無機ヨウ素の投与は抗甲状腺薬の投与後1時間待つと記載されているが，無機ヨウ素は甲状腺からのホルモン放出を抑制し中毒症を改善する唯一の薬剤であり，無機

表1 甲状腺クリーゼの診断基準（第2版）

必須項目	甲状腺中毒症の存在（free T$_4$ および free T$_3$ の少なくともいずれか一方が高値）
症状項目	1. 中枢神経症状（不穏，せん妄，精神異常，傾眠，痙攣，昏睡〔JCS 1以上またはGCS14以下〕） 2. 発熱（38℃以上） 3. 頻脈（130／分以上） 4. 心不全症状（肺水腫，肺野の50％以上の湿性ラ音，心原性ショックなどの重症な症状，NYHA分類4度またはKillip分類Ⅲ度以上） 5. 消化器症状〔悪心，嘔吐，下痢，黄疸（血中総ビリルビン値＞3mg/dL）〕
確実例	必須項目および以下を満たす a. 中枢神経症状＋他の症状項目1つ以上，または， b. 中枢神経症状以外の症状項目3つ以上
疑い例	a. 必須項目＋中枢神経症状以外の症状項目2つ，または， b. 必須項目を確認できないが，甲状腺疾患の既往・眼球突出・甲状腺の存在があって，確実例のaまたはbの条件を満たす場合
除外項目	明らかに他の原因疾患があって発熱（肺炎・悪性高熱症），意識障害（精神疾患や脳血管障害など），心不全（急性心筋梗塞など）や肝障害（ウイルス性肝炎や急性肝不全など）を呈する場合は除く。しかしこのような疾患の中にはクリーゼの誘因となるものもあるため，クリーゼによる症状か単なる併発症か鑑別が困難な場合には誘因により発症したクリーゼの症状とする

（文献2より引用）

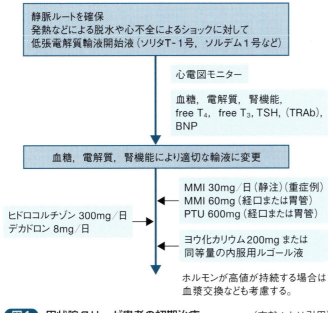

図1 甲状腺クリーゼ患者の初期治療　　（文献4より引用）

ヨウ素自体にもホルモン合成抑制作用があるため，重症患者では速やかに投与することが望ましい[3]。

　抗甲状腺薬ではプロピルチオウラシル（PTU）がT_4からT_3への変換を抑制するので好ましいとする米国のガイドライン[5]もあるが，わが国ではチアマゾール（MMI）が広く用いられており，PTUと比較しても死亡率は変わらなかった[3]。さらにMMIは，注射製剤が利用可能であるため重症患者ではその使用が望まれる[4]。

　甲状腺クリーゼでは副腎皮質ホルモンの代謝が亢進し相対的副腎皮質機能不全となっているため，ストレス量のホルモンを補充する必要がある。また，高用量のGCはT_4からT_3への変換を抑制し，クリーゼを改善する。したがって，十分量を投与する必要がある。死亡率軽減のためにはこれらの薬剤を用いて早期に治療を開始することが必要である。

　頻脈に対してプロプラノロールが用いられてきたが，投与後の心停止などの報告があり，クリーゼの全国調査でも非選択的β受容体ブロッカーを使用した患者では死亡率が高かった。そのため，心拍出量を低下させずに心拍数を低下させることが可能な超短期間作動型$β_1$-ブロッカーであるランジオロールなどを用いることが勧められる。

　これらの薬剤は症状が軽減したら減量する必要があるが，ホルモン高値が継続して全身状態が改善しない場合には限外濾過や血漿交換などの治療を考慮する必要があり，専門医へコンサルトする。

II 粘液水腫昏睡

　重症で長期間継続していた甲状腺機能低下症患者において，何らかの誘因で急速に低体温，呼吸不全，循環不全を伴う意識障害を発症する病態である。誘因となる薬剤や疾患自体が意識障害を生じることもあるため鑑別困難な場合もあるが，迅速に治療を開始する必要がある。わが国では日本甲状腺学会により診断基準が作成されている（表2）。

1 治療

1) 呼吸管理

　呼吸不全により低酸素血症と呼吸性アシドーシスに対して気道確保と，必要であれば人工呼吸器による呼吸管理を行う。

2) 副腎皮質ステロイド薬の投与

　副腎皮質機能低下症の合併の可能性およびストレスに対する副腎皮質ホルモン分泌が十分でない可能性を考慮して，ストレス量の副腎皮質ホルモンの補充を行う。

　ヒドロコルチゾン（ソル・コーテフ®，サクシゾン®）100mgを8時間ごとに，側管より点滴静注。

表2 粘液水腫性昏睡の診断基準（第3次案）

必須項目	1. 甲状腺機能低下症の存在 2. 中枢神経症状（JCS 10以上またはGCS12以下）
症候・検査項目	1. 低体温（35℃以下：2点　35.7℃以下：1点） 2. 低換気（PaCO2 48 Torr以上，動脈血pH 7.35以下，あるいは酸素投与：どちらかがあれば1点） 3. 循環不全（平均血圧75mmHg以下，脈拍数60/分以下，あるいは昇圧薬の投与：どちらかがあれば1点） 4. 代謝異常（血清Na 130mEq/L以下：1点）
確実例	必須項目2項目＋症候・検査項目　2点以上
疑い例	a. 甲状腺機能低下症を疑う所見があり，必須項目の1を確認できないが，必須項目の2に加え症候・検査項目2点以上 b. 必須項目（1，2）および症候・検査項目1点 c. 必須項目の1があり，軽度の中枢神経系の症状（JCSで1〜3またはGCSで13〜14に加え症候・検査項目2点以上
除外項目	明らかに他の原因疾患（精神疾患や脳血管障害など）あるいは麻酔薬，向精神薬などの投与があって意識障害を呈する場合は除く。しかしこのような原疾患あるいは薬剤投与などは粘液水腫性昏睡の誘因となるため，粘液水腫性昏睡による症状か単なる併発症か鑑別が困難な場合あるいはこれらの薬剤投与により意識障害が遷延する場合には，誘因により発症した粘液水腫性昏睡の症状とする
鑑別すべき疾患	橋本病脳症は橋本病に合併する稀な疾患で甲状腺機能は正常〜軽度低下を示す。最も頻度の高い症状は意識障害であるが，精神症状，認知機能障害，全身痙攣を示す症例もある。ステロイド反応性脳症で，α-エノラーゼのN末端に対する自己抗体が認められることが多い

（文献6より抜粋）

3）甲状腺ホルモン薬の投与

　通常の甲状腺機能低下症と比較してハイリスクであるため，必要量の甲状腺ホルモンを初回から投与する必要がある。わが国では注射製剤は市販されていないため，通常は経口薬を胃管より投与する。チロキシン（T_4，チラーヂン®S）1回50μgを6時間ごとに経口または胃管より意識障害が改善するまで投与する。その後は100〜200μg/日で継続する。しかし，わが国における調査では生存例においてもT_4の使用量は比較的少なく，初回投与量は25〜125μg/日であった。また，トリヨードサイロニン（T_3，チロナミン®）の併用で症状が改善したとの症例もある。

　院内でT_4の静脈製剤の使用が可能であれば，重症度に合わせて100〜200μgより開始する。その際，患者や家族の同意が必要である。わが国では注射製剤の認可に向けて活動中であり，注意深い投与が必要である。海外では粘液水腫性昏睡患者（45名）に大量のT_4点滴投与が行われており，一律500μgのT_4点滴にて改善を認めたが，特に虚血性心疾患の発症はなかったとの報告もある。

4) 保温

急速な加温は循環不全を生じるので注意する。加圧可能な保温ジャケットがあれば使用する。

5) 補液

低ナトリウム血症の補正と低血糖の是正を行う。通常はソリタT-3号輸液のような低張性の補液（500mL）に10％NaCl（20mL）と50％ブドウ糖液（40mL）を加えたものを使用する（1日に1,000～2,000mL）。

●文献

1) Akamizu T, et al：Diagnostic criteria, clinical features, and incidence of thyroid storm based on nationwide surveys. Thyroid. 2012；22(7)：661-79.
2) 日本甲状腺学会：甲状腺クリーゼの診断基準（第2版）.2012.
http://www.japanthyroid.jp/doctor/img/crisis2.pdf
3) Isozaki O, et al：Treatment and management of thyroid storm：analysis of the nationwide surveys：The taskforce committee of the Japan Thyroid Association and Japan Endocrine Society for the establishment of diagnostic criteria and nationwide surveys for thyroid storm. Clin Endocrinol (Oxf). 2016；84(6)：912-8.
4) Satoh T, et al：2016 Guidelines for the management of thyroid storm from The Japan Thyroid Association and Japan Endocrine Society (First edition). Endocr J. 2016 (Epub ahead of print).
5) Ross DS, et al：2016 American Thyroid Association Guidelines for Diagnosis and Management of Hyperthyroidism and Other Causes of Thyrotoxicosis. Thyroid. 2016；26(10)：1343-421.
6) 日本甲状腺学会：粘液水腫性昏睡診断基準第3次案（2010年12月）.
http://www.japanthyroid.jp/doctor/img/shindan.pdf

〈磯崎　収，佐藤哲郎〉

F 内分泌疾患緊急マニュアル

③ 副腎クリーゼ

1 | 概念，病態生理

　副腎クリーゼ（急性副腎不全とも言う）とは，急激にコルチゾールの絶対的または相対的な欠乏が生じ，放置すると致命的な状況に陥る病態を指す．本症の発症メカニズムは，第一意義的には糖質コルチコイド欠乏に伴う循環不全だが，鉱質コルチコイド欠乏によるNa喪失と体液量減少，カテコールアミンの合成・作用の低下やクリーゼ発症誘発の契機となった疾患による循環動態の障害なども病態形成に関わる（図1）．

2 | 疫学，原因

1) 疫学

　これまでの報告を統合すると，1年間に原発性副腎皮質機能低下症患者12例中の1例が副腎クリーゼを経験したと推定され，前向き研究における副腎クリーゼの死亡率は0.5人/100人年であった．

2) 原因

　発症誘因の90％以上が既知の事象（表1）であり，消化器疾患と感冒に代表される感染症，長期服薬中のステロイド薬を不適切に減量・中止した際の発症例が多い[1, 2]．また，慢性副腎皮質機能低下症例におけるクリーゼ発症を増加させるリスク因子（表2）も知られており，診療にあたってはこれらを認識しておくことが肝要となる．

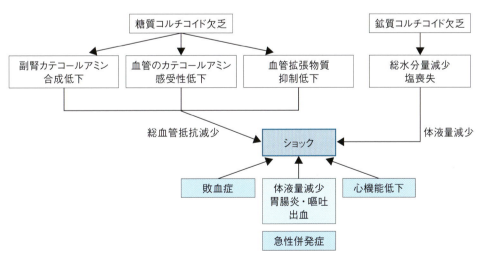

図1　副腎クリーゼのショックに関与する諸因子　　　　　　　　　　　（文献2より引用）

表1　副腎クリーゼの誘発因子

- 消化器疾患
- その他の感染症
- 周術期
- 肉体的ストレス，疼痛
- 精神的ストレス
- 不適切な投薬
- 事故
- その他（重症偏頭痛，脱水，利尿薬，化学療法，妊娠，発作性心房細動，てんかん大発作，薬剤性の下痢，ハチによる刺傷，高外気温，アルコール中毒，失神／意識消失）

（文献3より引用）

表2　副腎クリーゼのリスク因子

	詳細	機序
既往歴	・副腎皮質機能低下症またはそれに進展しうる疾患を有する ・副腎クリーゼ	
服薬歴	・ステロイド薬（糖質コルチコイド，フルチカゾン，酢酸メドロキシプロゲステロン） ・レボチロキシン ・チトクロムP-450誘導薬：フェニトイン，リファンピシン，フェノバルビタール ・チトクロムP-450阻害薬：ケトコナゾール，フルコナゾール，エトミデート ・抗凝固薬	視床下部・下垂体・副腎系抑制（突然の中止がクリーゼをもたらす） コルチゾール代謝増加 コルチゾール代謝増加 コルチゾール合成低下 副腎出血リスク上昇
医学的状態	・甲状腺中毒症 ・妊娠（第3期：28週目〜出産時） ・尿崩症（続発性副腎皮質機能低下症） ・1型糖尿病 ・2型糖尿病 ・早発閉経 ・性腺機能低下	コルチゾール代謝増加 コルチゾール需要増加 おそらく脱水の増悪 未知 未知 未知 未知

（文献3より引用）

3　臨床症候，一般検査所見

　副腎クリーゼと慢性副腎皮質機能低下症において，その主要症候と一般検査には類似点が多く，慢性副腎皮質機能低下症患者での副腎クリーゼ発症を見逃す主因となる。副腎クリーゼでは重症低血圧，低血圧性ショックなど体液減少が顕在化し，意識レベルの変化を伴うことが多いなど相違点もあり，診断の一助となる。

4　診断

　副腎クリーゼは副腎皮質機能低下症と同様，本症を否定できない状況では躊躇なく血中コルチゾールとACTHの測定用検体を採取して，速やかに治療を開始する。

表3 副腎クリーゼの定義と重症度

> 定義
> A. 全身的健康状態の重篤な障害と以下の所見の少なくとも2項目を有する
>   1) 低血圧（収縮期血圧＜100mmHg）
>   2) 悪心または嘔吐
>   3) 重度の倦怠感
>   4) 発熱
>   5) 嗜眠
>   6) 低ナトリウム血症（≦132mEq/L）または高カリウム血症
>   7) 低血糖
> B. 糖質コルチコイド（ヒドロコルチゾン）非経口投与後の臨床的改善
>
> 重症度
> グレード1：外来加療のみ
> グレード2：入院加療（一般病棟）
> グレード3：集中治療室入院
> グレード4：副腎クリーゼによる死亡（糖質コルチコイド非経口投与の有無は問わない）

（文献4より引用）

　現在確立された診断基準はないが、ストレス下での血中コルチゾール濃度が診断の目安となる。20μg/dL以上なら本症の否定が可能で、3～5μg/dL未満なら本症を強く疑う。

　最近、副腎クリーゼの定義と重症度分類が提唱（表3）されたが、今後その有用性の検証が必要である。

5　副腎クリーゼの予防

　副腎皮質機能低下症患者の早期死亡増加については、報告により様々な結論が得られているが、すべての報告で副腎クリーゼが本症での明らかな死因として取り上げられている。したがって、既知の副腎皮質機能低下症患者に対する副腎クリーゼ発症予防教育は、病名、治療内容、対処法のなどを記載した緊急カードの供与と並び、まず行うべき診療行為と言える。

　種々の状況下における内因性コルチゾール分泌には大きな個人差はあるが、非副腎皮質機能低下例におけるストレス要因別のコルチゾール分泌量は、これまでの研究から比較的判明している。表4に医学的治療・処置と関連しないストレスイベント下におけるヒドロコルチゾンの用量調節法を、表5に医学的治療・処置・検査に伴うヒドロコルチゾンの用量調節法の一例を示す。なお、糖質コルチコイドと鉱質コルチコイド併用例でもヒドロコルチゾン投与量が50mg/日以上の場合は鉱質コルチコイドの補償は不要である（ヒドロコルチゾン40mgはフルドロコルチゾン0.1mgと等価と考えられている）。

6　副腎クリーゼの治療

　副腎クリーゼを発症した場合は、ヒドロコルチゾンを生理食塩水（生食）、ブドウ糖液とともに投与する。具体的には100mgのヒドロコルチゾンを静注後、5％ブドウ糖液に

表4 医学的治療・処置と関連しないストレスイベント下におけるヒドロコルチゾン（HC）の用量調節

状況		投与量・投与方法
発熱	>38℃	回復するまでHCを日常補償量の2倍量とし，その後は1～2日以内に通常量に戻す
	>39℃	回復するまでHCを日常補償量の3倍量とし，その後は2日以内に通常量に戻す
嘔吐・下痢を伴う胃腸炎		初期はHCの非経口投与（100mg皮下注または筋注），6～12時間後に再投与
重症感染症（肺炎，認知能変化を伴う場合など）		初期はHCの非経口投与（100mg皮下注または筋注），6～12時間後の反復投与を回復するまで継続
大きな情緒的，心理的ストレス（近親者死亡，大学受験）		日常補償量に10～20mgのHCを追加
消耗するほどの激しい運動		運動開始30～60分前に10mgのHC追加

（文献4より引用）

表5 医学的治療・処置・検査に伴うヒドロコルチゾン（HC）の用量調節

治療・処置	治療・処置前	治療・処置後
大手術	麻酔開始直前にHC点滴静注開始（100mgを12時間以上かけて）	飲食可能となるまでHC点滴静注継続（100mgを12時間以上かけて）飲食可能となれば2倍量を48時間以上投与し，その後通常量に漸減
陣痛・経腟分娩	陣痛開始時にHC点滴静注開始（100mgを12時間以上かけて）	出産までHC点滴静注継続（100mgを12時間以上かけて）出産後24～48時間は2倍量を投与し，その後通常量に漸減
小手術・歯科大手術	麻酔開始直前にHC 100mgのを筋注または皮下注するか，術中HC点滴静注	24時間は2倍量を経口投与し，その後通常量に戻す
下剤を要する侵襲的腸管検査	検査前日の晩にHC 100mgを筋注または皮下注と生食の補液を行い，検査開始前に反復する	24時間は2倍量を経口投与し，その後通常量に戻す
歯科処置	処置1時間前の朝のHC増量	24時間は2倍量を経口投与し，その後通常量に戻す
小処置	用量調節不要	症状持続するなら，HCを追加（例：20mg）

（文献4より引用）

　100～200mgのヒドロコルチゾンを混注した溶液を24時間かけ点滴静注する．生食は，心機能監視下に最初の1時間は1,000mL経静脈的投与するとの推奨が多いが，わが国の診断・治療指針では，患者の病態や年齢を勘案して投与量を500～1,000mLの範囲で決定するのがよいとしている．

　副腎皮質機能低下症，副腎クリーゼの診断，治療レベルともいまだ不十分で，課題は多く，その詳細については文献1～4を参照されたい．

●文献

1) Bornstein SR, et al：Diagnosis and Treatment of Primary Adrenal Insufficiency: An Endocrine Society Clinical Practice Guideline. J Clin Endocrinol Metab. 2016；101(2)：364-89.
2) 日本内分泌学会，日本小児内分泌学会，日本ステロイドホルモン学会，他：副腎クリーゼを含む副腎皮質機能低下症の診断と治療に関する指針．日本内分泌学会誌．2015；91(suppl)：1-76.
3) Puar TH, et al：Adrenal Crisis：Still a Deadly Event in the 21st Century. Am J Med. 2016；129(3): 339.e1-9.
4) Allolio B：Extensive expertise in endocrinology. Adrenal crisis. Eur J Endocrinol. 2015；172(3)：R115-24.

〈川名部　新，方波見卓行〉

内分泌疾患緊急マニュアル

④ 高カルシウム血症クリーゼ

1 症状

著しい高カルシウム血症では意識障害や急性腎障害をきたす。比較的軽症の症状としては，口渇，多尿，便秘，悪心，嘔吐，食欲不振などがある。しかし，慢性の高カルシウム血症や緩徐に進行した高カルシウム血症では，症状に乏しい場合もある。

2 診断

血中Caの約50％がアルブミンを主体とする蛋白質と結合している。イオン化Caの測定は院内で行っていない施設も多く，緊急時を含め通常は蛋白質と結合した総Ca濃度を測定している。全身状態が不良であれば血中アルブミン値が低下していることも多く，血中Ca濃度の評価は下記の式を用いて行う。

アルブミンで補正した補正血清Ca値＝
　実測血清Ca値（mg/dL）＋｛4－血清アルブミン値（mg/dL）｝

ただし，血清アルブミン値＞4.0mg/dLの場合は補正を行わず，実測の血清Ca値をそのまま用いる。補正血清Ca値が急速に14〜16mg/dLまでに上昇してくると，前述のような臨床症状を生じる。

1) 原因

臨床症状を呈する高カルシウム血症の原因としては，悪性腫瘍に伴う高カルシウム血症（malignancy associated hypercalcemia；MAH）や薬剤性が多い。MAHのうち，腫瘍から分泌される液性因子が原因である液性悪性腫瘍性高カルシウム血症（humoral hypercalcemia of malignancy；HHM）の場合，多くは副甲状腺ホルモン関連蛋白（PTHrP）が高値となる。MAHの約20％は局所骨融解性高カルシウム血症（local osteolytic hypercalcemia；LOH）で，多発性骨髄腫や乳癌の骨転移など，腫瘍細胞の骨浸潤によって骨からCaが漏出する。原発性副甲状腺機能亢進症では，副甲状腺癌によるものは著しい高カルシウム血症をきたすことがあるが，腺腫の場合は通常血中Ca濃度の上昇は緩徐であるため臨床症状に乏しいことも多い（鑑別診断の詳細は「**高カルシウム血症**」(**121頁**) 参照）。

3 | 治療

1) 輸液

　　高カルシウム血症の患者は，原因にかかわらず脱水を伴う。腎不全や心不全に注意しながら可能な限り大量の輸液を行う。生理食塩水（生食）による輸液でNa負荷をすることにより，尿中へのCa排泄が促進される。

2) 利尿薬

　　輸液にループ利尿薬を併用する。ループ利尿薬は尿中へのCa排泄を促進するとともに，大量の輸液に伴う心不全の予防にも役立つ。一方，サイアザイド系薬は尿中へのCa排泄を抑制するので使用しない。

3) ビスホスホネート製剤の点滴静注

> 【処方例】
> ゾメタ®（4mg/A）1Aを100mLの生食に稀釈し，15分以上かけて点滴静注
> アレディア®（15mg/A，30mg/A）30～45mgを500mL以上の生食に稀釈し，4時間以上かけて点滴静注
> テイロック®（5mg/A，10mg/A）10mgを500mL以上の生食に稀釈し，4時間以上かけて点滴静注

　　強力な骨吸収抑制薬であるビスホスホネート製剤を点滴静注すると，骨組織から血中へのCaの動員を抑制することにより血中Ca濃度を低下させることができる。

　　ビスホスホネート製剤の血中Ca低下作用が発現するまでには1～3日を要することが多い。また，効果は1週間程度持続するため，輸液や利尿薬の投与のみで十分改善しうる患者に投与すると，血中Ca値が低下しすぎることがある。

　　これらの薬剤はいずれもMAHが適応症となっていることに注意が必要である。再投与するまでには少なくとも1週間の間隔をあける。骨粗鬆症治療薬として用いられている経口ビスホスホネート製剤では，血中Ca濃度はほとんど変動しない。

4) カルシトニン

> 【処方例】
> エルシトニン®1回40単位1日2回筋注または点滴静注

　　カルシトニンは骨吸収による骨からのCa流出を抑制し，尿中Ca排泄も促進する。早期の血中Ca低下作用が期待できる薬剤であるが，作用時間が短く，さらに1～2週間でエスケープ現象がみられる。

5) 糖質コルチコイド

　　サルコイドーシスなどの肉芽腫性疾患では，病変に1α-ヒドロキシダーゼが異所性に発

現することにより，活性型ビタミンD_3の産生が亢進し高カルシウム血症を生じることがある．糖質コルチコイドを投与することにより，酵素の発現が低下し血中Caが低下する．また，糖質コルチコイドは腸管からのCa吸収抑制作用，尿中へのCa排泄促進作用を有するため，肉芽腫性疾患以外でも有効である．

6) 血液透析

前述の治療によっても高度の高カルシウム血症が改善しない場合や，腎不全が進行して利尿が得られない場合は，血液透析を行う．

7) 原因薬剤の中止

高カルシウム血症の原因となる薬剤（活性型ビタミンD_3製剤，サイアザイド系薬，テオフィリン，大量のビタミンA，炭酸リチウムなど）を使用している場合はこれらを中止する．腎機能の低下した高齢者では薬剤が相対的に過量となることもめずらしくなく，注意が必要である．

8) シナカルセト

Ca受容体作動薬であるシナカルセト（レグパラ®）は，PTHの分泌を抑制することにより血中Ca濃度を低下させる作用を持つ．維持透析下の二次性副甲状腺機能亢進症のほか，副甲状腺癌における高カルシウム血症，手術不能または術後再発の原発性副甲状腺機能亢進症における高カルシウム血症を適応症とする．

緊急時に使用する薬剤ではないが，原因が特定できれば病態に応じて使用を考慮する．悪心・嘔吐などの消化器症状が出現することが多いため，少量から漸増していく，消化管運動改善薬と併用するなどの工夫が必要となる．

（三浦晶子）

内分泌疾患緊急マニュアル

⑤ 低カルシウム血症によるテタニー

1 症状

　補正Ca値が8mg/dL以上であれば，無症状のことが多い。それ以下に比較的急速に低下してくると，テタニーと呼ばれる筋肉の強直性の痙攣や，口周囲や手指のしびれ感をきたす。さらに補正Ca値が5〜6mg/dL台まで低下してくると，意識障害や全身性の痙攣，てんかんも出現してくる。

　しかし，特発性副甲状腺機能低下症や偽性副甲状腺機能低下症の症例では，治療がなされていないと慢性的な低カルシウム血症になり，低カルシウム血症の程度に比し症状が軽微である場合が多い。

2 診断

　血中のCa，アルブミン，リン，Mg，intact PTH，尿中Ca，Creは診断および原因の鑑別に必須である〔「**低カルシウム血症**」(**126頁**) 参照〕。そのほか，頭部CTで大脳基底核の石灰化を認める場合は，副甲状腺機能低下症の可能性を第一に考える。甲状腺腫瘍あるいはバセドウ病の手術歴（ただし全摘術）があれば，術後副甲状腺機能低下症の可能性が高い。

　抗RANKL抗体であるデノスマブは，多発性骨髄腫による骨病変や固形癌の骨転移の治療に用いられる場合（ランマーク®，4週間に1回120mg皮下注射）と，骨粗鬆症の治療薬として用いられる場合（プラリア®，6カ月に1回60mg皮下注射）があるが，いずれも副作用として低カルシウム血症をきたしうる。特に前者の場合は低カルシウム血症をきたすリスクが高く，後者であっても腎機能低下がある場合は投与後急速に血清Caが低下することがある。癌治療の有無や使用薬剤の聴取も原因検索には重要である。

3 治療

　テタニーを生じている場合や低カルシウム血症が原因と思われる意識障害，てんかんが生じている場合には，経静脈的にCaを投与する。グルコン酸Ca（カルチコール®）を緩徐に静注あるいは点滴静注する。カルチコール®は，8.5％グルコン酸Ca溶液であり，Ca濃度は0.39mEq/mLである。

【処方例】

　カルチコール®2A（1A = 10mL）を5分以上かけて静脈投与し，10〜20分経過しても軽快しない場合はさらに2A静注する。それでも軽快しない場合は，10A（100mL）を生理食塩水400mLに稀釈して，適宜血清Ca値をモニターしながら約12時間かけて点滴静注する。グルコン酸Caは強心配糖体との併用は禁忌である。

テタニー症状がとれれば，活性型ビタミンD_3製剤やCa製剤の経口薬で血清Ca値を適切に維持できるよう調整する．活性型ビタミンD_3製剤の投与量は，アルファカルシドール（ワンアルファ®，アルファロール®）なら1～4μg/日，カルシトリオール（ロカルトロール®）なら0.5～2μg/日で，大抵の場合十分である．

〈三浦晶子〉

F 内分泌疾患緊急マニュアル

⑥ 高血圧クリーゼ

1 定義と診断

　　高血圧クリーゼ（高血圧緊急症）は，血圧の異常高値（多くは180/120mmHg以上）のみならず，標的臓器障害が急速に進行し，直ちに降圧治療を開始しなければ致命的になりうる病態である。

　　高血圧クリーゼには高血圧性脳症，急性大動脈解離を合併した高血圧，肺水腫を伴う高血圧性左心不全，重症高血圧を伴う急性冠症候群，褐色細胞腫クリーゼ，子癇や重症高血圧を伴う妊娠などが該当する。

　　著明な高血圧であるが，臓器障害の急速な進行がない場合は高血圧切迫症として扱う。

　　原因・誘因は，適切な治療がなされない高血圧およびすべての内分泌性高血圧，特に褐色細胞腫が代表的である。

2 診察と検査

1) 病歴

　　自覚症状および高血圧，腎疾患，脳血管疾患，虚血性心疾患の既往や妊娠の有無，服薬歴を確認する。

2) 身体所見

　　意識レベル，バイタルサイン，胸部聴診所見，腹部血管雑音の有無，神経学的所見などを診る。眼底検査により乳頭浮腫，出血，白斑の有無を確認する。

3) 病態把握および原因疾患診断のための検査

　　①尿検査，血算，生化学（BUN, Cr, Na, K, Cl, LDH, CPK, 血糖，HbA1cを含む）
　　②動脈血ガス分析
　　③ホルモン検査
　　　・血中レニン活性（PRA），アルドステロン濃度（PAC），BNP
　　　・随時尿中メタネフリン，ノルメタネフリン濃度
　　　・血中カテコールアミン濃度
　　④心電図
　　⑤胸部X線検査
　　⑥心臓・腹部超音波検査
　　⑦CT：頭部，胸部，腹部
　　⑧MRI：頭部

3 | 治療

　高血圧クリーゼでは入院治療を原則として，ICUかそれに準ずる環境下で降圧治療を行う．観血的に血圧をモニターすることが望ましい．

　一般的な降圧目標は，初めの1時間以内では平均血圧で25％以上は降圧させず，次の2〜6時間では160/110〜100mmHgを目標とする．しかし，大動脈解離，急性冠症候群，以前には血圧が高くなかった例での高血圧性脳症（急性糸球体腎炎や子癇など）などでは，治療開始の血圧レベルおよび降圧目標値も低くなる．

　降圧薬としては，効果の発現が早く，中止後の効果消失も早いことが重要であり，非経口（経静脈）投与薬剤を用いる．高血圧治療ガイドライン2014（日本高血圧学会）で推奨されている非経口降圧薬を表1に示した．

　初期降圧目標に達したら内服薬を開始し，注射薬は用量を漸減しながら中止する．

　褐色細胞腫クリーゼでは$α$-ブロッカーを主体とした治療を行う．$β$-ブロッカーの単独投与は$α$受容体を介した血管収縮を亢進させ，血圧上昇を引き起こすため禁忌である．

　ニフェジピンカプセル®の舌下投与は過度の降圧や反射性頻脈を起こすことがあり，いずれの緊急症においても原則として用いてはならない．

【処方例】
①Ca拮抗薬

> 塩酸ニカルジピン（ペルジピン®）25mg/25mL原液の持続静注
> 0.5$μ$g/kg/分から開始し漸増する（最大6$μ$g/kg/分まで）
> 例：体重50kgの場合，1.5mL/時間から開始（最大18mL/時間まで）

　ほとんどの高血圧クリーゼで適応．脳血管障害急性期で頭蓋内圧が亢進している患者には十分にモニターの上，慎重に用いる．

②硝酸薬

> ニトロプルシドナトリウム（ニトプロ®）30mg/10mL＋5％ブドウ糖90mL持続静注
> 0.25$μ$g/kg/分から開始し漸増する（最大2$μ$g/kg/分まで）
> 例：体重50kgの場合，2.5mL/時間から開始（最大20mL/時間まで）

　ニトロプルシドナトリウムは瞬時に作用が発現し，持続も短いため降圧の速度・レベルを調節しやすい．2$μ$g/kg/分までであれば，シアン中毒は生じにくい．

表1 高血圧クリーゼ（高血圧緊急症）に用いられる注射薬（降圧薬）

	薬剤	用法・用量	効果発現	作用持続時間	副作用・注意点	主な適応
血管拡張薬	ニカルジピン	持続静注 0.5〜6μg/kg/分	5〜10分	60分	頻脈，頭痛，顔面紅潮，局所の静脈炎など	ほとんどの緊急症。頭蓋内圧亢進や急性冠症候群では要注意
	ジルチアゼム	持続注入 5〜15μg/kg/分	5分以内	30分	徐脈，房室ブロック，洞停止など。不安定狭心症では低用量	急性心不全を除くほとんどの緊急症
	ニトログリセリン	持続静注 5〜100μg/分	2〜5分	5〜10分	頭痛，嘔吐，頻脈，メトヘモグロビン血症，耐性が生じやすいなど。遮光が必要	急性冠症候群
	ニトロプルシドナトリウム	持続静注 0.25〜2μg/kg/分	瞬時	1〜2分	悪心，嘔吐，頻脈，高濃度・長時間でシアン中毒など。遮光が必要	ほとんどの緊急症。頭蓋内圧亢進や腎障害例では要注意
	ヒドララジン	静注 10〜20mg	10〜20分	3〜6時間	頻脈，顔面紅潮，頭痛，狭心症の増悪，持続性の低血圧など	子癇（第一選択薬ではない）
交感神経抑制薬	フェントラミン	静注 1〜10mg初回静注後 0.5〜2mg/分で持続投与してもよい	1〜2分	3〜10分	頻脈，頭痛など	褐色細胞腫，カテコールアミン過剰
	プロプラノロール	静注 2〜10mg（1mg/分） →2〜4mg/4〜6時間ごと			徐脈，房室ブロック，心不全など	他薬による頻脈抑制

肺水腫，心不全や体液の貯留がある場合には，フロセミドやカルペリチドを併用する （文献1より引用）

4 褐色細胞腫クリーゼにおける緊急治療

褐色細胞腫の診断がついたら，以下の降圧療法を行う。

【処方例】
フェントラミン（レギチーン®）2〜5mgを1mg/分のスピードで静注（1A＝10mg/1mL）後，レギチーン®（1A＝10mg/1mL）100mg＋5％ブドウ糖液190mL溶解 4mL/時・点滴静注

α-ブロッカーを経静脈的に投与する。フェントラミンの静脈投与は速効性があるが持続時間は短いため，持続点滴で用いるのがよい。他にCa拮抗薬が使用可能であり，適宜

用いる.頻脈に対してはβ-ブロッカーが有効であるが,十分量のα-ブロッカーを投与したあとに用いる.β-ブロッカーの単独投与は禁忌である.

● 文献

1) 日本高血圧学会:高血圧治療ガイドライン2014.ライフサイエンス出版,2014.

(難波多挙,田辺晶代)

内分泌疾患緊急マニュアル

⑦ 低ナトリウム血症の治療

1 | 定義と原因

血清Na濃度が135mEq/L以下の病態を低ナトリウム血症と定義する。低ナトリウム血症の分類・原因は，次の3型に分けて考えられることが多い。
① 体液量が減少している低ナトリウム血症（hypovolemic hyponatremia）
② 体液量が正常の低ナトリウム血症（euvolemic hyponatremia）
③ 体液量が増加している低ナトリウム血症（hypervolemic hyponatremia）
低ナトリウム血症の原因疾患鑑別については「**SIADH（バゾプレシン分泌過剰症）**（81頁）」を参照。

2 | 症状

低ナトリウム血症は脳浮腫を引き起こすため，中枢神経症状を主体とする神経症状を呈する。症状は，低ナトリウム血症の重症度と進行速度による。
一般的に，血清Na濃度が125mEq/L以上では無症状，時に頭痛，悪心，記銘力低下，120～124mEq/Lではさらに錯乱，食欲不振，115～119mEq/Lでは不穏，傾眠，昏迷，115mEq/L未満では痙攣，昏睡などの症状をきたす。115～119mEq/Lでは死亡率30％，115mEq/L未満では死亡率50％という報告[1]もある。

3 | 治療

低ナトリウム血症の原因，中枢神経症状の重症度，血清Na濃度の重症度，急性か慢性か，などにより補正方法，補正速度を決定する。

1) 低ナトリウム血症の補正

すべての低ナトリウム血症の患者を治療する際に，低ナトリウム血症の補正速度について考慮する必要がある。Na補正を理解するには，急性と慢性の低ナトリウム血症における脳の適応について理解することが重要である。すなわち，急性低ナトリウム血症の場合（48時間以内）は，脳浮腫による痙攣，昏睡などの中枢神経症状が出現し，脳ヘルニアから死に至ることもある。一方，時間が経過した慢性期では，regulatory volume decreaseと呼ばれる体積調節機能による適応機構により，膨張した細胞の体積は軽減している。つまり，細胞外Na濃度と浸透圧が低下すると水が細胞内へ移動し，細胞が膨張する。この段階が急性期である。その後，細胞内の電解質，およびミオイノシトール，グルタミン酸などの浸透圧性物質の放出を介した細胞膨張を軽減させる体積調節機能により脳浮腫が改

善した状態が慢性期である。

2) 浸透圧性脱髄症候群 (osmotic demyelination syndrome；ODS)

　　慢性低ナトリウム血症の急速な改善は，浸透圧性脱髄症候群 (ODS) を引き起こす可能性があるため注意が必要である。従来ODSは，橋での脱髄では橋中心髄鞘崩壊 (central pontine myelinolysis；CPM) と呼ばれ，橋以外では橋外髄鞘崩壊 (extrapontine myelinolysis；EPM) と呼ばれている。

　　低ナトリウム血症患者は，血清Naの補正とともに神経症状の改善が認められるが，その数日後に新たなODSに伴う構語障害，麻痺，パーキンソニズム，失見当識，昏迷，痙攣，昏睡などの神経症状が出現し，locked-in症候群を呈することもある。重篤な場合は死亡する。

　　診断にはMRIが有用だが，神経症状が出現した1～2週間後，またはそれ以降にMRIで脱髄所見が認められることが多いため，神経症状出現時のMRI検査で異常所見がなくてもODSを否定できないことに留意する。

　　ODSには有効な治療法がいまだ存在しないため，低ナトリウム血症に治療において重要な点はODSの発症を防止することである。

　　ODSにおいては，前述した細胞の体積調節機能の適応機構のため，Na補正後の脳血管内皮細胞内への浸透圧物質の再取り込みが遅延し，それに伴う血液脳関門の破綻が重要な病因と考えられている。

3) 低ナトリウム血症の補正速度

①急性低ナトリウム血症

　　精神疾患患者の急な飲水による水中毒，および手術後など低ナトリウム血症の急性発症 (48時間以内) であることが確認でき，頭蓋内圧亢進などに基づく最も重篤な痙攣や昏睡が出現している場合は，脳ヘルニアの発症や脳の障害を防止するため，血清Na濃度を数時間で4～6mEq/Lの速度で迅速に補正する。

　　具体的には，3％高張食塩水100mLを10～15分間で投与し，目的の濃度まで上昇させる。また，症状が軽度～中等度の場合は，上記より点滴速度を遅くして3％高張食塩水を投与する。急性の場合でも血清Na濃度の上昇は24時間で10mEq/Lを超えないほうが安全だと考えられる。

②慢性低ナトリウム血症

神経症状が重症の場合

　　慢性 (48時間以上持続) 重症低ナトリウム血症 (119mEq/L以下) で痙攣，昏睡などの重篤な神経症状を伴う場合は速やかな治療を行う。

　　具体的には，3％高張食塩水を静脈内投与し血清Na濃度を補正する。開始時は血清Na濃度が1mEq/L/時程度の速度で上昇するようにし，通常4～6時間で4～6mEq/Lの血清Na濃度を上昇させれば脳浮腫を改善するのに十分であり，低Naに伴う重篤な脳症を改善する。

補正開始24時間での血清Na濃度の上昇は4～8mEq/Lを目標とし，また，血清Na濃度の上昇が24時間で10mEq/L，48時間で18mEq/Lを超えないようにする。

血清Na濃度105mEq/L未満，低カリウム血症，低栄養，アルコール中毒，肝障害は，慢性低ナトリウム血症補正時のODSの危険因子であることが知られている。このようなODSの危険因子が認められる場合は，24時間での血清Na濃度4～6mEq/Lの上昇が勧められ，24時間で8mEq/Lを超えないようにする。

神経症状が中等度の場合

低ナトリウム血症の程度は119mEq/L以下から130mEq/L以下と様々であるが，頭痛，失見当識，嗜眠などの中枢神経症状が認められる場合は，3％高張食塩水を，血清Na濃度を0.5～1.0mEq/L/時程度上昇する速度で3～4時間程度投与すると改善することが多い。

無症候性の軽度な低ナトリウム血症の場合

血清Na濃度が120mEq/L以上で，明らかな中枢神経症状が認められない場合は，急速なNa補正を行う必要はなく，原因精査を進める。SIADHの治療の基本は原因疾患の治療と水制限である。原因疾患の検索とともに，内服歴から原因となりうる薬物について検索することが重要である[1]。

また，血漿浸透圧が高値または正常であるマンニトール製剤投与例や，高血糖，脂質異常症，高蛋白血症の病態での低ナトリウム血症は補正する必要はない。

【血清Na補正速度の計算方法】

3％高張食塩水の静脈内持続投与で開始した場合，Adroguéらの公式に基づいて計算する[2]。

1Lの点滴をした場合

血清Na濃度の変化＝（投与するNa濃度－血清Na濃度）／（体内水分量＋1）

例：血清Na濃度が112mEq/Lで昏睡状態の体重46kgの中年女性の場合
3％高張食塩水1Lを静脈内投与すると，3％高張食塩水のNa濃度は513mEq/Lで，体内水分量は46×0.5*＝23Lである。

血清Naの上昇＝（513－112）÷（23＋1）＝16.7mEq/L

したがって，血清Naの補正を2時間で4mEq/L上昇する治療計画を立てると，4÷16.7＝0.24Lを2時間で投与，つまり120mL/時間で投与開始する。

＊：体内水分量は体重に対する比で評価され，その比は中年女性では0.5，中年男性では0.6である。

4）血清Na過剰補正後の治療

治療中に血清Na濃度が過剰に上昇した場合，血清Na濃度を低下させることはODSの防止に有効だと考えられている。ラットの実験結果でその有効性は報告[3]されており，ヒトで対照群を設けて検討することは困難であるという制限はあるが，血清Na濃度を低下させてODSの発症が認められなかったという報告は少なくない[4]。

具体的には5％ブドウ糖液の点滴投与，デスモプレシン注射が勧められている。前述したように，血清Na濃度の上昇を24時間で10mEq/L，48時間で18mEq/L以内になるよう調整する。

また，急性水中毒による低ナトリウム血症において，回復期の自然な水利尿に伴う血清Na上昇ではODSの危険はほとんどないと考えられている。

5) 低ナトリウム血症を呈する代表的原因疾患における治療のポイント

①副腎不全

体液量が正常の低ナトリウム血症の場合，副腎不全の除外は必須である。副腎不全と診断された場合は速やかにステロイド補充を行う。ステロイド補充後，水分制限を行ってはならない。副腎不全では，通常ステロイド補充後血清Na濃度は上昇するが，急激な水利尿とともに急速にNa濃度が上昇するとODSを生じる可能性があるので，過剰補正にならないよう留意する。血清Na濃度が119mEq/L以下または前述のODSの危険因子がある症例では特に注意を要する。水利尿とともに血清Na濃度上昇の速度が速い場合は水分摂取，または5％ブドウ糖液点滴投与を行う。

②中枢性塩類喪失症候群（CSWS）

脱水は中枢神経系の疾患を増悪させる可能性があるので，体液量が正常と考えられるまで生理食塩水（生食）投与を行う。生食投与によって血清Na濃度が上昇しない場合は高張食塩水投与に変更，または食塩摂取を追加する。水分制限は脱水を増悪するので行わない。

③SIADH

表1にバゾプレシン分泌過剰症（SIADH）の治療について示す。

表1　バゾプレシン分泌過剰症（SIADH）の治療

次のいずれか（組み合わせも含む）の治療法を選択する。
1. 原疾患の治療を行う。
2. 1日の総水分摂取量を体重1kg当たり15～20mLに制限する。
3. 食塩を経口的または非経口的に1日200mEq（12g）投与する。
4. 重症低ナトリウム血症（120mEq/L以下）で中枢神経系症状を伴うなど速やかな治療を必要とする場合は3％食塩水を点滴にて投与する。また，フロセミドの静脈内注射（10～20mg）も適宜併用する。その際，浸透圧性脱髄症候群の出現を防止するために血清Na濃度を頻回に測定し，1日血清Na濃度上昇を24時間で10mEq/L以下，48時間では18mEq/L以下とする。また，血清Na濃度が120mEq/Lに達するか低ナトリウム血症に伴う神経症状（意識障害）が改善した時点で3％食塩水の投与は中止する。
　補正前の血清Na濃度が110mEq/Lを下回る低ナトリウム血症，あるいは低カリウム血症，低栄養，アルコール中毒，肝障害などの危険因子を伴う場合は，よりゆるやかに血清Na濃度を補正する。
5. 異所性バゾプレシン産生腫瘍に原因し，既存の治療で効果不十分な場合に限り，成人にはバゾプレシンV₂受容体拮抗薬モザバプタン塩酸塩（30mg）を1日1回1錠食後に経口投与する。投与開始3日間で有効性が認められた場合に限り，引き続き7日間まで継続投与することができる。

参考：欧米ではバゾプレシンV₂受容体拮抗薬がバゾプレシン分泌過剰症（SIADH）の治療に用いられているが，わが国では心不全と肝硬変以外の適応は未認可である。

（文献5より引用）

●文献

1) Hannon MJ, et al：Hyponatremia and Hypernatremia. Endocrinology：Adult and Pediatric. 7th ed. Jameson JL, et al, ed. 2015, p1953-62.
2) Adrogué HJ, et al：Hyponatremia. N Engl J Med. 2000；342(21)：S1581-9.
3) Gankam Kengne F, et al：Re-induction of hyponatremia after rapid overcorrection of hyponatremia reduces mortality in rats. Kidney Int. 2009；76(6)：614-21.
4) Perianayagam A, et al：DDAVP is effective in preventing and reversing inadvertent overcorrection of hyponatremia. Clin J Am Soc Nephrol. 2008；3(2)：331-6.
5) 厚生労働省 間脳下垂体機能障害における診療ガイドライン作成に関する研究班：バゾプレシン分泌過剰症（SIADH）の診断と治療の手引き（平成26年度改訂）．
6) Verbalis JG, et al：Diagnosis, evaluation, and treatment of hyponatremia：expert panel recommendations. Am J Med. 2013；126(10 Suppl 1)：1-42.
7) Robinson AG, et al：Posterior Pituitary Gland. Williams Textbook of Endocrinology. 11th ed. Larson PR, et al, ed. Saunders, 2008, p263-95.
8) 椙村益久：低ナトリウム血症は急に補正すると危険だと聞きました．どのように治療すれば安全ですか？．内分泌診療のファーストタッチ．文光堂, 2013, p224-7.

（椙村益久）

内分泌疾患緊急マニュアル

⑧ 高血糖昏睡

　高血糖による意識障害は，その機序により，糖尿病性ケトアシドーシス，高浸透圧性昏睡，乳酸アシドーシスの3つの型があることが知られている。これらは，高血糖により昏睡を起こし，放置すると死に至るという点で共通している。実臨床ではこれら3つが二重三重になって意識障害を起こしていることが少なくない。

　高血糖による意識障害を考えるとき，治療は血糖を下げることではあるが，どのような機序のどの型の昏睡であるかを考察することが，症候判断のみならず，もともとの糖尿病の病態，併発疾患の鑑別に役立ち，速やかな治療方針の決定に役立つ。

1 糖尿病性ケトアシドーシス

1) 病態

　インスリン欠乏もしくはインスリン分泌の著しい不足と，グルカゴン，カテコールアミン，コルチゾール，成長ホルモンなどのcounter-regulatory hormone上昇により脂肪分解が促進される。その結果，血中遊離脂肪酸が上昇するのに伴い，主に肝臓や腎臓での細胞質内の遊離脂肪酸が上昇，これがacyl CoAの細胞質ひいてはミトコンドリア内の上昇を導き，ミトコンドリア内でβ酸化によりacetyl CoAとなるが，TCAサイクルが働かずアセト酢酸になるためケトン体が産生される。その上，筋肉や中枢神経でのブドウ糖，ケトン体の処理能が低下し，血中ケトン体のさらなる上昇が起こることによる。したがって，インスリン欠乏や，血糖に対して相対的インスリンの著しい低下が引き金となり，一過性の高血糖のみでは起こらず，脂肪量がない場合はケトアシドーシスにはなりにくい。また，妊婦や腎不全患者では血糖がさほど高値でなくてもケトアシドーシスを起こすことが報告されている[1, 2]。

2) 原因

　1型糖尿病の発症時や，インスリンの自己中止，感染症契機が多いと言われているが，心筋梗塞や脳血管障害によるcounter-regulatory hormone上昇や，ステロイド，利尿薬，ペンタミジン，向精神薬などの高血糖を誘発する薬剤の影響によるものも報告されている[3, 4]。インターフェロンや，抗癌剤として使用されるProgrammed cell death-1（PD-1）抗体による1型糖尿病発症時も注意が必要である[5~7]。近年では，持続インスリン注入器使用者の増加とともに，ルートトラブルなどに伴うインスリン中断によるものも散見される。そのほか，発症後1週間前後でケトアシドーシスを起こす劇症1型糖尿病もあり，昏睡前の高血糖症状がとらえにくい場合もある。

　また，1型糖尿病のみならず，20～30％の患者が2型糖尿病であると報告もある[8, 9]。2型糖尿病患者においてはインスリン分泌が低下している症例に起こりやすいとされるが，

インスリンによる積極的治療により，β細胞機能が復活するketosis prone type 2 diabetesや，口渇から清涼飲料水を多飲することによって起こるソフトドリンクケトーシスなどの，インスリン分泌が保たれている症例でも起こることがある。

3) 症状

症状としては，口渇，脱水，体重減少，大呼吸（Kussmaul呼吸）のほか，50～75％で悪心，嘔吐，腹痛などの消化器症状が報告されている。消化器症状は高血糖とアシドーシスの改善により回復する。また，血管拡張により，比較的低体温傾向となる。したがって，感染症による発熱がはっきりしないこともあるので注意が必要である。

ケトアシドーシスのみでは痙攣の症状は起きない。このため痙攣がある場合は，低血糖や高浸透圧性昏睡，または頭蓋内病変など他の疾患の併発を疑う。

重症化すると，脱水と循環障害により大呼吸がはっきりしなくなり，ショック状態に対してカテコールアミン系薬を使用することによりますますインスリン作用を抑えてしまうので，注意が必要である。

4) 検査

血液検査所見では尿ケトン陽性，血中ケトン陽性，尿糖陽性，血糖高値を示す。尿ケトンのほうが血中ケトン濃度より早期に，より強度に検出される。また，β-ヒドロキシ酪酸はアセト酢酸と比較し尿細管での再吸収が起こるため，β-ヒドロキシ酪酸測定ではなく，血液検体を用いてアセト酢酸をケトスティックスなどで測定した場合，実際よりケトーシスの重症度が過小評価となることがある。

そのほか，代謝性アシドーシスとケトーシスのため，動脈血pH低下とともにアニオンギャップの開大〔$Na^+ - (Cl^- + HCO_3^-) > 10〜12mEq/L$〕が認められる。血漿Naの低下，BUNの上昇を認め，血清Kはアシドーシスのため上昇しやすい。このため，全身のK欠乏状態の際の低Kが測定値に反映しにくく，治療開始後インスリン注入開始とともにKが細胞内に取り込まれるため，K補充は早めに考慮する。

白血球数上昇が認められるため，CRP値などで感染症との鑑別が重要である。白血球数は血液中のケトン値と相関するとされている。血清アミラーゼ高値も起こるが，これは膵性ではなく，唾液腺性であり，膵炎との鑑別にはリパーゼの測定が必要である。

2 高浸透圧性昏睡

1) 病態，原因

ケトン体上昇は少なく，脱水が主症状の高血糖昏睡である。インスリン欠乏状態は軽度な糖尿病患者に，相対的にインスリン需要が増した状態で起こる。口渇の自覚が少ない高齢者に比較的多いと言われており，感染症罹患や手術時，水分摂取低下や，不適切な輸液管理，利尿薬やステロイドなどの薬剤使用などにより起こることが多い。

医原性のものも多く，インスリン分泌が保たれている糖尿病患者が診断されずに高齢化し，糖尿病の病歴がなく治療を受けるケースが少なくないことが，こういった事例を生む

一因とも考えられる。糖尿病以外のインスリン抵抗性を示す内分泌疾患や，前述の高血糖を誘発する薬剤の影響により誘発されることもある。

2) 症状

症状は脱水が主体で，皮膚のツルゴール低下のほか，部分的な痙攣や振戦などの神経症状が起こることもある。高齢者に多く，契機となった病態によっては予後不良であり，早期の診断・加療が必要である。

3) 検査

血清浸透圧が高値（＞320mOsm/kg）であり，血中ケトン体上昇は明らかではなく，血糖値はケトアシドーシスに比べて高値であることが多く，通常は600mg/dL以上で，簡易血糖測定器ではhighの表示となることが多い。BUNは細胞内外を移動するので，細胞壁を隔てた浸透圧差を考えるときは下記の計算式を用いて経過をみればよい。

$$2 \times Na(mEq/L) + グルコース(mg/dL)/18$$

3 乳酸アシドーシス

1) 病態，原因

動脈血pHが下がっているにもかかわらず，血中ケトン濃度があまり高くないときに疑う。乳酸値高値の原因としてはショック，低酸素血症，高度の貧血，一酸化炭素中毒などに伴う循環不全・組織の低酸素による二次的なタイプAと，組織の低酸素状態によらない，乳酸産生要因によるタイプBがある。糖尿病による高乳酸血症は，肝障害，悪性腫瘍，敗血症などの全身性の疾患とともにタイプBに分類される。敗血症，心性ショック，循環不全，肝不全などとともに起きていることが多く，予後が不良である。

2) 検査

高血糖でアシドーシスであるのに，ケトンがあまり上昇しておらず，アニオンギャップが開いている場合は疑う必要がある。ケトン体では説明のつかないpHの低下，アニオンギャップ上昇とともに，HCO_3^-低下，Cl低下が高乳酸血症とともに認められる。血漿中の乳酸が高値（一般に45mg/dL＝5mM以上）である場合に診断される。しかし乳酸値は，駆血帯を使用した採血，採血に手間取った場合などに高値となる。筋肉活動後，痙攣直後なども上昇するので注意が必要である。

また，赤血球の解糖系酵素により増加するので解糖阻止剤入り採血管にて混和，遠心分離した上清を4℃で保存し，24時間以内に測定する必要がある。乳酸オキシダーゼ法にて安静時血中4～16mg/dL＝0.44～1.7mMが正常値である。ソルビトール，キシリトール，フルクトースの輸液で測定値が上昇する。乳酸オキシダーゼによる酵素法（動脈血ガス測定機器）では，乳酸デヒドロゲナーゼによる酵素法より約13％高値となる。

3) 注意点

ビグアナイド系薬で誘発されることがあるため，中等度以上の腎障害や高齢者では糖尿病治療におけるビグアナイドの使用を控え，造影剤を使用した検査，手術前後などではビグアナイドを当日と前後2日間いったん中止することが求められる。

4 | 高血糖昏睡の治療

治療は補液管理とインスリン投与である。循環動態が悪い場合は皮下に大量投与しても効果は得られにくく，経静脈インスリン持続投与が原則で，補液による循環動態の改善とともに行う必要がある。治療開始とともに，X線，心電図，血液培養など，併発する病態の検索も行う。

初期輸液は生理食塩水（生食）1時間目500〜1,000mL/時，2時間目は500mL/時，3時間目以後は200〜500mL/時とする。高齢者，心不全や腎不全患者では病態を考慮し減量する。血糖値が300mg/dL程度になり高カリウム血症がなければKの入った3号液などの維持液100〜150mL/時程度に変更する。

高浸透圧性昏睡で高ナトリウム血症がある場合，特にNa低下が遅い場合は，1/2生食による輸液を考慮する。

1) 治療開始後の管理

速効型もしくは超速効型インスリンを0.1単位/kg体重をワンショットで静脈注射後，0.1単位/kg体重/時の速度で少量輸液ポンプを用いて静脈内持続投与を開始する。これ以上の単位で開始しても予後は変わらないと報告されている。

1時間ごとに1回，耳朶血もしくは採血で血糖を測定し，1時間当たり50〜100mg/dLの低下速度を目安に基礎注入量を調節する。循環動態が回復しない場合，インスリン抵抗性のある疾患，インスリン抗体やインスリン受容体抗体などの存在がある場合も大量のインスリン量が必要となる。治療開始後は1時間おきに，血糖のほかNa, K濃度値，尿量などを測定し，インスリン量や輸液の管理をする。

脱水や横紋筋融解症，高血糖が急激に是正されることにより細胞内に水分が移動し，血圧低下が起こり腎障害が現れることがあるので，少なくとも治療開始後24時間以内に腎機能を再検する。

2) 注意点

治療経過中に，腱反射が亢進，もしくは認められるようになる，意識レベルの再増悪などがあれば脳浮腫出現を疑い，頭部CT（MRI）を施行する。診断がつけばグリセオールなどの投与を考慮する。神経障害が高度の場合には，腱反射異常が明らかではないことがある。そのほか大量輸液による肺水腫や，血液粘度上昇と循環不全による血栓症，播種性血管内凝固症候群の併発がみられることもあり，注意深い経過観察が必要である。

3) 重炭酸Na

　　重炭酸Naの投与については様々な報告があるが，血清Kの減少を加速し，予後を悪化させることがある．HCO_3^-は脳血液関門を通過しがたいため，投与により急激に血中pHを是正すると相対的に中枢神経系のアシドーシスを助長することがある．投与例と非投与例の比較において転帰に有意な差が認められない，などの理由から，pH7以下あるいは初期治療でpHの改善が悪い場合のみに行うことが原則である[10,11]．

●文献

1) Kamalakannan D, et al：Diabetic ketoacidosis in pregnancy. Postgrad Med J. 2003；79(934)：454-7.
2) Lim S：Metabolic acidosis. Acta Med Indones. 2007；39(3)：145-50.
3) Greenbaum G, et al：Anaphylaxis-induced diabetic ketoacidosis. Am J Emerg Med. 1994；12(3)：331-3.
4) Luna B, et al：Drug-induced hyperglycemia. JAMA. 2001；286(16)：1945-8.
5) Lundberg M, et al：Expression of Interferon-Stimulated Genes in Insulitic Pancreatic Islets of Patients Recently Diagnosed With Type 1 Diabetes. Diabetes. 2016；65(10)：3104-10.
6) Okamoto M, et al：Fulminant type 1 diabetes mellitus with anti-programmed cell death-1 therapy. J Diabetes Investig. 2016；7(6)：915-8.
7) Munakata W, et al：Fulminant type I diabetes mellitus associated with nivolumab in a patient with relapsed classical Hodgkin lymphoma. Int J Hematol. 2016(Epub ahead of print).
8) Newton CA, et al：Diabetic ketoacidosis in type 1 and type 2 diabetes mellitus：clinical and biochemical differences. Arch Intern Med. 2004；164(17)：1925-31.
9) Wang ZH, et al：Ketoacidosis occurs in both Type 1 and Type 2 diabetes--a population-based study from Northern Sweden. Diabet Med. 2008；25(7)：867-70.
10) Okuda Y, et al：Counterproductive effects of sodium bicarbonate in diabetic ketoacidosis. J Clin Endocrinol Metab. 1996；81(1)：314-20.
11) Sabatini S, et al：Bicarbonate therapy in severe metabolic acidosis. J Am Soc Nephrol. 2009；20(4)：692-5.

〔尾形真規子〕

内分泌疾患緊急マニュアル

⑨ 低血糖昏睡

1 病態，原因

　　低血糖では，血糖値低下により意識消失，その後もブドウ糖が補充されなければ死に至る。低血糖で意識をなくし，数時間が経過すると脳に不可逆的な障害が起こり，回復後も脳波の全般的な振幅低下，それに伴う認知機能低下や，重篤な場合は植物状態となる。処置の遅れにより回復後に後遺症を残すという点で，高血糖昏睡とは異なる。

　　アルコール多飲や下垂体機能低下，副腎不全，インスリノーマなど低血糖の原因は様々あるが，圧倒的に医原性，薬剤による低血糖昏睡が多い。経口血糖降下薬，インスリンなどのほか，ペンタミジンなど，糖尿病治療薬によらないものも報告されている[1]。また，これらの薬剤を使用している患者において，アルコール摂取により低血糖昏睡を誘発されることもある。

2 診断

　　低血糖症状としては，摂食を促す異常な空腹感，counter-regulationが起こるための交感神経刺激症状としての振戦，発汗，動悸や，脳皮質のグルコース供給の障害に伴う中枢神経症状によるめまい，錯乱，疲労感，集中力低下，傾眠などがある。

　　小児では訴えがはっきりせず，震えや発汗，言語が不明瞭となるほか，理屈っぽくなったり，興奮状態や無気力状態になったりするなどの微妙な変化で気づかれる。これらの症状により意識があるとされ，補食ができるうちに補食しなかった場合，昏睡と診断される。

　　頻回に低血糖を起こしている場合，また高度な糖尿病性神経障害がある場合，交感神経症状がはっきりせず，意識障害が初発症状となることもあり，無自覚低血糖症と言われる。

　　健常者では交感神経症状は血糖値が60mg/dL前後，中枢神経症状は40mg/dL前後で出現すると報告されているが，血糖低下速度や病態による個人差もあり，あくまでも参考値である。

　　長時間の低血糖の曝露は脳の機能低下を起こす。サルによる検討では20mg/dL以下で5〜6時間おくと神経学的なダメージが起こるとされている。

【注意点】

　　注意しなければならないのは，救急診療で使用される血糖値はその迅速性，簡易性から血糖自己測定器を用いて測定している場合が多いことである。血糖自己測定器は，静脈血ではなく循環動態の安定している患者の指尖血測定を前提として調整されているものである。酸素飽和度，貧血，ビリルビン値など他の血液検査異常や，点滴内の代替糖の影響を受けるなど，測定方法や機種により特性がある。これらの影響がなくても，もともと20〜30mg/dLの誤差があり，あくまでも目安として使用する必要がある。したがって，簡

易測定による血糖値が70mg/dL以上であっても，低血糖が疑われる症状や状況があれば，まず低血糖について対処し，正しい血糖値をあとから確認することが必須である。また，糖の入った点滴ルートに近い血管から採取した血液で測定しないよう留意する必要がある。

3 治療

1）糖質補給

意識があり摂食できるようなら糖質を摂取させる。α-グルコシダーゼ阻害薬を内服中の場合は，糖質吸収が遅れるので，ブドウ糖を摂食させる。しかし，意識状態が悪ければ誤嚥の可能性もあるため，無理に経口摂取させずにブドウ糖の経静脈投与を行う。50％ブドウ糖液20〜40mLを静脈注射し，速やかに意識が戻ったら，経口摂取をさせた上で低血糖を起こした原因を聞き出す。しかし，長時間低血糖での放置例や，重篤例では，1回の静脈注射で意識が回復しない場合もあり，経静脈ラインを確保し，さらにブドウ糖静注を追加しつつ，家族などから情報を得る。

血糖値が回復し，循環動態が安定しているのに意識が戻らず脳内病変が否定的な場合，低血糖性脳症が疑われる。このため，低血糖曝露の時間の割り出しは鑑別診断をする上でも重要である。マウスでの検討においては，低血糖後のグルコースの再灌流により神経内のNADPHオキシダーゼが活性化され，脳神経死が助長されるとされ，いたずらに高血糖状態におかないよう管理することが望ましいと考えられる。

2）原因の確認とその対応

ブドウ糖摂取にて速やかに意識が戻った場合は，低血糖を起こした原因について問診する必要がある。長時間作用型のインスリンや，インスリン分泌促進薬を使用している場合，通常量使用しての欠食，小食などによる場合は，ブドウ糖の効果はすぐになくなるので，糖質とともに，血糖が長持ちする蛋白，脂質の含まれた食品の摂食を促す。

次のインスリンや経口薬を減量しても，いきなり中止とはせず，主治医や糖尿病専門医と相談するように指示する。特に1型糖尿病患者や，インスリン分泌が枯渇している患者の場合，安易なインスリン注射の中止指示は危険である。

感染症など他の病気があり摂食が難しい場合は，入院の適応となる。また，薬剤の誤投与や，自殺企図の場合は，その薬剤の量，持続時間，付き添う家族がいるかにより帰宅可能かどうかを判断する。

インスリンは腎排泄であり，腎不全患者では低血糖が遷延しがちである。重度な肝機能障害がある場合，グリコーゲン貯蔵能，counter-regulatory hormoneによる糖新生も低下しており，低血糖を繰り返しがちとなるので注意する。

頻回に低血糖昏睡を起こしている症例や，無自覚低血糖症などは，同居の家族などに対し緊急時にグルカゴン投与を行うことを指導することも考慮する。グルカゴンは点鼻薬も有効であると報告されているが[2]，現在のところ，日本で使用可能なのは注射薬しかない。必要な場合は家族に注射指導をした上で，グルカゴン1バイアルと注射器の処方をする。

3) 注意点

　無自覚低血糖症の患者においては，低血糖を起こさないようにコントロールすることで，低血糖の自覚症状がある程度回復すると報告されている。車の運転や，高所などでの危険作業に従事する患者には，分食の励行，補食の持参や，食事時間の遅れなどを避け，できれば運転や作業前後の血糖値確認などを特に指導する必要がある。低血糖予防の分食には，運転時間や作業時間中は血糖が維持できる食べ物を勧め，短時間の効果しかないブドウ糖などは，低血糖時の補食として使うよう指示する。

　低血糖の治療はブドウ糖の投与であるが，回復後に低血糖を起こした原因を明らかにし，繰り返さないよう，原因の治療や，薬物の調整，分食指導などを行うことが大切である。そのことにより，低血糖での死亡や，重症低血糖を繰り返すことによる認知機能低下を防ぐことになる。

●文献

1) Murad MH, et al：Clinical review：Drug-induced hypoglycemia：a systematic review. J Clin Endocrinol Metab. 2009；94(3)：741-5.
2) Sherr JL, et al：Glucagon Nasal Powder：A Promising Alternative to Intramuscular Glucagon in Youth With Type 1 Diabetes. Diabetes Care. 2016；39(4)：555-62.

（尾形真規子）

内分泌疾患緊急マニュアル

⑩ 脱水症

　脱水症とは，基本的に体液量の減少を示す．体液は細胞内液と細胞外液（血漿および細胞間質液）から構成され，3分の2が細胞内液，3分の1が細胞外液である．細胞外液のうち4分の1〜3分の1が血管内に存在し，残りは細胞間質液として存在する．脱水症に対峙した際には，「どこに」「何が」「どの程度」不足しているかを慎重に判断する必要がある．症状や治療法は病態により異なり，救急外来はもとより入院患者においても内分泌エマージェンシーとしての対応が必要となることが少なくない．

1 分類と誘因

　脱水症は水とNa両方の喪失を伴うのが普通であるが，その比率により血漿浸透圧に変化が生じるため，高張性・等張性・低張性に大別される．それぞれにおける誘因を表1にまとめた．

1) 高張性脱水（血清Na＞150mEq/L）

　Na以上に水が多く失われた（低張液が失われた）ことに起因する．血漿や胆汁，腸液などを除き，喪失体液の多くは低張液であるため，純粋な体液喪失では高張性脱水を呈することが多い．ただし，高張性脱水には常に適切な自由水摂取（経口，輸液）の不足が関わっており，渇感障害を有する患者，水への自由なアクセスが制限される高齢者や乳幼児で多く認められる．

2) 等張性脱水（血清Na130〜150mEq/L）

　等張液が失われたことに起因する．大量の水分とNaが急速に失われた際に起こりやすく，臨床的に遭遇することは多い．

表1 各脱水の誘因

高張性脱水	渇感障害，意識障害，尿崩症，本態性高ナトリウム血症，嘔吐・下痢，高熱，熱傷，利尿薬，高血糖高浸透圧症候群，不適切な量・質の輸液
等張性脱水	出血，嘔吐・下痢，高熱，熱傷などによる大量の水分とNaの急速な喪失
低張性脱水	飢餓，低栄養，嘔吐・下痢，熱傷，利尿薬の大量投与，塩類喪失性腎症，原発性副腎機能低下症，塩類喪失型副腎過形成，老人性鉱質コルチコイド反応性低ナトリウム血症（MRHE），中枢性塩類喪失症候群（CSWS），不適切な量・質の輸液

MRHE：mineral corticoid-responsive hyponatremia of the elderly
CSWS：cerebral salt wasting syndrome

3) 低張性脱水（血清Na＜130mEq/L）

水以上にNaが多く失われた（高張液が失われた）ことに起因する。喪失体液の多くは低張液であるため，低張性脱水に遭遇することは比較的少ない。体液喪失に対して不適切な飲水や低張液輸液が行われた際に生じうる。

2 症状と検査所見

脱水症における一般的な臨床・検査所見を表2にまとめた。

高張性脱水では細胞内から細胞外へ水が移行するため，循環血漿量はある程度維持され，循環動態が保たれやすい。しかしながら細胞内脱水は高度であるため，他の脱水症に比較して口渇が強いのが特徴である。一方で，低張性脱水では細胞外から細胞内へ水が移行するため，基本的に細胞外液が主な体液喪失となり，血圧低下，めまいなどの循環動態不全による症状をきたしやすい。

重度の脱水においては，有効循環血漿量の低下による循環動態不全をきたすとともに，著しい電解質異常が意識障害などの中枢神経症状を引き起こす。この際の臨床徴候はNa値の異常の程度と進行速度に依存すると考えられる。高度かつ急性の高ナトリウム血症を伴う脱水においては痙攣，意識障害に加え，脳出血，クモ膜下出血，（出血性）脳梗塞，脳静脈洞血栓症などの危険性がある。詳細な機序については不明な点もあるが，急激な浸透圧変化による血液脳関門の破綻，脳血流量の障害，脱水による脳神経細胞の収縮，架橋静脈の断裂などが原因と考えられている。痙攣や脳浮腫，脳ヘルニアの危険性がある重度の低ナトリウム血症を伴う脱水も含め，特に症候性であれば早急かつ慎重な対応・治療が必要とされる。

3 治療

不足水（L）は体重（kg）×0.6×|（血清Na値/140）−1|の式から，Na欠乏量（mEq）は体重（kg）×0.6×（目標血清Na値−現在の血清Na値）から予想されるため，「どこに」「何が」不足しているかを慎重に判断し治療にあたる必要がある。

わが国では多種類の輸液製剤が製造されているが，輸液製剤の浸透圧を決めるのはNa（および他の陽イオン）と自由水の比率である。5％ブドウ糖液は輸液された直後は等張であるが，速やかにブドウ糖が代謝されるため自由水と実質的に等しい。

表2 脱水症の臨床・検査所見

臨床所見	体重減少，口渇，眼球陥没，口腔内・腋下乾燥，皮膚ツルゴール低下，毛細血管再充満時間延長，頭痛，めまい，疲労感，脱力，痙攣
バイタルサイン	意識障害，頻脈，血圧低下，乏尿・無尿
検査所見	血清TP，Alb，Ht，浸透圧，BUN/Cr比，尿比重，尿浸透圧の上昇，FE Naの低下

たとえば，0.9％生理食塩水（生食）1Lは1Lの等張液と0Lの自由水からなる。輸液されたあとにも細胞内外の浸透圧の変化は起こらず，すべて細胞外液中にとどまり4分の1～3分の1（250～333mL）が血管内に，残りは細胞間液として分布することになる。また，5％ブドウ糖液は0Lの等張液と1Lの自由水の混合と考えることができる。輸液されたあとには細胞外液の浸透圧が下がり，細胞外から細胞内へ水がシフトする。3分の2（667mL）が細胞内液として，3分の1（333mL）が細胞外液として分布し，さらに細胞外液中の4分の1～3分の1が血管内に，残りは細胞間液として分布することになる。

1）循環動態不全がある場合

　ショックの際には0.9％生食による急速な細胞外液補充が必要とされる。250～500mL/時で点滴し，30mL時程度の尿量が確保されれば，高張性（水欠乏性）脱水では3号液中心に，低張性（Na欠乏性）脱水では1/2生食（1号液）や2号液に変更し，K補充も開始する。その後，電解質が是正されれば3号液へ変更する。

2）高張性脱水

　低張液（5％ブドウ糖液）による細胞内脱水の改善が基本となる。症候性であれば症状の改善を得るべく早急な治療が必要であるものの，慢性な経過（発症より2日以上）と考えられる場合には急速な補正によって脳細胞浮腫を引き起こすリスクが存在するため，0.5mEq/L/時および10mEq/L/日以内の補正速度で血清Na濃度145mEq/Lを目標に，数日をかけてゆるやかに補正する。必要に応じて1号液や3号液を用いる。一方で，急激に高ナトリウム血症が生じた場合には脳細胞浮腫の危険性は低く，速やかに補正しても問題がないと考えられるが，1mEq/L/時の補正速度が推奨されている。

　発症時期が明らかでない場合には原則慢性として対応すること，また多くの症例では細胞内液のみならず細胞外液も同時に不足していることにも注意が必要である。

3）等張性脱水

　循環血漿量の減少による血圧低下などがみられるため，0.9％生食やリンゲル液による細胞外液補充，もしくは循環動態が安定している際にはやや低張の輸液開始液（1号液）での治療が選択される。

4）低張性脱水

　細胞内に水が移行するため循環血漿量の減少をきたしやすく，細胞外液補充やNa摂取による治療が基本となる。中枢神経症状を伴う重篤な低ナトリウム血症では高張食塩水を使用し，中枢神経症状の改善や血清Na濃度125mEq/Lを目標に治療する。慢性低ナトリウム血症の治療に際しては浸透圧性脱髄症候群の危険性に留意し，0.5mEq/L/時および8～12mEq/L/日程度に補正速度を抑える必要がある。

（東　慶成，有馬　寛）

索引

数 字

1,25水酸化ビタミンD *127*
1,5-アンヒドログルシトール（1,5-AG）*216*
1型糖尿病 *218*
21-OHD *176*
75gOGTT *212*
^{111}Inオクトレオチドスキャン *74*

欧 文

A
ACTH *70, 141, 150*
ACTH非依存性クッシング症候群 *140*
ACTH非依存性両側副腎皮質大結節性過形成 ☞ AIMAH
aging males' symptoms（AMS）*185*
AIMAH（ACTH-independent macronodular adrenal hyperplasia）*149*
AMS質問紙 *185*

C
CAH（congenital adrenal hyperplasia）*176*
Ca拮抗薬 *252*
CPR *216, 221*
CRH試験 *42, 73, 144, 172*
CSWS（cerebral salt wasting syndrome）*85, 258*
CT *24*
CTアンギオグラフィ *165*
C-ペプチド ☞ CPR

D
DDAVP試験 *72, 147*
DHEA-S *151, 172*

E
ECLIA法 *100*

Ellsworth-Howard試験 *127, 131*
euvolemic hyponatremia *255*

F
free T$_3$ *98, 189*
free T$_4$ *98, 189*
FSH *187*

G
GH *43, 55*
GHRP-2負荷試験 *40, 48*
GH分泌刺激試験 *47*
GH分泌不全症 *43, 53*
GH分泌不全性低身長症 *43*
GnRH（LHRH）試験 *184, 201*
GnRH負荷試験 *189*
GRH試験 *42*

H
HbA1c *215*
hCG負荷試験 *184*
HOMA-IR *216*
hypervolemic hyponatremia *255*
hypovolemic hyponatremia ☞ 低ナトリウム血症

I
IGF-Ⅰ *43, 45, 56*
IRI *221*

K
Knospの分類 *90*

L
LH *187, 201*
LHRH試験 *41*
L-ドーパ負荷試験 *47*

M
macroadenoma ☞ マクロ腺腫
McKendryの診断基準 *225*
microadenoma ☞ ミクロ腺腫

MRHE（mineralo-corticoid responsive hyponatremia of the elderly） 86
MRI 25, 87, 190
MRアンギオグラフィ 166
Müllerらの判定基準 168

N
NICTH（non-islet cell tumor hypoglycemia） 221
NSIAD（nephrogenic syndrome of inappropriate antidiuresis） 85
Nugent法 143, 150

O
ODS（osmotic demyelination syndrome） 256
overnight法 143, 150

P
PAS（pituitary apoplexy score） 235
PRA 153, 167
PRL 61, 189
PTH 126
PTH不足性副甲状腺機能低下症 128
PTHrP（parathyroid hormone-related protein） 124

R
refeeding症候群 208

S
SIADH 81, 82, 258

T
Tanner分類 190, 200
Thornの基準 225
thyrotoxicosis 甲状腺中毒症
TRAb（thyrotropin receptor antibody） 99
TRH試験 40, 189
TSAb（thyroid stimulating antibody） 99
TSBAb 99
TSH 98, 189
TSH産生腫瘍 114

TSH受容体抗体 TRAb

V
von Hippel-Lindau（VHL）病 162

和　文

あ
アルギニン負荷試験　*40*
アルドステロン　*153, 172*
亜急性甲状腺炎　*110*
鞍上部髄膜腫　*95*

い
インスリノーマ　*221*
インスリン（IRI）　*193, 216*
インスリン低血糖試験　*18, 38, 172*
医原性クッシング症候群　*148*
異所性ACTH産生腫瘍　*144*

え
エストロゲン　*189*
エピネフリン　*160*

お
オクトレオチド負荷試験　*59, 74*

か
カテコールアミン分泌刺激試験　*161*
カテコールアミン分泌抑制試験　*160*
カプトプリル試験　*155, 167*
カプトリル負荷レノグラム・レノシンチグラム　*167*
カルシトニン　*247*
下垂体MRI　*58, 65, 73, 79*
下垂体腫瘍　*61, 90*
下垂体条件MRI　*87*
下錐体静脈洞・海綿静脈洞サンプリング　*73*
下錐体静脈洞・海綿静脈洞選択的サンプリング　*147*
下垂体性クッシング症候群　*144*
下垂体前葉機能検査　*58, 234*
下垂体前葉機能低下症　*36*
下垂体前葉ホルモン分泌刺激試験　*37, 39*
下垂体卒中　*17, 232*
核医学検査　*27*
褐色細胞腫　*159, 163, 251*

き
基礎体温　*189*
機能性下垂体腺腫　*89*
偽性（Pseudo）クッシング症候群　*148*
偽性バーター症候群　*208*
急性低ナトリウム血症　*256*
巨人症　*55*

く
クッシング症候群　*69, 70, 140*
クッシング病　*68, 144*
グリコアルブミン（GA）　*215*
グルカゴン負荷試験　*48, 161*
クロニジン負荷試験　*48, 160*

け
ケトン体　*216, 260*
経口ブドウ糖負荷試験　*57, 212*
血液透析　*248*
血管造影　*166*
血漿レニン活性　*153, 167*
血中DHEA-S測定　*143*
血中副甲状腺ホルモン関連蛋白　☞ PTHrP
月経異常　*194*
原発性アルドステロン症　*152*
原発性甲状腺機能低下症　*65, 116*
原発性骨粗鬆症　*137*

こ
コルチゾール　*70, 71, 141, 150*
降圧薬　*154, 253*
高カルシウム血症　*121*
　PTHrP依存性——　*124*
　PTH依存性——　*123*
　PTHおよびPTHrP非依存性——　*124*

高カルシウム血症クリーゼ　246
高血圧クリーゼ　251, 253
高血圧緊急症　253
高血糖昏睡　260, 263
高浸透圧性昏睡　261
高張食塩水負荷試験　77
高張性脱水　268, 270
高プロラクチン（PRL）血症　61, 62, 67
　　薬剤性――　64
高齢者における鉱質コルチコイド反応性低ナトリウム血症　☞MRHE
抗甲状腺ペルオキシダーゼ（TPO）抗体　104
抗サイログロブリン（Tg）抗体　104
甲状腺エコー　60, 103
甲状腺機能亢進症　106, 121
甲状腺機能低下症　85, 116
甲状腺クリーゼ　236
甲状腺結節　28
甲状腺刺激抗体　☞TSAb
甲状腺疾患　97
甲状腺シンチグラフィ　27
甲状腺中毒症　106, 236
骨粗鬆症　133, 209
　　続発性――　136
骨代謝マーカー　136, 139
骨密度測定　138

さ
サイロイドテスト　104
サブクリニカルクッシング症候群　149

し
シナカルセト　248
思春期早発症　197
　　GnRH依存性――　198
　　GnRH非依存性――　198
　　中枢性――　198

視力・視野検査　58
自律性機能性甲状腺結節　109
腫瘍性疾患　60, 65
周期性クッシング症候群　148
重炭酸Na　264
消化管内視鏡検査　60
硝酸薬　252
心因性多飲症　76, 85
神経性食欲不振症　204
神経性やせ症　203
神経線維腫症Ⅰ型（NF I）　162
浸透圧性脱髄症候群　☞ODS
腎静脈血中レニンサンプリング　167
腎性全身性線維症　25
腎動脈狭窄　165
迅速ACTH試験　171

す
頭蓋咽頭腫　94
膵外腫瘍　☞NICTH
髄膜腫　94

せ
精液検査　184
成人成長ホルモン（GH）分泌不全症　44, 48, 49, 52
成長ホルモン分泌不全性低身長症　50
性腺機能低下症　208
　　原発性――　181, 182
　　女性の――　186
　　続発性――　181, 182
　　男性の――　180
生理食塩水負荷試験　156
脆弱性骨折　137
摂食障害　226
選択的静脈血サンプリング　26
選択的副腎静脈サンプリング　157
先端巨大症　44, 55

先天性副腎皮質過形成 ☞ CAH

そ
ソマトスタチン受容体シンチグラフィ　*32*
阻害型TSH受容体抗体　*99*
総サイロキシン（total T$_4$）　*104*
総テストステロン　*183*
総トリヨードサイロニン（total T$_3$）　*104*
足底部軟部組織厚（ヒール・パッド）測定　*58*

た
多嚢胞性卵巣　*194*
多嚢胞性卵巣症候群　*192*
多発性内分泌腫瘍症（MEN）2A型，2B型　*161*
脱水症　*268*
男性ホルモン　*194*

ち
中枢性塩類喪失症候群 ☞ CSWS
中枢性尿崩症　*76*

つ
椎体骨折の評価方法　*138*

て
テクネシウム　*101*
テストステロン　*189*
テタニー　*249*
デキサメタゾン負荷試験　*157*
デキサメタゾン抑制試験　*143, 150*
　　高用量——　*72*
　　低用量——　*71*
デスモプレシン試験　*79*
低カルシウム血症　*126, 129, 249*
低血糖　*219*
低血糖昏睡　*265*
低身長　*43, 208*
低張性脱水　*269, 270*
低ナトリウム血症　*81, 83, 255*
低用量ACTH試験　*172*

と
ドーパミン作動薬負荷試験　*59*
糖質コルチコイド　*151, 247*
　　——欠乏　*85, 241*
糖代謝異常　*211*
糖尿病　*211, 212, 215*
糖尿病性ケトアシドーシス　*260*
等張性脱水　*268, 270*
特発性浮腫　*223*

な
内分泌異常　*207*
内分泌機能検査　*16, 76*
　　小児の——　*19*
内分泌検査　*6, 187, 194*

に
二次性徴　*200*
乳酸アシドーシス　*25, 262*
尿中ホルモン　*141*
尿中ヨウ素　*103*
尿糖　*215*

ね
粘液水腫昏睡　*238, 239*

の
ノルエピネフリン　*160*
ノルメタネフリン　*160*
囊胞性下垂体腫瘍　*94*

は
橋本病　*119*
バセドウ病　*28, 97, 106*
バセドウ病クリーゼ　*236*
バゾプレシン負荷試験　*78*
バゾプレシン分泌過剰症 ☞ SIADH

ひ
ヒドロコルチゾン（HC）　*19, 244*
ビスホスホネート製剤　*247*

ビタミンD依存症 130
ビタミンD欠乏症 130
非機能性下垂体腺腫 91
日内変動 2, 16, 56, 142, 151

ふ
フロセミド・立位試験 156
ブロモクリプチン 18, 59
ブロモクリプチン負荷試験 74
プランマー病 28, 102, 109
プロラクチノーマ 61, 67
プロゲステロン 189
プロゾーン現象 12
副甲状腺機能検査 60
副甲状腺機能低下症 127
副甲状腺シンチグラフィ 29
副甲状腺腺腫 29
副腎クリーゼ 241
副腎CT 143
副腎髄質シンチグラフィ 31
副腎性クッシング症候群 143
副腎皮質アドステロールシンチグラフィ 157
副腎皮質機能低下症 169, 173
　　原発性―― 170
副腎皮質シンチグラフィ 30, 143, 150
副腎皮質腺腫 31
副腎不全 169, 258

ほ
ホルモン測定法 6
ホルモン補充療法 235
放射性ヨウ素 101
傍神経節腫 32

ま
マイクロゾームテスト 104

マクロ腺腫 61, 66
慢性甲状腺炎 119
慢性腎不全 65
慢性低ナトリウム血症 256

み
ミクロ腺腫 61, 65, 73
水制限試験 78
水負荷試験 225

む
無月経 187
　　原発性―― 187, 188
　　続発性―― 187, 188
無自覚低血糖症 267
無痛性甲状腺炎 112

め
メタネフリン 160
メチラポン試験 146
メトクロプラミド試験 161

も
毛細血管透過性亢進 226

ゆ
遊離テストステロン 183

ら
ラトケ嚢胞 93

り
利尿薬誘発性浮腫 226

れ
レジチン試験 161
レニン 153, 172
連続ACTH試験 172
連続GnRH（LHRH）試験 184
連続LHRH試験 42

■ 編著者紹介

肥塚直美（ひづか なおみ）
東京女子医科大学 理事／名誉教授

1974年	東京女子医科大学卒業
	東京女子医科大学　総合内科　研修医
1979年	東京女子医科大学大学院博士課程〔内科学（第二）講座〕修了
	医学博士取得
	東京女子医科大学　内科学（第二）講座　助手
	米国NIH，NIDDK，Diabetes Branch　客員研究員
1981年	東京女子医科大学　内科学（第二）講座　助手
1984年	同　講師
1989年	同　助教授
2002年	同　教授
2015年	同　名誉教授
	同　理事

日本内分泌学会内分泌代謝科（内科）専門医，指導医
日本内科学会認定内科医，総合内科専門医

内分泌臨床検査マニュアル

定価（本体5,600円＋税）

2017年　2月10日　第1版
2019年12月20日　第1版2刷

編著者	肥塚直美
発行者	梅澤俊彦
発行所	日本医事新報社
	〒101-8718 東京都千代田区神田駿河台2-9
	電話　03-3292-1555（販売）・1557（編集）
	www.jmedj.co.jp
	振替口座　00100-3-25171
印　刷	ラン印刷社

© 肥塚直美　2017　Printed in Japan
ISBN978-4-7849-5545-9　C3047　¥5600E

・本書の複製権・翻訳権・上映権・譲渡権・公衆送信権（送信可能化権を含む）は（株）日本医事新報社が保有します。
　JCOPY ＜（社）出版者著作権管理機構　委託出版物＞
　本書の無断複写は著作権法上での例外を除き禁じられています。複写される場合は，そのつど事前に，（社）出版者著作権管理機構（電話 03-5244-5088，FAX 03-5244-5089, e-mail:info@jcopy.or.jp）の許諾を得てください。